脂質栄養と健康

日本栄養・食糧学会
監修

宮澤 陽夫・柳田 晃良・藤本健四郎
責任編集

建帛社
KENPAKUSHA

Lipid Nutrition in Human Health

Supervised by
JAPANESE SOCIETY OF
NUTRITION AND FOOD SCIENCE

Edited by
Teruo Miyazawa
Teruyoshi Yanagita
Kenshiro Fujimoto

© Teruo Miyazawa et al. 2005, Printed in Japan

Published by
KENPAKUSHA Co., Ltd.
2-15 Sengoku 4-chome Bunkyo-ku Tokyo Japan

序　　文

　日本栄養・食糧学会では，従来から年次大会で行われる主シンポジウムの講演内容を加筆して，シンポジウムの成果を世に問うとともに，そのトピックスについて多くの研究者から理解を得る努力をしてきている。本書は，平成16年5月23日に，藤本健四郎東北大学教授を会頭に仙台で開催された，第58回大会の際のシンポジウム「脂質とからだのクロストーク」に基づいて編集されたものである。

　以前にも増して近年，世界的にも，摂取する食品脂質に対するからだの反応が注目されている。これは生活習慣に起因する肥満，高脂血，糖尿などの不健康状態の大きな要因に食品脂質の栄養と代謝特性が密接に関わることが理解されてきたためであり，脂質栄養の新事実が次々と明らかにされてきている。本書は，このような脂質研究の近年の大きな進展の中にあって，脂質栄養の重要性，脂質の性状と代謝，脂質と疾病，味覚，肥満，脳機能，過酸化についての最新知見を集約し，脂質栄養研究の将来を展望しようとしたものである。本書が今後の脂質栄養研究の進展のマイルストーンとして役立つことができれば幸いである。

　最後に，本書の執筆にご協力いただいた多くの方々には，貴重な原稿をお寄せいただき深く謝意を表したい。また，建帛社の筑紫恒男氏には本書の企画から出版までたいへんお世話になった。同氏の熱意なくては，本書は完成しなかったであろう。

2005年4月

　　　　　　　　　　　　　　　　　　　　責任編集者　　宮澤　陽夫
　　　　　　　　　　　　　　　　　　　　　　　　　　　柳田　晃良
　　　　　　　　　　　　　　　　　　　　　　　　　　　藤本健四郎

目　次

第1編　脂質栄養の重要性

第1章　脂質栄養研究の潮流　〔菅野　道廣〕
1．はじめに……………………………………………………………3
2．脂質所要量…………………………………………………………4
　(1)　摂取量の問題　4　　(2)　質（バランス）の問題　6
3．トランス酸問題……………………………………………………8
4．その他の脂質成分…………………………………………………9
5．今後の展望…………………………………………………………10

第2章　脂質栄養の重要性　〔五十嵐　脩〕
1．はじめに……………………………………………………………13
2．脂質の種類…………………………………………………………13
3．脂肪類とステロール類……………………………………………14
4．動物脂肪……………………………………………………………15
5．脂質の栄養的機能…………………………………………………17

第2編　食品脂質の性状と消化・代謝

第3章　食品脂質の酸化安定性　〔藤本　健四郎〕
1．食品脂質の酸化……………………………………………………21
　(1)　自動酸化　21　　(2)　高温酸化―フライ油の劣化―　24
　(3)　光増感酸化　26　　(4)　酵素による脂質酸化　28
2．食用油脂の酸化安定性に関する因子……………………………28
　(1)　抗酸化剤　28　　(2)　脂質酸化を促進する要因　32
3．食品脂質の酸化的劣化の評価および規制………………………33
　(1)　劣化度評価法　33　　(2)　酸化安定性評価法　36
　(3)　食用油脂の変敗に対する法規制　37

第4章　食品脂質の構造と分布　〔宮澤陽夫・都築　毅〕

1. はじめに……………………………………………………………41
2. 脂質の種類と分布…………………………………………………41
3. 脂質の構造と分布…………………………………………………42
   (1) 脂肪酸の構造と分布　42　(2) 単純脂肪の構造と分布　48
   (3) 複合脂質の構造と分布　51　(4) 誘導脂質の構造と分布　55
4. おわりに……………………………………………………………57

第5章　アシルグリセロールの消化・吸収と体脂肪蓄積抑制作用
〔池田郁男・柳田晃良〕

1. 序　論………………………………………………………………60
2. トリアシルグリセロールの消化と吸収…………………………60
3. ジアシルグリセロールの消化と吸収……………………………62
4. ジアシルグリセロールの体脂肪蓄積抑制作用のメカニズム…66
5. おわりに……………………………………………………………70

第6章　コレステロールの吸収と代謝　〔今泉勝己・朝比奈　誠〕

1. はじめに……………………………………………………………73
2. Cho 吸収の過程と機構……………………………………………74
   (1) 小腸内腔での出来事　74
   (2) 小腸細胞によるステロールの取り込みと搬出　75
   (3) 細胞内での出来事　78　(4) 吸収率測定法　78　(5) 吸収阻害剤　80
   (6) Cho 吸収に関わるタンパク質　81　(7) Cho の吸収に関わる遺伝因子　81
3. Cho の代謝…………………………………………………………82
   (1) マウスにおける Cho の代謝経路　82
   (2) マウスと他の哺乳動物における Cho 代謝の比較　84
   (3) 正常なマウスにおける Cho バランス　85
   (4) 細胞内ステロール輸送に欠損があるマウスにおける Cho バランス　86
   (5) 血漿リポタンパク質代謝に異常があるマウスにおける Cho バランス　87
   (6) 肝臓からの中性と酸性ステロールの排出に変化があるマウスにおける Cho バランス　87
4. 結　論………………………………………………………………88

目　次　v

第7章　脂質の代謝調節と遺伝子発現　〔佐藤　隆一郎〕
1．コレステロール合成経路…………………………………………………92
2．転写因子 SREBP …………………………………………………………94
3．SREBP による脂肪酸代謝調節 …………………………………………96
4．PPAR による脂質代謝調節 ………………………………………………97
5．その他の核内受容体による脂質代謝調節………………………………99
6．まとめ ……………………………………………………………………102

第3編　食品脂質と疾病

第8章　食品脂質と糖尿病　〔田中　清・幣　憲一郎〕
1．はじめに …………………………………………………………………107
2．脂質摂取と糖尿病発症の危険因子 ……………………………………107
　(1)　2型糖尿病　107　(2)　食生活が2型糖尿病発症に及ぼす影響　109
　(3)　糖尿病の発症予防と脂質摂取　111
3．脂質摂取が糖尿病発症のリスクとなる機構 …………………………112
　(1)　脂肪毒性と糖尿病の進展　112　(2)　消化管ホルモン，特にGIP　113
4．ガイドラインに見る糖尿病患者に対する脂質管理 …………………115
　(1)　アメリカ糖尿病学会のガイドライン　115
　(2)　日本糖尿病学会のガイドライン　115
5．糖尿病患者における血清脂質管理の目標 ……………………………118
6．脂質栄養から見た糖尿病の食事療法 …………………………………119
　(1)　糖尿病の食事療法の原則　119
　(2)　脂質代謝・動脈硬化を考慮した糖尿病食事療法　120
7．まとめ ……………………………………………………………………121

第9章　中鎖脂肪酸と生活習慣病　〔近藤　和雄・柳沢　千恵〕
1．はじめに …………………………………………………………………123
2．脂肪酸 ……………………………………………………………………123
3．中鎖脂肪酸を含む食品 …………………………………………………124
4．脂肪の吸収 ………………………………………………………………125
5．母乳と中鎖脂肪酸 ………………………………………………………127
6．中鎖脂肪酸の臨床からの一般応用 ……………………………………127

7．体脂肪と中鎖脂肪酸 ……………………………………………128
　8．中鎖脂肪酸の食後中性脂肪増加抑制 ……………………………129
　9．おわりに …………………………………………………………131

第10章　食品脂質と高脂血症・動脈硬化　　　　　　　〔及川　眞一〕
　1．はじめに …………………………………………………………133
　2．食習慣と動脈硬化性疾患 …………………………………………133
　3．脂肪酸 ……………………………………………………………134
　4．食物中のステロール ………………………………………………136
　5．その他の成分 ………………………………………………………138
　6．まとめ ……………………………………………………………139

第11章　食品脂質と感染　　　　　　　　　　　　　　〔大荒田　素子〕
　1．はじめに …………………………………………………………143
　2．免疫担当細胞の脂質構成脂肪酸組成と食餌性脂質 ………………143
　3．魚油摂取による感染防御能の低下 ………………………………145
　4．DHA 摂取による感染防御能の低下 ………………………………151
　5．魚油摂取とビタミンE欠乏食による感染防御能の向上 …………154

第4編　食品脂質とからだの相互反応

第12章　油脂の味覚と嗜好性　　　　　　　　　　　　〔伏木　亨〕
　1．はじめに …………………………………………………………163
　2．油脂の口腔内受容機構 ……………………………………………163
　　(1)　油脂は味覚か　163
　　(2)　口腔─膵酵素分泌反射で見た脂肪の口腔内受容　164
　　(3)　脂肪酸による味細胞内カルシウム動員の検出　164
　　(4)　油脂は鼓索神経応答を惹起しない　165
　　(5)　舌咽神経に対しては応答が見られた　166
　　(6)　脂肪の口腔内化学受容　166
　　(7)　油脂に対する動物の選択と特異性　169
　3．油脂に対する嗜好性 ………………………………………………171
　　(1)　動物は油脂に執着する　171

(2) 脂肪への執着の成立には内臓からのエネルギー信号が必要　174
　4．おわりに：脂肪のおいしさとは ……………………………………176

第13章　食品油脂と体脂肪　　　　　　　　　　　　〔柳田晃良〕
　1．はじめに …………………………………………………………………180
　2．CLA の生理機能 …………………………………………………………180
　　(1) CLA の特徴　180　　(2) CLA の体脂肪低下作用　182
　　(3) CLA の血圧上昇抑制作用　184
　　(4) CLA の生理作用評価における問題点　184
　　(5) CLA のヒトでの臨床効果　185
　3．CLA 以外の共役長鎖脂肪酸の生理機能 ………………………………186
　　(1) 共役リノレン酸の生理作用　186
　　(2) 共役テトラエン酸および共役ペンタエン酸　187
　4．ジアシルグリセロールおよび中長鎖脂肪酸の生理作用 ……………187
　　(1) 構造脂質とは　187　　(2) DAG の体脂肪低下作用　188
　　(3) 中長鎖脂肪酸の体脂肪低下作用　189
　5．おわりに …………………………………………………………………190

第14章　脂肪組織とアディポサイトカイン　　〔森山達哉・河田照雄〕
　1．食品脂質と脂肪組織・肥満 ……………………………………………194
　　(1) 脂肪細胞とは　194　　(2) 脂肪細胞の分化制御　195
　　(3) 肥満とは　199　　(4) 肥満の成因　199　　(5) 肥満と遺伝　200
　2．脂肪組織とからだの相互作用，疾患との関わり ……………………201
　　(1) 体脂肪の必要性　201　　(2) 肥満と疾患発症　201
　　(3) メタボリックシンドローム　202
　3．脂肪組織由来アディポサイトカインの生理・病理 …………………203
　　(1) レプチン　204　　(2) アディポネクチン　206　　(3) PAI-1　208
　　(4) HB-EGF　208　　(5) TNFα　209　　(6) レジスチン　209
　　(7) MIP-1　211　　(8) MRP-2　212　　(9) その他の生理活性因子　212

第15章　食品脂質と脳機能　　　　　　　　　　　　〔橋本道男〕
　1．はじめに …………………………………………………………………217

2．脳の脂質成分 …………………………………………………218
　3．記憶・学習のメカニズムとシナプス機能 ……………………220
　　(1) シナプスの可塑性と長期増強作用　220
　　(2) シナプスの可塑性と神経細胞膜流動性　222
　4．n-3系多価不飽和脂肪酸と脳機能 ……………………………223
　　(1) n-3系多価不飽和脂肪酸の消化吸収と脳内移行　223
　　(2) DHAとシナプス機能　226
　　(3) DHA・EPAによる学習機能向上効果　227
　　(4) DHAによる脳内抗酸化作用とその意義　229
　5．その他の脂質と脳機能 …………………………………………231
　　(1) グリセロリン脂質　231　　(2) アラキドン酸　233
　　(3) コレステロール　234
　6．ヒトの脳機能とn-3系脂肪酸摂取 ……………………………234
　　(1) 脳の発達とDHA　234
　　(2) 老人性痴呆の予防・改善とDHA・EPA　235
　　(3) 精神活動とDHA・EPA　235
　7．おわりに ………………………………………………………235

第16章　生体脂質の過酸化と抗酸化　〔宮澤 陽夫・仲川 清隆〕

　1．はじめに ………………………………………………………243
　2．脂質の過酸化 …………………………………………………243
　3．生体膜脂質の過酸化 …………………………………………245
　4．過酸化脂質の分析法 …………………………………………247
　5．ヒト血中の過酸化脂質 ………………………………………249
　6．過酸化脂質と疾病 ……………………………………………251
　　(1) 過酸化脂質と動脈硬化　251　　(2) 過酸化脂質と痴呆　252
　7．脂質過酸化と抗酸化 …………………………………………254
　8．食品抗酸化成分 ………………………………………………255
　9．おわりに ………………………………………………………257

第1編

脂質栄養の重要性

第1章　脂質栄養研究の潮流
　　　　　　　………………………菅野 道廣

第2章　脂質栄養の重要性
　　　　　　　………………………五十嵐 脩

第1章　脂質栄養研究の潮流

菅野　道廣*

1．はじめに

　脂質は食事のきわめて重要な栄養素でありながら，その所要量（適正摂取量）を確実に主張するだけの科学的証拠は未だに不十分である．現実には世界の国々で「脂質所要量」や「脂質推奨摂取量」が策定されていて，特に我が国の脂質所要量（食事摂取基準）は世界の冠たるものと言えよう[1]．しかし我が国の所要量でさえ，策定のための情報の多くは所要量の対象基準である「健常者」についてのものと言うより，「病態者」についての治療効果から得られたものに多くを依存している．実際には，健常者と病態者との中間的状態を正しく判別することは困難であろうが，証拠不足の誹りは免れない状況にある．

　しかしながら，発展途上国は別としても，多くの先進諸国ではエネルギー比で25～30％以上の脂質を摂取しており，脂質の摂取状況如何によって種々のいわゆる生活習慣病が多発して，健康を損なっているという現実がある．病態の改善から導かれる情報を全く無視するわけにもいかない．

　欧米諸国では，動物性脂肪の摂取過多による高コレステロール血症，動脈硬化を起因とする心疾患の多発防止のため，脂質摂取についてはかなり神経質ともいえる対策が講じられており，この疾病予防を主目的としたとも言える脂質所要量が策定されている[2-4]．日本人は，先進国にありながら脂質摂取量が少ないという特徴をもった食生活を営んでおり，所要量策定には日本人自身を対象とした臨床試験の成果が不可欠であるという特殊な環境にあるため，脂質所

＊九州大学・熊本県立大学名誉教授

要量問題の解決は容易ではない[5-8]。

　それにもかかわらず，ごく限られた疫学研究の結果を除けば，脂質所要量策定に有効なヒトでの摂食実験の成果は皆無に近い。所要量を決めるというどちらかと言うとマクロな研究課題に対する認識が欠如しているとしか言えないようである。我が国の脂質栄養研究の潮流が，国民の健康という至上最大の課題の1つに向けて迸ることを熱望して止まない。

　ここでは，脂質の適正摂取量を巡る諸問題について概説し，いくらかでも関心が深まることに期待したい。

2．脂質所要量

（1）摂取量の問題

　日本人の脂質摂取状況，そしてそのデータに基づいて策定された脂質所要量は，世界的に見て非常に特徴的なものである[1]。すなわち，日本人の脂質摂取量（エネルギー比で25％程度）は先進諸国（30エネルギー％以上）と比較してかなり低いだけでなく，脂肪酸構成の面ではP/S比は高く，n-6/n-3比は低いと言う特徴がある（表1-1）。しかも，この脂質摂取状況はここ20年余りほとんど変化していない（図1-1）。したがって，欧米諸国でのデータをそのまま転用することにはかなりの条件付けが必要であるが，欧米の物まね指向はこの分野でも強く，しばしば日本人の特徴を無視した論議がなされている。このことは特に脂質の「質」の面で濃い。

　脂質の食事必須性は必須脂肪酸の摂取に限られるので，本当に必要な量はn-6系およびn-3系多価不飽和脂肪酸を合計しても，理論的にはエネルギー比で2～3％程度で十分である。しかし，このような低レベルの食事は現実には実践不可能であるし，栄養障害は避けられないであろう。

　それではどの程度の摂取量が望ましいのか。我が国の第6次改定栄養所要量において，平均的な食事で3エネルギー％の必須脂肪酸をまかなうために必要

2. 脂質所要量　5

表1-1　世界の脂質推奨摂取量

国家・機関	総脂質	多価不飽和脂肪酸	n-6 (18:2)	n-3 (18:3)	n-6/n-3比
米　国（1989）	＜30 (飽和＜10)	7	1-2	—	4-10
カナダ（1990）	30 (飽和＜10)	3.5 (最低)	3 (最低)	0.5 (最低)	4-10
英　国（1991）	33	6	1 (最低)	0.2 (最低)	—
FAO（1994）	15-35 (飽和＜10)	—	4-10	—	5-10
日　本（1995）	20-25	7-8	4	—	4
日　本（2000）	20-25	7-8	4	—	4
米　国（2000）	＜30	—	—	—	—
オランダ（2001）	25-40 (飽和＜10)	3 (最大＜12)	2	1	(2)
米　国（2002）	25-35	—	5	0.5	(10)
WHO/FAO（2003）	15-30	6-10	5-8	1-2	(4-5)
米　国（2005）	20-35 (飽和＜10)	—	5-10	0.6-1.2	—

n-6/n-3比以外はエネルギー％値，n-6/n-3比の（　）内の値は試算値。2005年版食事摂取基準についてはp12の注を参照。

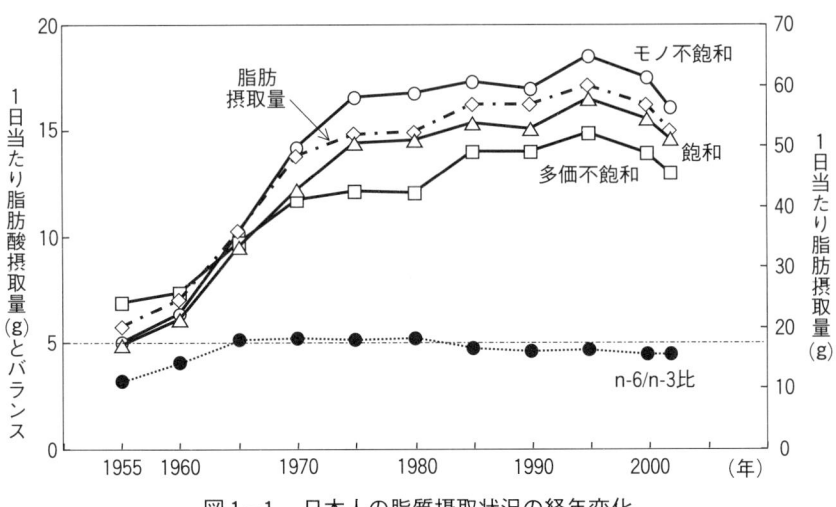

図1-1　日本人の脂質摂取状況の経年変化
（兵庫大学，辻悦子教授の提供による。）

表1-2 日米における脂質推奨量の比較

	日本*1	日本*2	米国*3
総脂肪(エネルギー%)	20〜25	20〜25	20〜35
S:M:P比	3:4:3	n-6<10エネルギー% n-3>2.6エネルギー%	リノール酸5〜10エネルギー% (AI:5エネルギー%) α-リノレン酸 0.6〜1.2エネルギー%
n-6/n-3比	4	(〜4)	(〜10)

*1 第六次改定栄養所要量。
*2 食事摂取基準（2005年版）。
*3 Acceptable Macronutrient Distribution Ranges（必須栄養素の摂取が適当であり，慢性疾患のリスクを低減できる特定のエネルギー源の摂取範囲．食事摂取基準 2005年版の目標量に相当する値）U.S. National Academy of Science, 2002。
（ ）内は推定値。

な脂質レベルは13エネルギー％となることを基本に，外堀を埋める対応法で20〜25エネルギー％が所要量として策定されている[1,5,6]。決してこのレベルが最適であるという科学的証拠があるわけではないが，健常な日本人にとってこの策定値は理に適っているとみなされる（表1-2）。現実には諸外国と比較して脂質摂取量が少ない日本人でも，平均的には摂りすぎが問題視されつつある。

日本人，特に健常者を対象とした情報は皆無に近いという現時点の科学的証拠からは，脂質の最適摂取量を策定することは不可能であろうが，20〜25エネルギー％という値はもっとも合意を得やすいものであろう。

米が中心にある日本型食生活は脂質摂取量を抑えるための最も優れた方策であるとみなされる。パン食では米食に比べどうしても脂質エネルギーの割合が高くなる。1970年頃からごくわずかずつ増加してきた日本人の脂質摂取量は2000年頃から漸減傾向にあり，エネルギー比で25％を切るようになってきている（図1-1参照）。このことが経済不況による一過性のものでないことを期待したい。

(2) 質（バランス）の問題

「質（バランス）」の問題は相当難問である。ほとんどが血清コレステロール

濃度，そして動脈硬化が対象となっているP/S比の問題はまだしも，代謝的影響が多岐にわたるn-6/n-3比については，まさに意見乱立の状況にある。ただ，多くの見解は病態の改善を指標としたものであり，それを健常者にまで当てはめようとすることさえ認識できれば，理解の範囲内にある。Simopoulosらは種々の病態に応じてn-6/n-3比は1:1～1:4の範囲を推奨している[9]。また，表1-3に示すように，動脈硬化の予防を対象とした場合には，この比6:1が推奨されているが[10]，多価不飽和脂肪酸のバランスよりも摂取量が決定因子として最重要であることが強調されている。

ごく最近，ISSFAL (International Society for the Study of Fatty Acids and Lipids) は多価不飽和脂肪酸の摂取量について意見をまとめ，成人の健康な成人ではリノール酸の適正摂取量 (adequate intake) は2エネルギー％，α-リノレン酸の健康な摂取量 (healthy intake) は0.7エネルギー％，心臓血管系の健康のためのEPA＋DHAの最低摂取量 (minimum intake) は1日あたり500mgであるとしている[11]。ただし，設定の説明文からもわかるように，これらの推奨値は確固たる科学的証拠に基づいているものではないことを理解しておく必要がある。なお，これまでリノール酸の過剰摂取がもたらす健康障害については，いろいろな指摘があったが，今回の推奨ではいわゆる摂取許容上限値 (upper limit) を決めるにはまだ十分な証拠がないと述べている。いずれにしても，この推奨値からすると，n-6/n-3比は2前後となり，従来の主張と大きな変化はないことになる。

表1-3　食事のn-6/n-3比と心臓血管の健康[10]

リノール酸	～6エネルギー％
α-リノレン酸	0.75エネルギー％
EPA＋DHA	0.25エネルギー％
n-6/n-3比	～6:1

ほとんど健常な欧米成人にとって適正で達成できる摂取量。心血管系への利益に影響する生涯にわたる食習慣という観点からは，n-6/n-3比よりも必須脂肪酸の摂取絶対量を考慮すべきである。

ISSFALの推奨で問題となるのは，各脂肪酸について推奨量の定義が異なっていることである。すべてを同等に比較することはできないであろう。その上，リノール酸を2エネルギー％という低いレベルしか含まない食事をどう構成するのか，まず不可能である。実行できない推奨は意味がない。

　我が国の脂質所要量ではn-6/n-3比4を推奨しているが，それは日本人の過去20年余りの脂質摂取状況を基にしたものであることは周知のとおりである（図1-1参照）。この値は，表1-1からもわかるように，オランダの例を除けば限られてはいるが諸外国での推奨値と比べかなり低い。しかも多くの国で推奨されているn-6/n-3比5〜10：1という値は，現実には実践不可能な指標である。例えば，欧米諸国の場合にはこの比は実に30：1とも言われている[10,12]。この値は例外的に高いとも思われ，15程度であるとの報告もあるが，いずれにしてもこのような摂取状況からすると実践は難しいに違いない。最近，米国科学アカデミーはn-6/n-3を推奨するに十分な情報はないとしているが，現時点ではこのような対応がもっとも妥当なのかもしれない。

3．トランス酸問題

　脂質栄養の面で，近年特に関心を集めているのがトランス酸の問題である。食事源となるトランス酸は，主として部分水素添加植物油（マーガリン，ショートニング）に由来するが，反芻動物の体脂や乳脂にも少量ながら含まれており，これらを多く摂取する場合には，無視できない量のトランス酸摂取源となる。これらの食品に含まれるトランス酸の主体はオクタデセン酸（t-18:1）である。

　トランス酸の摂取が問題視されるのは，その血清コレステロール濃度への影響である。すなわち，トランス酸は，摂取量依存的に総およびLDL－コレステロール濃度を増加させるだけでなく，飽和脂肪酸とは異なって，同時にHDL－コレステロールを低下させる点にある。この悪影響は冠動脈疾患のリスクを高める可能性があり，欧米諸国では注意を喚起するため，食品のラベルにトラ

ンス酸の存在を表示することを義務づけはじめている[13]。

しかしながら,トランス酸の血清コレステロール濃度への影響は,摂取量がエネルギー比で2%以下(4%以下という説もある)であると認められず,かつ,リノール酸の摂取量が多いと影響は軽減されることから,エネルギー比で1%程度のトランス酸しか摂取していない日本人の場合には,まず問題とならないと判断される[5]。我が国の食品安全委員会はトランス酸の安全性についても検討を行っているが,なんら問題は生じないものと考えられる。

トランス酸はその他,ある種の癌発症との相関,多価不飽和脂肪酸代謝への干渉作用などが指摘されているが,特に後者については,代謝能力が十分でない乳幼児や高齢者の場合には検討を要する問題となるかもしれない[5,14]。

4.その他の脂質成分

最近関心を集めている脂質成分としては,共役リノール酸および関連する共役酸がある。本書でもこの脂肪酸については取り上げられている。共役リノール酸に関しては,きわめて多様な機能性が知られているが,ヒトでの成績は限られており,どのようにして副作用を避け効果を発現させるかが残された最大の問題点であろう[15]。

植物ステロール・スタノールに関しても,世界的に研究が行われている。我が国でも,両成分を含む油脂が特定保健用食品として認可され,消費者の関心を集めている。植物スタノールは,血清コレステロール低下効果剤として植物ステロールより優れた性質と効用を持つことが,動物実験で確認されていたが,ヒトでは両者でほとんど差がないとされてきた。しかし,最近,植物スタノールは長期摂取してもその低下作用が持続することが,ヒトでも確認されている(図1-2)[16]。また,従来から植物ステロールは不溶性のためエステル化するなどいろんな対策が講じられてきたが,最近ではジュースなどに分散できる技術が開発され,その用途が広がってきている。

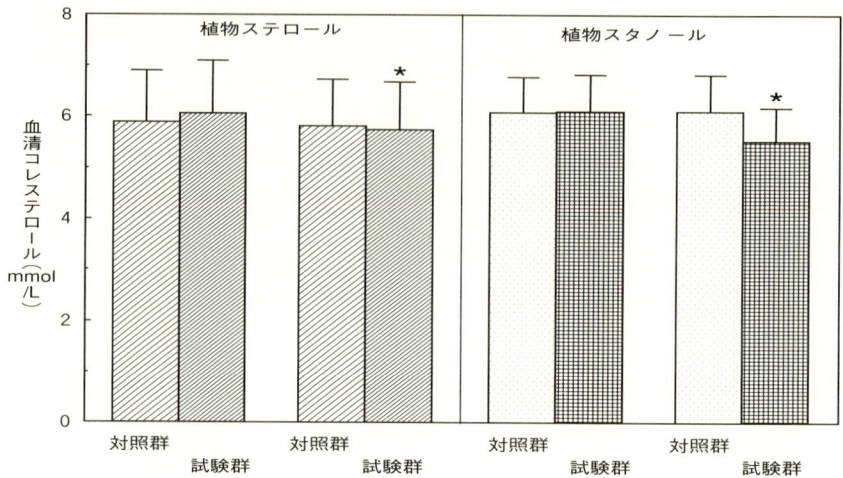

図1-2 血清総コレステロール濃度に及ぼす植物ステロールおよび植物スタノールの影響[16]

対照および植物ステロールエステル（1.62g/日）を含むスプレッドを1年間，あるいは対照および植物スタノールエステル（最初の6か月は2.8g/日，後の6か月は1.8g/日）を含むマーガリンを1年間摂取。値は平均値±SD。＊：対照群と有意差（$p<0.05$）あり。

5．今後の展望

　栄養所要量（推奨量）は健康者を対象として，その国に住む人の97％をカバーできるものである。健康を維持するための推奨であり，病気を治すための推奨ではない。脂質推奨量を巡る混乱は，対象の取り違えが主たる原因となっている。このことに加えて，科学的根拠の稀薄さがいろいろな意見を呼び，かなりの混乱状態にある。オレイン酸万能説やn-3系多価不飽和脂肪酸至上説，ひいてはn-6系の代表的脂肪酸であるリノール酸の悪者説と極端に走っている嫌いがある。オレイン酸は確かにリノール酸より酸化安定性に富み，リノール酸のようにHDL-コレステロールを低下させないなどの優れた効果が観察されているが，血清コレステロール濃度低下効果は，多くの実験的予測式から推測できるように，リノール酸よりはかなり低いものであり，リノール酸の摂

取量が比較的多い日本人では，効果は確認されていない。しかも，リノール酸のHDL-コレステロール低下作用は，エネルギー比でかなり多く（例えば12エネルギー％）摂取したときにのみ認められるものであることを無視しての主張である。

リノール酸が α -リノレン酸より多く必要であるという事実は，それが不足すれば α -リノレン酸の優れた生理的効果を無にしてしまう可能性を意味するのではないだろうか。リノール酸の摂取が適正であって初めて，他の脂肪酸の効果が期待できるようになると理解すべきであろう。

最近，米国における食事脂肪に関するコンセンサスとして，これまで常識化している食事脂肪と癌，肥満などとの関係の見直しが報告されているが，注目に値しよう[17]。また，必須脂肪酸についての新しい見方も発表されており[18]，脂質栄養は常に新しい側面を迎えているようである。

脂質の適正摂取，さらに進んで最適摂取を解明するためには，多くの関連する状況証拠を誤りなく体系づけなければならないが，ある意味ではこれは多くを推測に頼らざるをえない冒険的な作業となる。しかし，現状ではこの作業抜きにしては，問題の中枢に迫ることはできない。

文　献

1) 厚生労働省：第六次改定日本人の栄養所要量―食事摂取基準―. 1995.
2) Institute of Medicine of the National Academies: Dietary Reference Intakes for Energy, Carbohydrate, Fiber, Fat, Fatty Acids, Cholesterol, Protein, and Amino Acids. National Academies Press, Washington DC, 8－1－97 ; 2002.
3) Trumbo P., Schlicker S., Yates A.A. et al: Dietary reference intakes for energy, carbohydrate, fiber, fat, fatty acids, cholesterol, protein and amino acids. J Am Diet Assoc 2002 ; 102 ; 1621－1630.
4) World Health Organization Technical Report Series. Diet, Nutrition and Prevention of Chronic Diseases 2003 ; 916 ; 1－149.
5) 板倉弘重，菅野道廣，石川俊次ほか：脂質研究の最新情報，適正摂取を考える. 第一出版, 2000.
6) 菅野道廣：あぶらは訴える，新しい脂質栄養論. 講談社, 2000.

7) Sugano M., Hirahara F.: Polyunsaturated fatty acids in the food chain in Japan. Am J Clin Nutr 2000 ; 71 (Suppl) ; 189S−196S.
8) Sugano M.: Balanced intake of polyunsaturated fatty acids for health benefits. J Oleo Sci 2001 ; 50 ; 305−311.
9) Simopoulos A.P., Cleland L.G. (eds): Omega-6／Omega-3 Essential Fatty Acid Ratio : The Scientific Evidence. World Rev Nutr Diet 2004 ; 92 ; 1−174.
10) Wijendran V., Hayes K.C.: Dietary n-6 and n-3 fatty acid balance and cardiovascular health. Annu Rev Nutr 2004 ; 24 ; 597−615.
11) International Society for the Study of Fatty Acids and Lipids : Recommendation for intake of polyunsaturated fatty acids in healthy adults. ISSFAL NEWSLETTER 2004 ; 11, No. 2 ; 12−25.
12) Watkins C.: Fundamental fats. INFORM 2004 ; 15 ; 638−640.
13) Food and Drug Administration : Food labeling : trans fatty acids in nutrition labeling, nutrient content claims, and health claims. Fed Reg 2003 ; 68 ; 41433−41506.
14) Stender S., Dyerberg J.: The influence of trans fatty acids on health. Fourth edition, A report from the Danish Nutrition Council, Eraeringsradet 2003 ; 1−84.
15) Angel A. (ed) : The role of conjugated linoleic acid in human health. Am J Clin Nutr 2004 ; 79 (Suppl) ; 1131S−1220S.
16) Miettinen T.A., Gylling H.: Plant stanol and sterol esters in prevention of caridiovascular diseases. Ann Med 2004 ; 36 ; 126−134.
17) Dietary fat consensus statements. Am J Med 2002 ; 113 (9 B) ; 5S−8S.
18) Cunnane S.C.: Problems with essential fatty acids : time for a new paradigm? Prog Lipid Res 2003 ; 42 ; 544−568.

注

平成16年11月，第七次改定日本人の栄養所要量に相当する食事摂基準（2005年版）が公表された。脂質についても目安量（g/日）と目標量（％エネルギー）が併記され，成人の食事摂取基準は％エネルギー値では，総脂質20〜25，飽和脂肪酸4.5〜7.0，n-6系脂肪酸10未満，n-3系脂肪酸2.6以上（女性は2.2以上）が示されている。これらの値は第六次改定での値と大きな違いはない。なお，コレステロールについては目標値として，男性750mg 未満（女性600mg 未満）となっている。米国でも2005年に食事摂取基準が改定される（http : //www.health.gov/dietaryguidelines/dga2005/report/）。

第2章 脂質栄養の重要性

五十嵐　脩＊

1．はじめに

　食品から摂取される栄養素の内，脂質はほぼ9 kcal/gのエネルギーをもち，他の2つの主要なエネルギー源である炭水化物(糖質)，タンパク質に比べ，2.25倍のエネルギーをもつ。また，その構成成分は，トリアシルグリセロール（中性脂肪）の他，コレステロール，植物ステロールなどのステロール類，リン脂質，脂溶性ビタミンなど多岐にわたり，しかも水に不溶性で，有機溶媒に可溶という特殊な性質をもつ。そのため，その消化吸収機構や体内での動態，貯蔵形態も他の三大栄養素とはかなり性格を異にする。したがって，こうした脂質の特異性を十分理解した上で，脂質のもつ栄養上の意義を理解することが大切となる。我が国の食事摂取基準（栄養所要量）の改訂作業は2005年4月から使用する改訂版の作成が終わり，数値が発表された段階にあるが，解説書などが刊行されていないので，策定の根拠などについては不明な点が多い。本改訂版の最終稿によれば，20歳台の脂質エネルギー比は20〜30％と幅広く設定され，成人のコレステロールの目標量も従来の経緯から考えるとかなり高く，600〜750mg未満/日とされた。この点については後ほど触れることにしたい。

2．脂質の種類

　さて，日本人の摂取する脂質はその起源から見て植物，動物，魚由来の脂質

＊茨城キリスト教大学生活科学部

の3種類に大別される。この3種類の脂質の主成分はトリアシルグリセロールで，その他ステロール類と脂溶性ビタミンを含む。したがって，脂質栄養を左右するのはそれらの脂質を構成する脂肪酸組成とコレステロールを主体とするもの（主に動物性脂肪と魚油に含まれる）か，植物ステロール（主に植物油に含まれる）を主体とするかといった脂質の起源に基づく違いが重要である。こうした脂肪酸やステロール類の栄養学的な効果などについては第2編の各章で述べられているので，ここでは，主な違いについてのみ述べてみたい。

　一般に，哺乳動物由来の脂肪は乳脂肪も含めて，飽和脂肪酸とコレステロールに富む。特に，牛乳は飽和脂肪酸含量が高い。このことを反映し，その加工品であるバターやクリームでも飽和脂肪酸が多いし，コレステロールも含まれる。牛肉，豚肉，鶏類などの肉類を比較するとその脂肪中の飽和脂肪酸含量は牛，豚，鶏の順で低くなり，牛由来のタロー，豚由来のラードは飽和脂肪酸とオレイン酸含量はほぼ同じ程度である。これに対し，鶏肉中の脂肪は飽和脂肪酸よりも一価不飽和脂肪酸であるオレイン酸含量がより高いことが特色である。このように哺乳動物や鳥類由来の肉類ではその中に含まれる脂肪は飽和脂肪酸とオレイン酸含量がほぼ同じ程度であるか，オレイン酸含量が多いことが特徴である。また，卵に含まれる脂質（トリアシルグリセロールとリン脂質とコレステロールが主体）はほぼ全量が卵黄に存在するが，オレイン酸が飽和脂肪酸より含量が高く，多価不飽和脂肪酸も含量が多いことに特徴がある。コレステロールはヒナの誕生までの成長に必要なため含量が高い。

3．脂肪類とステロール類

　ところで，植物油すべてに共通するのは，コレステロールの代わりに植物ステロールを含むことであり，脂肪酸組成もオレイン酸，リノール酸，リノレン酸などを含む。それらの含量は植物油の起源により比率などが変わる。魚類の脂肪はその種類によっても脂肪酸組成に差があるが，一般的にはオレイン酸や多価不飽和脂肪酸，特にアラキドン酸(20:4, n-6)，EPA(20:5, n-3)やDHA

(22:6, n-3) に富むものが多いことが特徴といえる。しかし, その一方でコレステロール含量も魚卵などで高いことも忘れることができない。

4. 動物脂肪

　さて, 動物脂肪の摂取過多は心筋梗塞, 動脈硬化の原因とされ, その摂取量を減らすような指導が欧米諸国で行われてきたし, 我が国でも基本的には同じ方向にあると思われる。また, 動脈硬化の進展に血清中のLDL－コレステロールの高値が関与するとの研究が多いことから食事からのコレステロールの摂取についても制限する方向にあると言えよう。しかし, これまでに述べたことからわかるように, コレステロールや飽和脂肪酸含量の高い食品には, 良質のタンパク質やビタミン, ミネラルなどの含量の高いものが多い。したがって, 特定の食品なり, 素材なりに含まれる飽和脂肪酸やコレステロールなどの含量だけに注目するのではなく, その食品素材や食品の含む栄養素の組成全体を捉えて, 判断することが大切である。時として, 動脈硬化の視点だけで判断することが多いので, 全体のバランスを見るという視点を欠いた議論に進むことが多い。脂質栄養についても, 全体としてのPFC比の中で論じるべきであり, ある特定の食品のコレステロール含量や脂肪酸組成からのみその食品の良否を論じるべきではないと考える。全体の食生活とその個人のもっている体質や遺伝的な特性などを考慮して考えるべきであろう。

　また, 脂質(脂肪)はそのエネルギー含量がタンパク質, 炭水化物に比べて, 2.25倍であり, その疎水性の性質から親水性のタンパク質, 炭水化物とは生体成分として特徴的な性質をもつ。したがって, 生体内ではエネルギーの効率的な貯蔵源であり, 脂肪組織は1kg当たり7,000kcal程度のエネルギーを貯えることが可能である。そのことは脂肪組織が効率よくエネルギーを貯えるという意味では重要なことを意味し, また体の重要な器官の周囲において外部からの物理的なショックから保護していることも意味している(例:腎周囲脂肪)。しかし, 肥満が生活習慣病の原因としてクローズアップされると, 体内での貯

蔵脂肪はこうした肥満由来の疾病の原因として重要な位置を占め，いかに肥満を防ぐかも栄養学の重要な課題となった。肥満は摂取エネルギーと消費エネルギーのバランスが長期間摂取エネルギーの方に傾くことで生じるが，こうして増えた脂肪細胞が分泌するホルモンも生活習慣病の要因として注目を集めている。特に，皮下脂肪よりも内臓脂肪の方が問題とされる。その他，白色脂肪組織と褐色脂肪組織の違いなども指摘されている。

また，体内の脂肪は食品中の脂肪由来のものと糖質から変換された脂肪の2種類がある。こう考えると，単に脂肪栄養だけでなく，食物からの総エネルギーの取り方も考慮する必要があることを示しているといえよう。

また，脂肪には必須脂肪酸であるn-6系とn-3系の2種類の必須脂肪酸を含んでいる。この2系列の必須脂肪酸はヒトの体内では相互変換できないので，両者をバランスよく摂取することが必要となる。今回の食事摂取基準の改定ではこの両者についても目安量と目標量が設定されていて，この両系列の脂肪酸をバランスよく摂取する必要性が述べられている。これ以外のn-9系列のオレイン酸や飽和脂肪酸は体内でも生合成が可能なので，他の栄養素から生成可能であるが，飽和脂肪酸については過剰摂取で生活習慣病の1つである動脈硬化性疾患の発症が高まることが知られているので，適量な摂取が望ましく，また，コレステロールとの関連性もいわれ，この両者の摂取については植物油や魚油由来の多価不飽和脂肪酸の低下効果も見られるので，全体としてのバランスのよい摂取が望ましい。なお，今回の食事摂取基準（2005年版）では，飽和脂肪酸，不飽和脂肪酸（n-6系列とn-3系列脂肪酸も含めて），コレステロールの目安量や目標量なども示されている（項目により違いはあるが）。こうしたことなども参考にするべきであるし，従来の考えともかなり異なるようなコレステロールの目標量の上限値なども示されているので，理解を深めるとともに，全体の解説を十分に読んで，意図するところをはっきりさせることも必要であろう。

5. 脂質の栄養的機能

　脂質の栄養的な機能は表2-1に示すように，・エネルギー源として，・必須脂肪酸の供給源として，・脂溶性ビタミンなどの必須栄養素の吸収媒体として，・嗜好性，満腹感など嗜好的な面での機能，・特定の機能をもつ脂質の供給源として，・その他などに分けられよう。これらの脂質の機能については，3章以降に述べられているので，ここでは省略したい。

　脂質栄養については，第1章にも述べられているように，研究者の間で認識の違いが表面化してきている。それは，2001年の3月号の"Science"誌に，「The soft science of dietary fat」[1]として掲載されたGary Taubesのレポートが象徴的に示している。それは，アメリカの公衆衛生局の長官が1988年に出した脂肪の摂取は危険であるとか，その4年前にNIHはアメリカ人が脂肪の摂取を控えるようにとか，アメリカ心臓財団の会長が雑誌"Time"に「我々は2000年までに動脈硬化症を征服できるだろう」などと述べてきた。そして公衆衛生局の長官自身が700頁にのぼる"Report on Nutrition and Health"の中で，アメリカ人の食事の中で唯一の最も不健康な成分は脂肪であると宣言している。しかしながら，アメリカでの心臓病による死亡率や死者は減少したが，それが心疾患それ自身の発症率の低下によるのか，医療技術の進歩によるかについては明確でなく，現時点では後者の影響の方が高いとされている。それは，脂肪摂取を減らしたために，炭水化物の摂取が増し，却って糖尿病が増えたといった現象を招いたからである。こうした議論の際には，摂取している総エネルギー

表2-1　脂肪の栄養機能[2]

1.	エネルギー源
2.	必須脂肪酸の供給源（n-6系とn-3系）
3.	脂溶性ビタミンやその他の食品中の脂溶性成分の利用性の向上
4.	嗜好性満腹感など
5.	特定の機能をもつ脂溶性成分の担体として
6.	その他

を同時に減らす努力と食生活全体の在り方を変える努力が必要なことを意味している。同様に，コレステロールについても，単に摂取量を抑制するだけでなく，コレステロールを多く含む食品は質の良いタンパク質を多く含む食品であることが多く，食生活全体の中で判断する必要があり，個人の体質や遺伝的な特質に応じた栄養指導が必要になるであろう。例えば，家族性高コレステロール血症の患者と健常人については別の指導が必要であり，中間のヘテロタイプではどうするかといった議論などもこれからは必要になるだろうし，その意味では今回の日本人の食事摂取基準の改定（2005年版）で，コレステロールの目標量が引き上げられたが（この数字自身はこれ以下にしておけば，健常者では問題が生じないという意味にとるべきで，この値までとるべきだという数字ではないし，疾病をもつ患者については別の観点から指導すべきことは言うまでもない），その意図するところを十分理解して利用する必要があろう。

文 献

1) Taubes G. : The soft science of dietary fats. Science 2001 ; 291 ; 2536.
2) 菅野道廣：あぶらは訴える，新しい脂質栄養論．講談社，2000.（改変）

第2編
食品脂質の性状と消化・代謝

第3章　食品脂質の酸化安定性
　　　　　　　　　　　　……………………藤本 健四郎

第4章　食品脂質の構造と分布
　　　　　　　　　　　　………宮澤 陽夫・都築　毅

第5章　アシルグリセロールの消化・吸収と
　　　　体脂肪蓄積抑制作用
　　　　　　　　　　　　………池田 郁男・柳田 晃良

第6章　コレステロールの吸収と代謝
　　　　　　　　　　　　………今泉 勝己・朝比奈　誠

第7章　脂質の代謝調節と遺伝子発現
　　　　　　　　　　　　……………………佐藤 隆一郎

第3章　食品脂質の酸化安定性

藤 本 健四郎＊

1．食品脂質の酸化

(1) 自動酸化

　食品の三大栄養素，すなわち糖質，タンパク質，脂質の中で最も酸化しやすいのは脂質である。糖質やタンパク質は単独で室温で空気中に保存しても，ほとんど酸化的劣化反応は引き起こさない。しかし，脂質は空気中の酸素と反応し，酸敗臭（rancid odor）を示すようになる。タンパク質も，共存する脂質が酸化すると，脂質酸化によって生じた酸化生成物の攻撃を受ける。加工食品の保存安定性を考えると，水分活性の高い食品では微生物の繁殖による腐敗が第一の制限因子となるが，水分活性の低い食品においては脂質の酸化的劣化がシェルフライフを決める要因であることが多い。

　室温付近における脂質の酸化反応を自動酸化（autoxidation）と呼んでいる。脂質の自動酸化反応は，短寿命のフリーラジカルを中間体とするフリーラジカル連鎖反応で進行することが特徴である。自動酸化反応は，不飽和脂肪酸からの水素引き抜き反応で始まる。

　脂質中の不飽和脂肪酸（LH）からの水素引き抜きが開始反応(initiation，式(1))

$$\text{開始剤} \\ LH \rightarrow L\cdot + H\cdot \qquad (1)$$

となり，脂質ラジカル（L・）が生成する。この反応の引き金になるのが開始

＊東北大学名誉教授

剤である。また，著しい高温でなければ脂質と酸素の直接的な反応が重要とは考えにくい。実際には，微量に存在している過酸化脂質（ヒドロペルオキシド，hydroperoxide）の分解によって生じるラジカルが重要と思われ，この反応は光や鉄などの金属イオンによって加速される。

$$L\cdot\ +\ O_2\ \rightarrow\ LOO\cdot \tag{2}$$

$$LOO\cdot\ +\ LH\ \rightarrow\ LOOH\ +\ L\cdot \tag{3}$$

脂質ラジカルは，空気中の酸素と結合し，ペルオキシラジカル（LOO・）を生じるが，酸素分子は脂質ラジカルとの反応性が高く，本反応は極めて速い。このため，酸素濃度を低下させて酸化反応を抑制する場合には，雰囲気中の酸素濃度を1％程度まで下げなければ効果が見られない[1]。ペルオキシラジカルは，未反応の不飽和脂質から水素を引き抜いてヒドロペルオキシド（LOOH）を生成すると同時に，新たに脂質ラジカル（L・）を生ずる。(2)(3)の反応は連鎖的に繰り返しながら進むので，これらの反応を連鎖反応（propagation）と呼ぶ。

式(3)の反応速度，すなわち脂質の酸化されやすさは，脂質分子からの水素引き抜き速度に依存している。図3-1に水素引き抜き速度に及ぼす脂質分子の不飽和結合の影響を示した。

2個の二重結合に挟まれた活性メチレン基の水素が特異的に反応性が高いことがわかる。このため，二重結合を複数もつ多価不飽和脂肪酸が特に酸化しやすくなり，飽和脂肪酸は実質的にはほとんど酸化しないことがわかる。食品に含まれる主要な脂肪酸の相対的な酸化速度は以下のようになる[2]。

オレイン酸（18：1），1；リノール酸（18：2），40；リノレン酸（18：

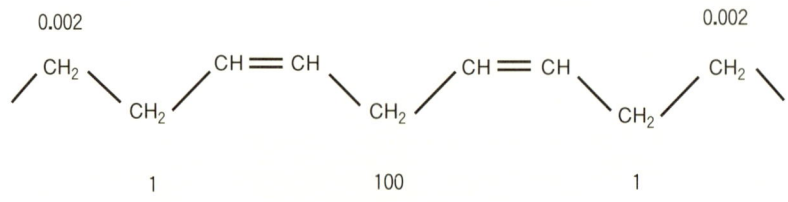

図3-1　脂質分子からの水素引き抜き速度の比較

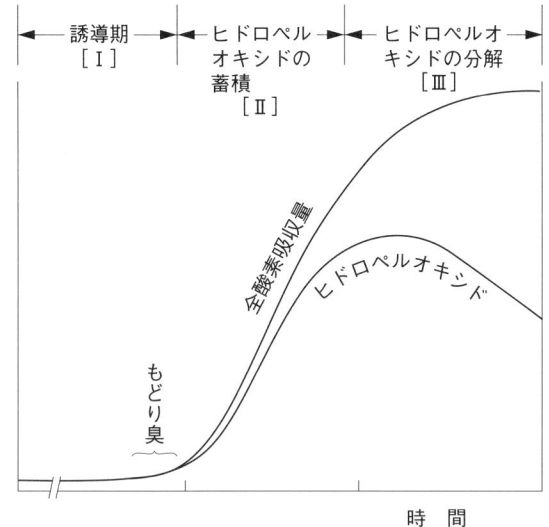

図3-2 油脂自動酸化反応の概要

3),100;アラキドン酸（20：4），200.

　このように自動酸化反応は一旦開始すると連鎖的に進行し，ヒドロペルオキシドが蓄積する．図3-2に油脂自動酸化反応の概要を示したが，極めてゆっくり酸素を吸収する誘導期［Ⅰ］が終わると，連鎖反応期［Ⅱ］においては急速に酸化が進行し，ヒドロペルオキシドが蓄積する．しかし，反応がさらに進行すると酸素吸収速度が低下し，ヒドロペルオキシド以外の生成物が増えてくる．このような時期を終末期（termination）［Ⅲ］と呼び，式(4)に示したようにフリーラジカル同士が反応して，非ラジカル生成物が生成する反応が増える．非ラジカル生成物として多いのは，重合物であり，脂質分子間がペルオキシ結合（-O-O-）やエーテル結合（-O-）で重合する[3]．

$$\text{LOO}\cdot + \text{LOO}\cdot \rightarrow \text{非ラジカル生成物} \quad (4)$$
$$\text{LOO}\cdot + \text{LOO}\cdot \rightarrow \text{非ラジカル生成物} + O_2 \quad (5)$$

　ヒドロペルオキシドは重合するだけでなく，一部はペルオキシル基が結合した炭素に隣接する炭素間の結合が開裂し，低分子化合物を与える．この反応の主成分はアルデヒドで，他に炭化水素や少量のアルコール，ケトンなどが含ま

表3−1　酸化大豆油から生ずる揮発性化合物の酸化臭への寄与[4]

主な揮発性成分	相対含量(%)	閾値(ppm)	相対的なにおいの強さ	においへの寄与順位
ペンタン	38.6	340	0.0011	11
ヘキサナール	24.7	0.09	3.08	2
プロパナール	20.6	0.06	3.43	1
tr-2-ヘプテナール	8.3	0.2	0.42	5
tr, cis-2, 4-ヘプタジエナール	2.5	0.1	0.25	8
tr, tr-2, 4-ヘプタジエナール	2.0	0.04	0.50	3
tr-2-ペンテナール	1.2	1.0	0.012	9
tr, cis-2, 4-デカジエナール	1.0	0.02	0.50	3
2-ペンチルフラン	0.5	2.0	0.0025	10
tr, tr-2, 4-デカジエナール	0.3	0.1	0.03	7
1-オクテン-3-オール	0.3	0.01	0.30	6

れる。アルデヒドは，閾値が低いので，脂質が酸化したときの酸化臭の主原因となっている。表3−1に大豆油が酸化されたときに生ずる揮発性化合物を示した[4]。揮発性化合物は，ヒドロペルオキシドのメチル末端側から生ずるので，n−6系およびn−3系多価不飽和脂肪酸は異なるパターンの生成物が得られる[5]。例えば，リノール酸からはヘキサナールが主な生成物で青豆臭を，リノレン酸からはヘキセナールが生成して青草臭を与える。高度不飽和脂肪酸は活性メチレン基を多く含むことから酸化しやすく，また，ヒドロペルオキシドの安定性が悪いのでにおいが出やすい。さらに，特有の不飽和度の高いアルデヒドも生ずるので，n−6系のアラキドン酸はレバー様の動物臭を[6]，また，n−3系のエイコサペンタエン酸やドコサヘキサエン酸は魚臭を発する[7]。

（2）高温酸化—フライ油の劣化—

　揚げ物（フライ）は，180℃前後に加熱した食用油脂中で食品を加熱調理法である。煮物が圧力鍋を使用しない限り，100℃を越えないのと比較すると大きな温度の差がある。そのため揚げ物は煮物よりも短時間で調理が完了し，また，油脂が熱媒体として作用するので，食品を均一に加熱することが可能であり，焼き物で見られる部分的な過熱が避けられ，したがって健康に有害とされ

る"焦げ"が生じにくい特長がある。また，高温で食品を加熱するため，食品中の成分間反応が促進され，適度な褐変と特有の"揚げ物臭"（フライ香気）が生成し，これらはまた"揚げ物"の魅力を高めている。

　しかし，揚げ物は空気中で食用油脂を連続的に加熱するため，油脂の酸化が避けられない。図3-3に揚げ物の際に認められる油脂の諸変化を示した。揚げ物における油脂劣化の主反応は油脂中の不飽和脂肪酸の空気酸素による酸化反応である。室温付近の自動酸化反応ではヒドロペルオキシドが蓄積するのと異なり，高温加熱ではヒドロペルオキシドは，ただちに重合または分解を起こして，ほとんど蓄積しない。したがって，フライ油の劣化評価においては，過酸化物価は不適であり，代わりに二次生成物を測定するカルボニル価や遊離脂肪酸量を測定する酸価が一般的に使用され，ヨーロッパではこれに加えて重合物を測定する極性物質量[8]が公的なフライ油の使用基準となっている。

　フライ油で起こる反応は図3-3にあるように多様である。フライ時間の経過とともに，油の粘度が上昇するが，これは重合物の増加が原因である。こうした高温加熱での重合物は，油脂分子同士が主として炭素炭素原子間で結合し

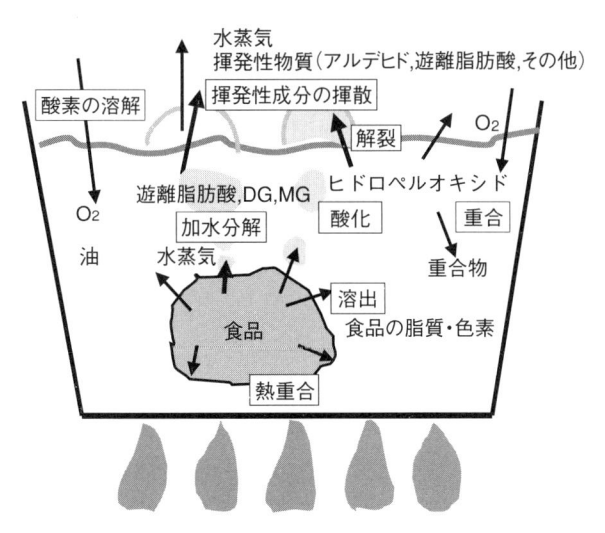

図3-3　フライ中の諸反応
DG：ジアシルグリセロール，MG：モノアシルグリセロール

ており，さらに脂肪酸にヒドロキシル基，オキソ基，エポキシ基などの極性基が結合した構造を有している[9]。これらの重合物は，また，"カニ泡"と呼ばれる持続的な泡立ちの原因にもなっている[10]。加熱重合油脂は動物実験では体重の増加が劣り，栄養が劣る[11]。

ヒドロペルオキシドの大部分は重合の方向に反応が進むが，一部はヒドロペルオキシドをもつ炭素に隣接した箇所で，脂肪酸の炭素炭素間の解裂が起きる。本反応により，アルデヒド，炭化水素を主成分とする短鎖の揮発性化合物が生成し，刺激臭の原因となる。揮発性成分の中では，アルデヒドが生成量が多く，また，におい成分としての閾値が低いので，重要である。また，フライ時間の経過とともに発煙点や引火点が低下するので注意が必要である。低分子アルデヒド，特にアクロレインは刺激性が強く，長く揚げ物をしたときに食欲減退などの不快感をもたらす"油酔い"の原因と考えられている。低分子アルデヒド，特に不飽和アルデヒドは動物実験では毒性が示されており[12]，心拍数の低下などが報告されている[13]。同じ高温加熱でも，炒め物，特に鉄板焼のような状態で薄膜加熱した場合には特に酸化的劣化の進行が速く，ヒドロペルオキシドが蓄積し，過酸化物価も上昇することが知られており[14]，10分間の薄膜加熱はフライ10時間以上の劣化を引き起こす[15]。中国の疫学研究によれば，厨房で長時間働いている人への健康への影響が懸念されている[16]。

フライ中の劣化反応で多価不飽和脂肪酸の酸化反応とともに重要なものは，油脂分子中のエステル結合の分解である。従来，一般的にフライ油中の酸価の上昇は，フライする食品に含まれる水分による加水分解反応と考えられてきた[17]。しかし，水分が十分に存在していても，フライする雰囲気中の空気を不活性ガスで置換すると，酸価はほとんど上昇せず，油脂のエステル加水分解には酸化反応が関与していることが明らかになった[18]。

（3）光増感酸化

前述のように油脂の自動酸化反応はフリーラジカル反応であるが，フリーラジカル中間体を経ない酸化反応もある。この代表が，一重項酸素酸化反応であ

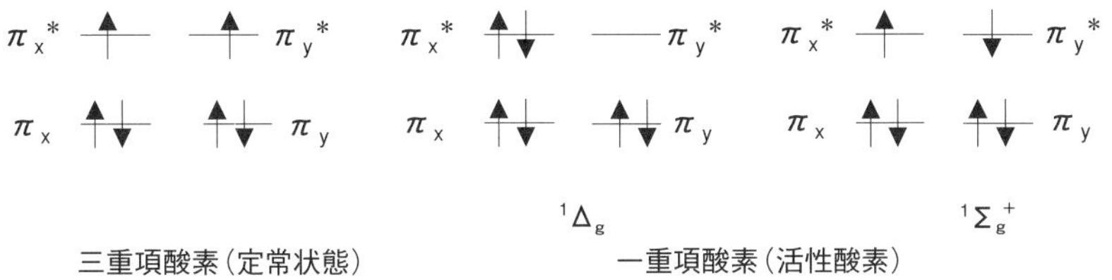

1. 食品脂質の酸化　27

π_x^* ↑　　↑ π_y^*　　　π_x^* ↑↓　　── π_y^*　　　π_x^* ↑　　↓ π_y^*

π_x ↑↓　　↑↓ π_y　　　π_x ↑↓　　↑↓ π_y　　　π_x ↑↓　　↑↓ π_y

　　　　　　　　　　　　　　　$^1\Delta_g$　　　　　　　　　　　$^1\Sigma_g^+$

三重項酸素（定常状態）　　　　　　一重項酸素（活性酸素）

図3-4　酸素分子の最外殻の電子配置図

る。空気中の酸素はすでに（1）で述べたように三重項酸素（$^3\Sigma_g$）であり，この状態が酸素では定常状態である。三重項酸素では最外殻電子軌道（π_x^*，π_y^*）には同じスピンをもった電子が1個ずつ存在しており，ビラジカルの構造となっている。そのために，三重項酸素は，フリーラジカルと反応しやすいのである。一方，一重項酸素は励起状態にあり，代表的な活性酸素である。一重項酸素には図3-4に示したように$^1\Delta_g$および$^1\Sigma_g^+$の2種類があるが，$^1\Sigma_g^+$の寿命は極めて短く，通常，$^1\Delta_g$が重要であり，ラジカル構造をもたない代わりに，1つの電子軌道は空白になっている。そのため，親電子性が強く，電子密度の高い不飽和脂肪酸の二重結合を直接酸化し，非ラジカル的にヒドロペルオキシドを生成する。自動酸化反応で生じる多価不飽和脂肪酸のヒドロペルオキシドがすべて共役二重結合をもつのに対し，光増感酸化では非共役型のヒドロペルオキシドも生成するのが特徴である。

　一重項酸素は，光増感剤の存在化で光を照射することで生ずる。食品に含まれる代表的な光増感剤としては，クロロフィルやその誘導体が挙げられるが，この他，ローズベンガル，エオシン，メチレンブルーなどの色素がある。二重結合を酸化する速度は，一重項酸素が三重項酸素の約1,500倍と見積もられている。

　油糧種子から抽出された植物油原油中のクロロフィル関連物質としては，クロロフィルが脱マグネシウムしたフェオフィチンが主成分だが，大部分が精製工程で除去される。しかし，精製油にも1kg当たり50〜300μgのクロロフィル関連物質が含まれており[19]，200μg程度のクロロフィルでも光照射下では，脂質過酸化が促進されることが明らかにされているので，クロロフィルを含む

食品では遮光に十分気を付ける必要がある。

（4）酵素による脂質酸化

　食品中の脂質酸化には酵素が関与する場合があり，その代表はリポキシゲナーゼ（lipoxygenase）である。リポキシゲナーゼは動植物に広く分布しており，その構造と機能の研究が進んでいる[20]。食品としては広範囲の野菜や果実に存在し，特に大豆をはじめとする豆類，ジャガイモやピーマンなどのナス科植物で活性が高い[21]。リポキシゲナーゼは一般に非ヘム鉄をもち，1,4-ペンタジエン構造を有する多価不飽和脂肪酸に酸素原子2個を添加し，ヒドロペルオキシドを生成する。生鮮な植物組織を破壊したときに感じられる独特の青くさい香りにはリポキシゲナーゼが関与している[22]。大豆には3種類のアイソザイムのリポキシゲナーゼが存在しているが，豆乳の豆臭の原因になるほか，豆乳製造時に脂質酸化反応を起こし，ゲル強度や豆乳の色調にも影響を与えており，リポキシゲナーゼを欠損した大豆の育種が行われ，新しい大豆加工利用への応用が期待されている[23]。

　動物性食品では魚類にリポキシゲナーゼが知られているが，特にエラで活性が強く，可食部では皮に活性がある[24]。アユやキュウリウオなどの淡水魚の中には，特有の青臭い香気を示すものがあるが，リポキシゲナーゼの関与が示唆されている[25]。

2．食用油脂の酸化安定性に関与する因子

（1）抗酸化剤

　油脂の酸化反応は1-(1)で述べたようにフリーラジカルを中間体として連鎖的に進行する。この連鎖を阻止して酸化の進行を遅らせる物質が抗酸化剤（antioxidant）である。油脂の酸化反応の初期においては，酸素と極めてゆっくり反応する酸化誘導期（induction period）があり，その後，急速に酸化が進行す

る連鎖反応期となる（図3-2 油脂自動酸化反応の概要 参照）。抗酸化剤は酸化誘導期を延長する作用があるが，一旦連鎖反応が開始した段階では添加しても最早，有効ではない。

抗酸化剤（AH_2）は，p.1に示した油脂自動酸化反応において，連鎖反応の式

$$LOO\cdot + LH \rightarrow LOOH + L\cdot \quad (1)$$

(1)と競合し，LHよりも速い速度でヒドロペルオキシラジカル（$LOO\cdot$）と反応する場合には，

$$LOO\cdot + AH_2 \rightarrow LOOH + AH\cdot \quad (2)$$

反応式(2)により，新たな脂質からの水素引き抜きを抑制することができる。

代表的な抗酸化剤はフェノール化合物であり，ペルオキシラジカルに水素を与えて生成する$AH\cdot$はフェノキシラジカルであり，芳香環と共鳴構造を取ることによって安定化されている。抗酸化剤由来のラジカルは，次式のように不均化反応(3)や重合(4)によって非ラジカル化合物に変化する。

$$AH\cdot + AH\cdot \rightarrow AH_2 + A \quad (3)$$
$$AH\cdot + AH\cdot \rightarrow AH-HA（ダイマー） \quad (4)$$

食用油脂に含まれる代表的な抗酸化物質はトコフェロール（tocopherol）である。

図3-5にトコフェロール類の構造を示したが，クロマン環へのメチル化の位置と数によってαをはじめとする4種類の異性体が存在しており，植物油の種類によって組成が異なる。ラジカル消去速度は$\alpha > \beta > \gamma > \delta$の順であるが[26]，脂質の酸化防止効果については，実験条件によって結果が異なり一定していない[27,28]。しかし，アスコルビン酸とFe^{2+}で誘導される脂質過酸化反応に対する酸化防止効果はラジカル消去速度と同じ$\alpha > \beta > \gamma > \delta$の順であるが，食用油脂の自動酸化防止という点では有効性は概ね$\delta > \gamma > \beta > \alpha$と逆になる[27]。その理由は，$\alpha$はフリーラジカル消去速度は速いが，不安定なため保存中に分解を起こして早く減少してしまうためである。なお，ビタミンE作用は，$\alpha \gg \beta > \gamma \gg \delta$の順となる。トコフェロールは表3-2に示した

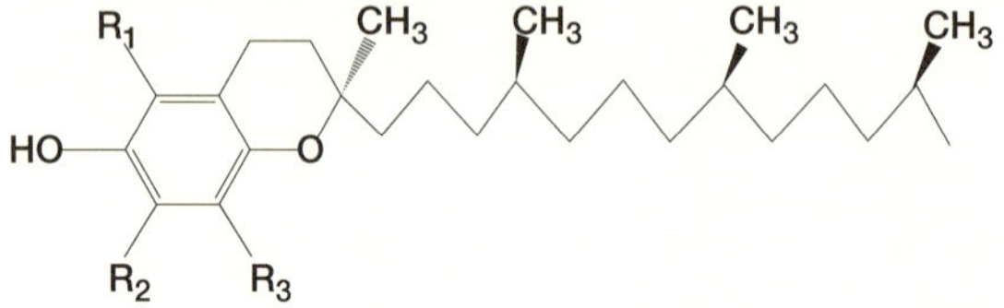

	R_1	R_2	R_3
α-トコフェロール	CH_3	CH_3	CH_3
β-トコフェロール	CH_3	H	CH_3
γ-トコフェロール	H	CH_3	CH_3
δ-トコフェロール	H	H	CH_3

図3-5　トコフェロールの種類と構造

ように植物油に多い。抗酸化剤はたくさん加えるほど有効というわけではなく，多すぎると逆に酸化促進作用を示す。したがって，植物油へのトコフェロールの添加効果はあまり大きくなく，含量の少ない動物油脂へのトコフェロールの添加は有効である。ラードへの至適添加濃度は，0.03％〜0.04％とされている。

　トコフェロール以外の食用油脂に含まれる抗酸化剤としては，トウモロコシ

表3-2　食用油脂中のトコフェロール含量

食用油脂	トコフェロール（mg/100g 油脂）			
	α	β	γ	δ
ごま油	0.4	0	43.7	0.7
米ぬか油	24.5	1.5	3.4	0.4
サフラワー油	27.1	0.6	2.3	0.3
大豆油	10.4	2.0	80.9	20.8
とうもろこし油	17.1	0.3	70.3	3.4
なたね油	15.2	0.3	31.8	1.0
パーム油	8.6	0.4	1.3	0.2
ひまわり油	38.7	0.8	2.0	0.4
牛脂	0.6	0	0.1	0
豚脂	0.3	0	0.1	0
バター	1.5	0	0.1	0

油，コメ油，パーム油など単子葉植物を原料とする油脂にトコトリエノールがある。これは，トコフェロールの側鎖に二重結合が導入された形の同族体である。また，一般的に使用されているゴマ油は，焙煎したゴマを原料とし，他の一般的な食用植物油と異なり脱臭操作を行わず独特の風味油脂として使用されている。そのため，ゴマ油には抗酸化物質として多くのリグナンフェノールを含んでいるので，極めて安定性に優れている。福田ら[29]によれば，従来ゴマ油の高い酸化安定性はセサモールに由来すると考えられてきたが，焙煎油あるいは生絞油でもセサモール含量は低く，主要な抗酸化物質ではないことがわかった。生絞精製油では，セサミノールが主成分で，これは脱色工程でセサモリンから分子間転移反応で生成する。セサモールは，焙煎ゴマ油をフライ油として使用すると調理中に生成し，フライした食品の酸化安定性向上に寄与している。

また，オリーブ油もゴマ油同様，独特のフレーバーを活用する油脂だが，ヴァージンオリーブ油には多様なフェノールカルボン酸や hydroxytyrosol などの

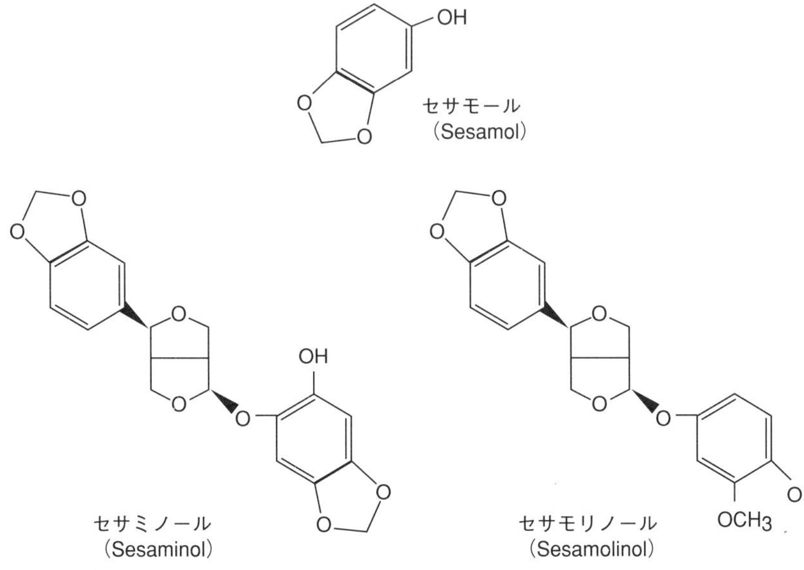

図3-6　ゴマ油に含まれる抗酸化物質

フェノール化合物が含まれており，酸化安定性の向上に寄与している[30]。食用油脂以外の食品にはフラボノイドをはじめとする多くのポリフェノール化合物が含まれており，抗酸化活性を有している。中でも，茶に多いカテキン類，ブドウ種子に多いカテキン重合物に相当するプロアントシアニジンは抗酸化効果が強く，香辛料にも多様な抗酸化物質が含まれている[31]。米国農務省(USDA)は，100種以上の食品について抗酸化成分含量のランキングを公表したが[32]，最も多く含むものとしては red beans，野生のブルーベリーが挙げられている。

以上の成分は食品に含まれている成分であるが，合成抗酸化剤として食用油脂への使用が許可されているものとして，ブチルヒドロキシアニソール（BHA, butylated hydroxy anisol），ブチルヒドロキシトルエン（BHT,butylated hydroxy toluene），没食子酸エステル（C1からC5主体）があり，いずれも食品中の油脂酸化劣化を防止に有効だが，消費者の合成食品添加物使用への懸念からほとんど使用されていない。

ポリフェノール以外にも，食品成分としてはアスコルビン酸やカロテノイドにも抗酸化性があり，ペプチドやアミノ酸にも効果がある。特にカロテノイドは一重項酸素消去能が強い[33]。天然物質ではないが，食品の加熱調理の際のメイラード反応でできる褐変物質メラノイジン（melanoidin）には強い抗酸化性があり，フリーラジカル連鎖阻止だけでなく，還元作用や金属封鎖作用もあり，フェノール性抗酸化剤と併用すると相乗効果がある[34]。

メラノイジンのように他の抗酸化剤と併用すると著しく抗酸化活性を高める物質を相乗剤（synergist）と呼んでいる[35]。フェノール性抗酸化剤に対して相乗作用を有する物質としては，アスコルビン酸およびエリソルビン酸，クエン酸，リン酸，フィチン酸などの金属封鎖作用を有する物質，リン脂質（特にホスファチジルコリン）[36]，アミン類が挙げられる。

（2）脂質酸化を促進する要因

食用油脂や食品中の酸化を促進する因子として，酸素の存在とともに光，特に紫外線，高温が挙げられる。食品成分としては鉄，銅などの遷移金属の影響

が大きい。金属は微量に存在するヒドロペルオキシドを分解し，この反応によって生成したラジカルが連鎖反応に関与している。また，畜肉や魚肉に含まれる色素タンパク質に含まれるヘム化合物も著しく脂質過酸化を促進することが知られている。このため，金属封鎖剤は脂質酸化防止に有効なことが多い。その他，活性酸素を生ずる光増感剤やリポキシゲナーゼなども酸化促進因子である。

3．食品脂質の酸化的劣化の評価および規制

（1）劣化度評価法

食品中の脂質酸化は，まず第一に酸化臭として検知できるが，脂質過酸化は風味の劣化に止まらず，栄養成分の損失，さらに酸化が進めば有毒成分も生成するので，的確に酸化劣化を評価する必要がある。油脂の酸化的劣化の評価法には多くの方法がある。1-(1)で述べたように油脂の酸化は連鎖的に進行し，反応生成物のパターンも油脂の組成や共存する食品成分あるいは保存条件など

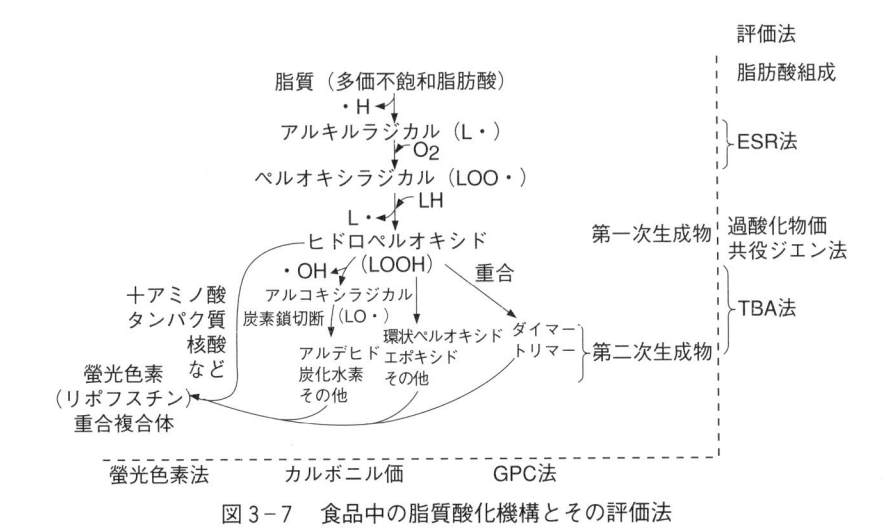

図3-7　食品中の脂質酸化機構とその評価法

によって大きく異なるので,適切な方法を選択する必要がある。図3-7に示したように,油脂を含む脂質の酸化反応の各段階を測定するための各種の測定法がある。

脂質の酸化反応はすでに述べたようにフリーラジカルを中間体としている。この中間体を測定するには,電子共鳴スペクトル法があるが,脂質ラジカルの寿命は極めて短いので,測定にはスピントラップ剤の使用などが必要であり,劣化評価法としては不適である。室温付近の酸化反応では,第一次酸化生成物として蓄積するのはヒドロペルオキシドであり,その測定法としてはヨウ素滴定による過酸化物価(日本油化学会基準油脂分析試験法2.5.2.1-1996)が一般的に使用されている。滴定法は試料によっては終点が見にくい場合があるが,この点を改良し感度においても優れた電位差滴定法が開発されている[37]。この他,鉄チオシアネートを使用する方法[38]なども提案されている。食用油脂の場合には,多くの場合それ程微量のヒドロペルオキシドを定量する必要はないが,生体サンプルの場合には微弱化学発光法や蛍光法が優れた感度をもっているので有効である。

油脂の自動酸化に伴ってヒドロペルオキシドが蓄積するが,ヒドロペルオキシドもそれほど安定ではないので,次第に分解や重合を起こし,酸化二次生成物が蓄積してくる。酸化二次生成物の中でカルボニル化合物が主要成分であり,また,脂肪酸の炭素鎖の解裂によって生じた低分子アルデヒドは特に閾値が低く酸化臭の主原因となるため重要である。フライ油のように180℃前後の高温で加熱される油脂では,ヒドロペルオキシドが蓄積せずに直ちに二次生成物に移行するので,劣化評価に二次生成物の定量が使用される。

油脂中のカルボニル化合物を測定する方法としては,2,4-ジニトロフェニルヒドラジンを使用する比色法が繁用されてきた。従来の日本油化学会の公定法(基準油脂分析試験法2.5.4-1996)では溶剤としてベンゼンを使用していたが,ベンゼンは実験者の健康上に重大な支障があるので,より安全なブタノール法が代替法として新たに提案された(基準油脂分析試験法暫13-2003)。この他の油脂中のカルボニル化合物を主体とする二次生成物の定量法としては,

まず TBA 法がある。当初，本反応はマロンアルデヒドを定量する方法と考えられていたが，現在では反応条件によって反応する基質は異なるが，反応中ヒドロペルオキシドなどから生ずるものを含めて広範囲のアルデヒド類を測定していると考えられている[39]。また，酢酸の存在下で油脂中のアルデヒドがp-アニシジンと反応して生ずる黄色の発色を測定するアニシジン価（anisidine value）（基準油脂分析試験法2．5．3-1996）もフライ油の劣化評価によく用いられる。アルデヒドの中でも2位に二重結合を有する不飽和アルデヒドの寄与率が高い。

　フライ油の劣化評価法としては，上記の化学特数の測定だけでなく重合物の測定もよく行われている。中でも，極性物質量は高温で加熱した場合，揮発性成分よりも生成量はずっと多い。この重合物にはヒドロキシル基やオキソ基などの官能基が付いているので極性が高い。このような重合物は油脂の粘度を上昇させ，持続的な泡立ちの原因ともなる。したがって，フライ油中の極性物質量は劣化の指標となり，ヨーロッパ諸国ではフライ油使用基準とされている[8]。基準油脂分析試験法では，ヨーロッパ諸国の方法にならってケイ酸カラムクロマトグラフィー法が用いられているが，操作が煩雑で多数の検体を分析するのは困難である。薄層クロマトグラフィー水素炎イオン化検出法（イアトロスキャン）を用いれば，少量のサンプルで，簡便に行える[40]。フライ油の劣化度をフライ油の極性から評価する方法として誘電率を測定する専用機が開発されており，フライ調理現場で測定可能な簡便性は優れている。フライ油を展開溶剤として標準色素を展開する薄層クロマトグラフィー法も開発されている[41]。これらの方法は，それぞれ簡便な劣化評価法として優れた特徴をもっているが，日本では後述するようにフライ油の使用基準は酸価とカルボニル価で決められており，極性物質量（あるいは誘電率）をこうした公式基準との相関をあらかじめ明らかにする必要性がある。

　フライ油の劣化指標としてよく使用されるもう1つの方法は酸価（acid value）である。酸価は，油脂中に含まれる遊離脂肪酸量を示す値なので，直接的には油脂の加水分解の進行を調べていることになる。我々は不活性ガス中で油脂を

加熱すると，水分が十分あっても酸価はほとんど上昇しないことから，酸価の上昇は単なる加水分解ではなく，酸化的な劣化の指標となることを認めた[18]。酸価はアルカリ滴定が公定法（基準油脂分析試験法2．3．1-1996）とされているが，調理現場で使用できる簡便な試験紙が市販されている。

（2）酸化安定性評価法

油脂あるいは油脂を多く含む食品の酸化安定性を評価することは，保存性を予測する上で重要である。油脂の酸化安定性試験として標準的なものにAOM試験（Active oxygen method）があり，97.8℃の油脂に一定の空気を吹き込み，過酸化物価が100に達するまでの時間を測定する（基準油脂分析試験法2．5．1．1-1996）。本法は操作が煩雑なので，終点を自動的に測定可能なCDM法（Conductometric determination method）（基準油脂分析試験法2．5．1．2-1996）が代わりに使用されることが多い。

室温に近い条件で油脂および油脂食品の酸化安定性を測定する場合には，一定条件（温度，光など）下で試料を保存し，定期的に試料（食品の場合は油脂を抽出）を採取して過酸化物価を測定することになる。しかし，この方法では操作に時間がかかるので，酸化反応による試料油脂の重量の増加を測定することでも評価が可能であり（オーブン試験（重量法），基準油脂分析試験法 参 2.5-1996），保存温度や試料の量などは実験の目的によって変えることができる。重量測定法は，油脂を含む食品にも応用可能である。酸化の進行をより感度よく測定するには，試料油脂あるいは食品をWゴム栓付きの密閉容器に入れ，ヘッドスペース中の酸素濃度の減少を測定する方法も有効である[42]。

油脂食品中の油脂の酸化的安定性は，酸素吸収や重量を測定する上記の方法が有効だが，ある試料の酸化的劣化度を測定したいときにはこれらの方法は使用できない。そのような場合には抽出脂質の劣化度を測定することが一般的だが，脂質の種類によっては酸化生成物が共存するタンパク質と結合し，溶剤で抽出できない場合がある。このような場合には抽出脂質の劣化度を測定しても正しい評価にはならず，代わりに図3-7に示したように脂質過酸化反応の最

終生成物，例えばタンパク質の結合による蛍光色素の測定が有効である[43]。

(3) 食用油脂の変敗に対する法規制

食品衛生法では，油脂で処理した即席めんの成分規格（環食第52号：1977年3月23日）として，「含有油脂の酸価が3を超え，または過酸化物価が30を超えるものであってはならない」と定められている。油脂で処理した菓子（油脂含量10％以上）の指導要領（環食第248号：1977年11月16日）では，「酸価が3を超え，かつ，過酸化物価が30を超えるもの，または酸価が5を超え，または過酸化物価が50を超えるものは販売できない」ことになっている。さらに弁当および総菜の衛生規範（環食第161号：1979年6月29日）の中で，油脂の取扱いについて，「原材料として使用する油脂は酸価1以下（ゴマ油を除く），過酸化物価10以下であること」が決められている。さらに同規範において，「揚げ処理中の油脂については，発煙点が170℃未満になったもの，酸価が2.5を超えるものあるいはカルボニル価が50を超えたものについては油脂をすべて交換すること」とされている。さらに，洋生菓子の衛生規範（環食第54号：1983年3月31日）では，「製品に含まれる油脂の酸価が3以下，過酸化物価が30以下」となっている。

文　献

1) Marcuse R., Fredricksson P.O.: Fat oxidation at low oxygen pressure. J Am Oil Chem Soc 1968 ; 45 ; 400－407.
2) Holman R.T., Elmer O.C.: The rates of oxidation of unsaturated fatty acids and their esters. J Am Oil Chem Soc 1947 ; 24 ; 127－129.
3) Miyashita K., Hara N., Fujimoto K. et al : Dimers in oxygenated methyl linoleate hydroperoxides. Lipids 1985 ; 20 ; 578－587.
4) Frankel E.N.: Recent advances in lipid oxidation. J Sci Food Agric 1991 ; 54 ; 495－511.
5) Frankel E.N.: Volatile decomposition products. Prog Lipid Res 1982 ; 22 ; 1－33.
6) Blank I., Lin J.M., Vera F.A. et al : Identification of potent odorants formed by

autoxidation of arachidonic acid: Structure elucidation and synthesis of E,Z,Z-2, 4, 7-tridecatrienal. J Agric Food Chem 2001; 49; 2959-2965.
7) Fujimoto K.: Flavor of fish oil. In: Flavor Chemistry of Lipid Foods, Min, D. B., Smouse, T.H. (ed), AOCS Press, Champaign, IL, 1989, p190-195.
8) Firestone G.: Regulation of frying fat and oil. In: Deep Frying, Perkins, E.G., Erickson, M.D. (ed), AOCS Press, Champaign, IL, 1996, p323-334.
9) Ohfuji T., Kaneda T.: Characterization of toxic compounds in thermally oxidized oil. Lipids 1973; 8; 353-359.
10) 太田静行：揚げ油の泡立ち性の変化．フライ食品の理論と実際，幸書房，1989, p43-56.
11) 金田尚志：熱酸化重合油と毒性．油脂1971; 24; 155-159.
12) Feron V.J., Til H.P., Flora de Vrijer R.A. et al: Aldehydes: occurrence, caricinogenic potential, mechanism of action and risk assessment. Mut Res 19-91; 259; 363-385.
13) 岸美智子，佐藤修二，土屋久世ほか：加熱食用油からの気化物質とその吸入による家兎循環・呼吸器系への影響．食衛誌16; 1975; 318-323.
14) Usuki R., Fukui H., Kamata M. et al: Accumulation of hydroperoxies in pan-frying oil. Fett Seifen Anstrichm 1980; 82; 494-497.
15) Hara K., Cho S.Y., Fujimoto K.: Measurement of polymer and polar material content for assessment of the deterioration of soybean oil due to heat cooking. J Jpn Oil Chem Soc 1989; 38; 463-470.
16) Gong L., Goldberg M.S., Gao Y.T. et al: Lung cancer and indoor air pollution arising from Chinese style cooking among nonsmoking women living in Shanghai China. China Epidemiology 1999; 10; 488-494.
17) 太田静行：高温で起こる油脂加水分解．油脂食品の劣化とその防止，幸書房，1977, p204-217.
18) Fujisaki M., Mohri S., Endo Y. et al: Deterioration of heated high-oleic safflower oil in low oxygen atmospheres with water-spray. J Oleo Sci 2001; 50; 121-127.
19) Usuki R., Suzuki T., Endo Y. et al: J Am Oil Chem. Soc 1984; 61; 785-788.
20) Prigge S.T., Boyington J.C., Gaffney B.J. et al: Lipoxygenase: Structure and function. In: Lipoxygenase and Lipoxygenase Pathway Enzymes 1996, Piazza, G. J. (ed), AOCS Press, Champaign, IL, p 1-32.
21) 南出隆久：果実，野菜の脂質とリポキシゲナーゼの生理作用．食工誌1977; 24; 186-199.

22) 畑中顯和：植物起源のみどりの香り．生化学 2003；75；1414-1428.
23) 古田収，羽鹿牧太：リポキシゲナーゼ完全欠失大豆の育成とその加工利用について．日本醸造協会誌 1997；92；573-578.
24) Mohri S., Tokuori K., Endo Y. et al：Lipid oxidation activity in fish skin and effects of antioxidants and lipoxygenase inhibitor on it. Fish Sci 1999；65；270-274.
25) 平野敏行，章超樺：淡水魚の香気—アユの香りはどのようにして生成されるか．化学と生物 1993；31；426-428.
26) Burton G.W., Ingold K.U.：Autoxidation of biological molecules．1．The antioxidant activity of vitamin E and related chain-breaking phenolic antioxidants in vitro. J Am Chem Soc 1981；103；6472-6477.
27) 太田静行：天然の酸化防止剤．食品と酸化防止剤，食品資材研究会，1987，p39-84.
28) 福沢健治：ビタミンEと脂質過酸化反応．ビタミンE—基礎と臨床（五十嵐脩編），医歯薬出版，1985，p77-83.
29) 福田靖子：ゴマ種子の抗酸化成分に関する食品化学的研究．食工誌 1990；37；484-492.
30) Keceli T., Gordon M. H.：The antioxidant activity and stability of the phenolic fraction of green olives and extra virgin olive oil. J Sci Food Agric 2001；81；1391-1396.
31) 中谷延二：香辛料に含まれる機能成分の食品化学的研究．栄食誌 2003；56；389-395.
32) Wu X., Beecher G.R., Holden J.M. et al：Lipophilic and hydrophilic antioxidant capacities of common foods in the United States. J Agric Food Chem 2004；52；4026-4037.
33) 幹渉：カロテノイドの食品機能性－特に「抗酸化」活性について．イルシー 2003；76；27-35.
34) 山口直彦：アミノカルボニル反応物の抗酸化性．澱粉科学 1991；38；99-107.
35) 太田静行：シネルギスト．食品と酸化防止剤，食品資材研究会，1987，p105-135.
36) 戸谷洋一郎：高度不飽和油脂の自動酸化に対する含窒素リン脂質の酸化防止効果．油化誌 1997；46；3-15.
37) 原節子，戸谷洋一郎：過酸化脂質分析法の実際．油化誌 1998；47；1043-1052.
38) 市川和昭，石井貴子，小山吉人：食用油脂の過酸化物価の簡易測定法．油化誌 1996；45；355-359.
39) 菊川清見：生体内脂質過酸化の測定上の問題点とTBA試験．脂質栄養学 1997；

6 ; 88-91.
40) Fujisaki M., Mohri S., Endo Y. et al : Effect of oxygen concentration on oxidative deterioration in heated high oleic safflower oil. J Am Oil Chem Soc 2000 ; 77 ; 231-234.
41) 十時陵利：フライ油劣化測定器「PC テスター」による油脂の品質管理（特集惣菜業界の近況と技術動向）. ジャパンフードサイエンス 2003 ; 42(10) ; 39-43.
42) Wang J.Y., Fujimoto K., Miyazawa T. et al : Antioxidative mechanism of maize zein in powder model systems against methyl linoleate. J Agric Food Chem 1991 ; 39 ; 351-355.
43) Hasegawa K., Endo Y., Fujimoto K. : Oxidative deterioration in dried fish model systems assessed by solid sample fluorescence spectrometry. J Food Sci 1992 ; 57 ; 1123-1126.

第4章　食品脂質の構造と分布

宮澤　陽夫*
都築　　毅**

1．はじめに

　脂質は，糖質，タンパク質とともに食品や生体を構成する重要な成分である[1-5]。本章では，はじめに脂質の種類を紹介し，次いで各々の脂質について構造と分布を述べる。

2．脂質の種類と分類

　脂質の大部分は脂肪酸を構成成分に含み，大きく単純脂質と複合脂質に分類できる（図4-1）。
　単純脂質は，脂肪酸とアルコールのエステルである。グリセロールが長鎖アルコールとエーテル結合したグリセリルエーテルや，脂肪酸とアミノアルコールの酸アミドも単純脂質に含まれる。代表的な単純脂質は，グリセリド（トリアシルグリセロールなど）とワックス（ろう）である。脂肪酸とスフィンゴシン塩基の酸アミドであるセラミドも単純脂質に含まれる。
　複合脂質は，単純脂質にリン酸や糖などが結合した脂質群で，極性脂質とも言う。複合脂質は，リン脂質と糖脂質に分類される。
　脂質の加水分解で生じた脂溶成分を誘導脂質と言うことがあり，不ケン化物とも言う。食用油脂の場合，不ケン化物のほとんどはステロールである。その

＊東北大学大学院農学研究科
＊＊宮城大学食産業学部

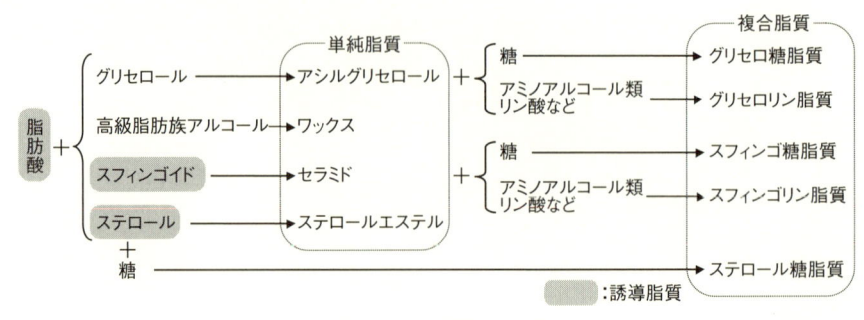

図4-1 脂質の分類

他，脂溶性ビタミンであるビタミンA類（レチノール，レチナール），ビタミンE類（トコフェロール，トコトリエノール）などがある。

3．脂質の構造と分布

（1）脂肪酸の構造と分布

炭化水素鎖をもつカルボン酸を脂肪酸と言う（表4-1）。脂肪酸は，脂質の重要な構成分である。炭素数が2～4個の短鎖脂肪酸，6～12個の中鎖脂肪酸，14個以上の長鎖脂肪酸がある。脂肪酸の合成では，アセチル-CoA（CH3CO-S-CoA）のアセチル基を1単位として炭素鎖が伸長されるので，脂肪酸の炭素数は偶数のものが多い。

脂肪酸は飽和脂肪酸と不飽和脂肪酸に大別される。飽和脂肪酸は，二重結合や三重結合をもたない脂肪酸である。飽和脂肪酸のアルキル基の炭素—炭素結合はσ結合であり，炭素同士の角度は109°で直鎖構造をとる。飽和脂肪酸は炭素鎖が長くなるにつれて融点が高くなり，炭素数4～10個の飽和脂肪酸は室温で油状，12個以上のものは室温で固体である。飽和脂肪酸は自然界に広く分布し，主なものはパルミチン酸とステアリン酸である。動物脂にはパルミチン酸が多い。バターやヤシ油は短鎖脂肪酸と中鎖脂肪酸が多い。

不飽和脂肪酸は分子内に二重結合をもつ脂肪酸で，その数により分類される。

3. 脂質の構造と分布

表4-1 脂肪酸と主な所在

1. 飽和脂肪酸

慣用名	系統名	構造式	主な所在
酪酸 butyric acid	n-butyric acid (4:0)	$CH_3(CH_2)_2COOH$	バター
カプロン酸 caproic acid	n-hexanoic acid (6:0)	$CH_3(CH_2)_4COOH$	バター、ヤシ油
カプリル酸 caprylic acid	n-octanoic acid (8:0)	$CH_3(CH_2)_6COOH$	バター、ヤシ油
カプリン酸 capric acid	n-decanoic acid (10:0)	$CH_3(CH_2)_8COOH$	バター、ヤシ油
ラウリン酸 lauric acid	n-dodecanoic acid (12:0)	$CH_3(CH_2)_{10}COOH$	ヤシ油
ミリスチン酸 myristic acid	n-tetradecanoic acid (14:0)	$CH_3(CH_2)_{12}COOH$	一般動植物油脂
パルミチン酸 palmitic acid	n-hexadecanoic acid (16:0)	$CH_3(CH_2)_{14}COOH$	一般動植物油脂
ステアリン酸 stearic acid	n-octadecanoic acid (18:0)	$CH_3(CH_2)_{16}COOH$	一般動植物油脂
アラキジン酸 arachidic acid	n-(e)icosanoic acid (20:0)	$CH_3(CH_2)_{18}COOH$	落花生油、魚油

2. 不飽和脂肪酸

1) モノエン酸

慣用名	系統名	構造式	主な所在
パルミトオレイン酸 palmitoleic acid	9-cis-hexadecenoic acid (16:1)	$CH_3(CH_2)_5CH=CH(CH_2)_7COOH$	一般動植物油脂
オレイン酸 oleic acid	9-cis-octadecenoic acid (18:1)	$CH_3(CH_2)_7CH=CH(CH_2)_7COOH$	一般動植物油脂
エルシン酸 erucic acid	13-cis-docosenoic acid (22:1)	$CH_3(CH_2)_7CH=CH(CH_2)_{11}COOH$	ナタネ油

2) ジエン酸

慣用名	系統名	構造式	主な所在
リノール酸 linoleic acid	9,12-cis-octadecadienoic acid (18:2)	$CH_3(CH_2)_4CH=CHCH_2CH=CH(CH_2)_7COOH$	一般植物油、ラード

3) トリエン酸

慣用名	系統名	構造式	主な所在
α-リノレン酸 α-linolenic acid	9,12,15-cis-octadecatrienoic acid (18:3)	$CH_3(CH_2)_3(CH_2CH=CH)_3(CH_2)_7COOH$	アマニ油、シソ油
γ-リノレン酸 γ-linolenic acid	6,9,12-cis octadecatrienoic acid (18:3)	$CH_3(CH_2)_4(CH=CHCH_2)_3(CH_2)_3COOH$	月見草油、ボラージ油

4) テトラエン酸、ペンタエン酸、ヘキサエン酸、など

慣用名	系統名	構造式	主な所在
アラキドン酸 arachidonic acid	5,8,11,14-cis-(e)icosatetraenoic acid (20:4)	$CH_3(CH_2)_3(CH_2CH=CH)_4(CH_2)_3COOH$	肝臓、卵黄レシチン
(エ)イコサペンタエン酸 (e)icosapentaenoic acid	5,8,11,14,17-cis-(e)icosapentaenoic acid (20:5)	$CH_3(CH_2CH=CH)_5(CH_2)_3COOH$	魚油
ドコサヘキサエン酸 docosahexaenoic acid	4,7,10,13,16,19-cis-docosahexaenoic acid (22:6)	$CH_3(CH_2CH=CH)_6(CH_2)_2COOH$	魚油

1個のものをモノエン酸，2個のものをジエン酸，3個のものをトリエン酸と言う。同様に，4個，5個のものをそれぞれテトラエン酸，ペンタエン酸と呼び，これらは魚油に多く含まれている。一般に，二重結合が2個以上の不飽和脂肪酸を多価不飽和脂肪酸と言う。

リノール酸（9,12-18:2），γ-リノレン酸（6,9,12-18:3），アラキドン酸（5,8,11,14-20:4）などの不飽和脂肪酸をn-6系脂肪酸，α-リノレン酸（9,12,15-18:3），エイコサペンタエン酸（5,8,11,14,17-20:5）およびドコサヘキサエン酸（4,7,10,13,16,19-22:6）をn-3系脂肪酸と呼ぶ。nは脂肪酸の炭素数を表し，3と6は二重結合の位置がメチル基末端から数えてそれぞれ3番目および6番目の炭素にあることを示す。n-6系脂肪酸を多く含むものは，牛肉や豚肉の脂身，バターやラードなどの動物性脂肪であり，植物油であるサフラワー油，ヒマワリ油，大豆油はリノール酸が多い。γ-リノレン酸は月見草やボラージ草などの植物と母乳に含まれている。n-3系脂肪酸であるα-リノレン酸はアマニ油やシソ油に多い。エイコサペンタエン酸とドコサヘキサエン酸は，スジコ，ハマチ，マイワシ，マグロなどの高脂肪の魚に多く含まれている。哺乳動物は体内でリノール酸とα-リノレン酸を生合成できないため，これらの脂肪酸（必須脂肪酸）を食品から摂取する必要がある[6]。

不飽和脂肪酸は，二重結合の数が多くなるにつれて折れ曲がった構造をとる。そのため，不飽和脂肪酸は分子間の相互作用が小さくなり，炭素数が同数の飽和脂肪酸より融点が低くなる。不飽和脂肪酸の二重結合はシス型で，トランス型のものは少ない。しかし，油脂に水素添加して製造したマーガリンやショートニングなどの加工食品では，製造過程でトランス型の不飽和脂肪酸が生成する[7]。トランス脂肪酸は，シス脂肪酸に比べ融点と酸化安定性が高い。例えば，オレイン酸のトランス型異性体であるエライジン酸の融点は44℃であり，オレイン酸の16℃に比べて高い。この性質を利用して，融点を高めたマーガリンが製造され品質劣化の防止に役立っている。

天然には共役した二重結合をもつ共役脂肪酸が存在する（表4-2，図4-2）[8]。共役リノール酸は，必須脂肪酸であるリノール酸の位置・幾何異性体

3．脂質の構造と分布　45

表4-2　共役脂肪酸と主な所在[8]

系統名	慣用名	主な所在
2-trans, 4-cis-decadienoic acid (10:2)	シトリング酸 Stillingic acid	ナンキンハゼ種子油
3-trans, 5-cis-tetradecadienoic acid (14:2)	メガトモン酸 Megatomoic acid	クロカツオブシムシ（メス）
7-trans, 9-cis-octadecadienoic acid (18:2)		乳製品、母乳、脂肪組織
9-cis, 11-trans-octadecadienoic acid (18:2)		乳製品
10-trans, 12-cis-octadecadienoic acid (18:2)		乳製品
9, 11-all-trans-octadecadienoic acid (18:2)		乳製品
10, 12-all-trans-octadecadienoic acid (18:2)		乳製品、デザートウィロウ種子油
8, 10-trans, 12-cis-octadecatrienoic acid (18:3)	カレンディン酸 Calendic acid	キンセンカ種子油
8-cis, 10-trans, 12-cis-octadecatrienoic acid (18:3)	ジャカリン酸 Jacaric acid	ジャカランダ種子油
9-cis, 11, 13-trans-octadecatrienoic acid (18:3)	α-エレオステアリン酸 α-Eleostearic acid	キリ油、ニガウリ種子油
9, 11, 13-all-trans-octadecatrienoic acid (18:3)	β-エレオステアリン酸 β-Eleostearic acid	キリ油、ニガウリ種子油
9, 11-trans, 13-cis-octadecatrienoic acid (18:3)	カタルピン酸 Catalpic acid	キササゲ種子油
9-cis, 11-trans, 13-cis-octadecatrienoic acid (18:3)	プニカ酸 Punicic acid	ザクロ種子油
9-cis, 11-trans, 13-trans, 15-cis-octadecatetraenoic acid (18:4)	パリナリン酸 Parinaric acid	ホウセンカ種子油
5, 8-cis, 10, 12-trans, 14-cis-eicosapentaenoic acid (20:5)	ボセオペンタエン酸 Basseopentaenoic acid	紅藻（*Bassiella orbigniana*）
5-cis, 7, 9-trans, 14, 17-cis-eicosapentaenoic acid (20:5)		紅藻（*Bassiella orbigniana*）
5, 7, 9-trans, 14, 17-cis-eicosapentaenoic acid (20:5)		紅藻（*Bassiella orbigniana*）
4, 7-cis, 9, 11-trans, 13, 16, 19-cis-docosaheptaenoic acid (22:7)	ステラヘプタエン酸 Stellaheptaenoic acid	緑藻（*Anadyomene stellata*）

46　第4章　食品脂質の構造と分布

共役リノール酸（9-cis,11-trans-18:2）

α-パリナリン酸（9-cis,11,13-trans,15-cis-18:4）

共役リノール酸（10-trans,12-cis-18:2）

ボセオペンタエン酸（5, 8-cis,10,12-trans,14-cis-20:5）

α-エレオステアリン酸（9-cis,11,13-trans-18:3）

共役EPA（5-cis, 7, 9-trans,14,17-cis-20:5）

β-エレオステアリン酸（9,11,13-all-trans-18:3）

共役EPA（5, 7, 9-trans,14,17-cis-20:5）

ステラヘプタエン酸
（4, 7-cis, 9, 11-trans,13,16,19-cis-22:7）

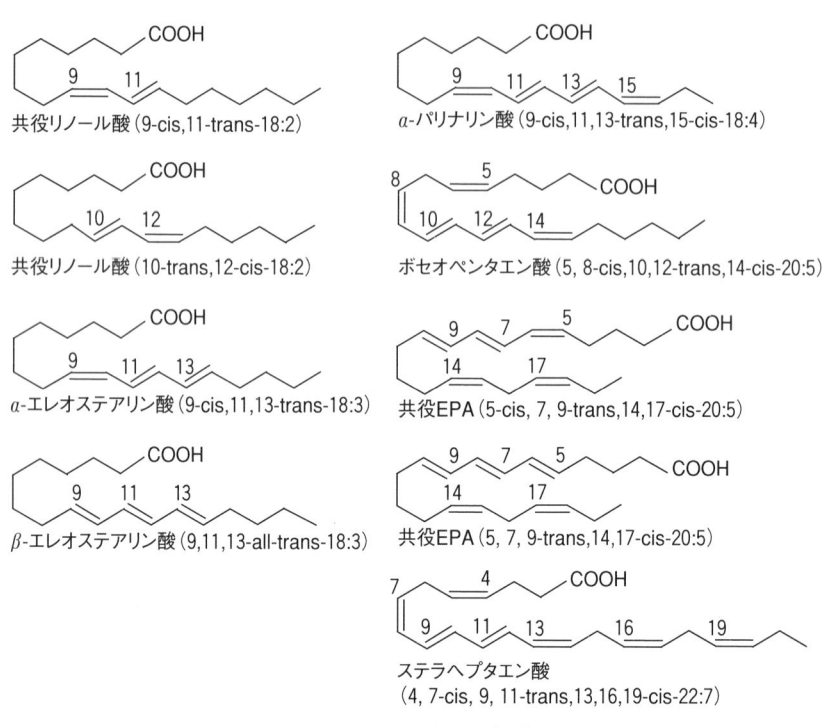

図4-2　共役脂肪酸の化学構造

であり，牛や羊をはじめとする反芻動物の反芻胃のルーメンバクテリアにより，リノール酸から代謝されて生じる。共役リノール酸は牛や羊などの肉や乳，バターやチーズなどの乳製品に含まれている（図4-3）。共役トリエン型脂肪酸である共役リノレン酸はキリ油に多く含まれる。海藻には炭素数が20と22の共役トリエンおよび共役テトラエン構造をもつ脂肪酸が微量に存在する。これらの共役脂肪酸は，抗癌や抗肥満などの多様な生理作用を示す[9,10]。例えば，ヌードマウス背部に大腸癌細胞を移植すると著しい癌組織の増殖が認められるが，これに共役トリエン（共役エイコサペンタエン酸）を経口投与しておくと癌組織の著明な退縮が起こることが宮澤らにより最近明らかにされている（図4-4）[9]。

また，天然には炭素鎖に枝分かれをもつ脂肪酸（分岐脂肪酸），ヒドロキシル

3. 脂質の構造と分布　47

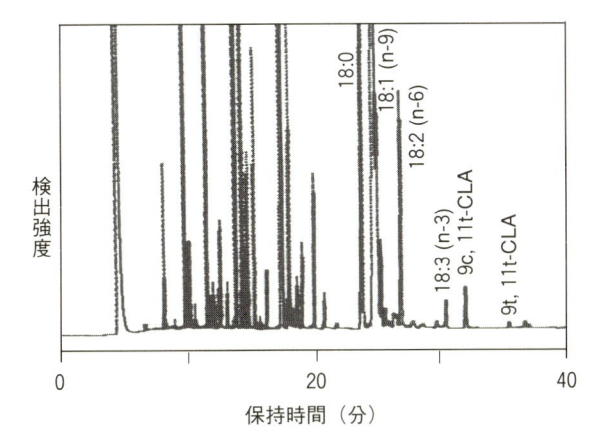

図4-3 牛乳から抽出した脂質の脂肪酸メチルエステルのガスクロマトグラム[9]

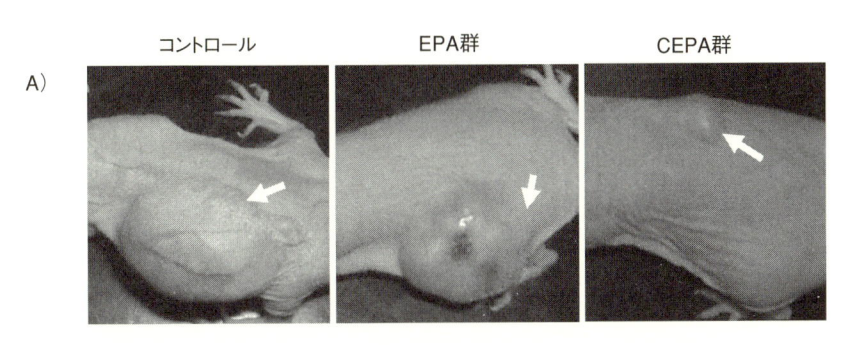

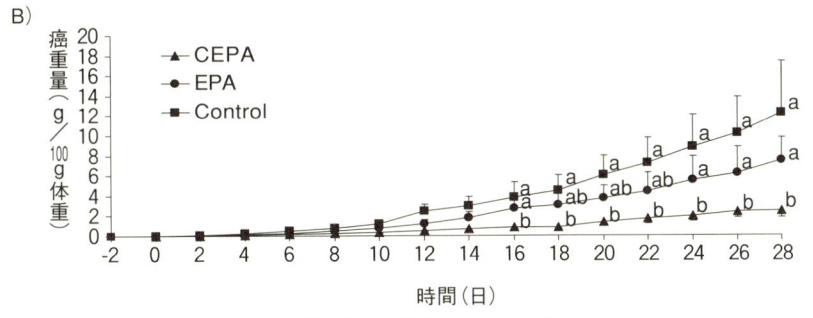

図4-4 共役EPA抗癌作用[9]

平均値±標準値 (n=5). $p<0.05$ a vs.b.

A) 大腸癌細胞(DLD-1)を皮下注射したマウスに、EPAまたはCEPAを一か月間経口投与（10mg/2日）した場合の癌組織。
B) 各群の癌組織重量の経時変化

基やシクロプロパン環をもつ脂肪酸が微量に存在する。

(2) 単純脂質の構造と分布

1) グリセリド

グリセリド（アシルグリセロール）はグリセロールの脂肪酸エステルであり，中性脂肪とも言う（図4-5）。グリセロール1分子に脂肪酸3分子がエステル結合したトリアシルグリセロール（トリグリセリド），グリセロール1分子に脂肪酸2分子が結合したジアシルグリセロール（ジグリセリド），および脂肪酸1分子が結合したモノアシルグリセロール（モノグリセリド）がある。

トリアシルグリセロールは，分子内のエステル部分以外に極性基をもたないので非極性であり，水に不溶で有機溶媒に可溶である。トリアシルグリセロールは食用油の主成分であり，バター，マーガリン，ショートニング，ミルククリーム，牛乳，獣鳥肉，大豆，ナッツなどの様々な食品に豊富に含まれている[11]。また，動植物脂肪の大部分を占め，エネルギー貯蔵体として機能している。トリアシルグリセロールの平均的な性質を表す指標として，不飽和度を示すヨウ素価 (Iodine value, IV)，構成脂肪酸の平均分子量の目安となるケン化価 (Saponi-

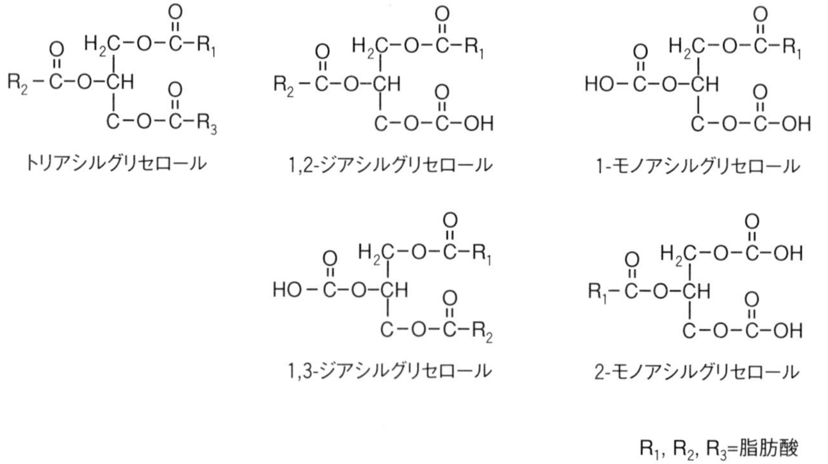

$R_1, R_2, R_3 =$ 脂肪酸

図4-5　グリセリドの化学構造

fication value, SV), 過酸化の程度を表す過酸化物価(Peroxide value, PV)がある。

　天然のトリアシルグリセロールはアシル鎖（脂肪酸鎖）の組み合わせにより多くの分子種が存在する。不飽和脂肪酸を多く含むトリアシルグリセロールは室温で油状，長鎖飽和脂肪酸（パルミチン酸やステアリン酸など）を多く含むものは室温で固体である。トリアシルグリセロールの脂肪酸組成は油脂の酸化安定性に影響する。例えば，α－リノレン酸を多く含む大豆油は，これを含まない綿実油に比べて酸化されやすい。

　トリアシルグリセロールを構成する脂肪酸の結合位置は，吸収代謝と生理作用に影響する。例えば，トリアシルグリセロールの2位にパルミチン酸が多いラードの吸収率は約95％であるが，脂肪酸分布を均等にしたランダム化ラードの吸収率は72％に低下する。また，トリアシルグリセロールの1，3位に不飽和脂肪酸，2位にパルミチン酸が多い母乳は，1，3位に短鎖不飽和脂肪酸，2位に中鎖飽和脂肪酸が多い牛乳に比べ，吸収率が高い。近年，グリセロール骨格の特定の位置に特定の脂肪酸を導入することで，機能性を改変させた脂質（構造脂質）が注目されている。構造脂質として，血中コレステロール低下作用を示すPOP（パルミチン酸－オレイン酸－パルミチン酸）などの脂質代謝改善油脂がある。

　ジアシルグリセロールは哺乳動物の脂肪組織，魚類の肝，卵黄や酵母に微量ながら含まれている。モノアシルグリセロールの天然における存在量は少ない。食品加工分野では，ジアシルグリセロールとモノアシルグリセロールは品質改良剤（おもに乳化剤）として利用されている。

２）ワックス（ろう）

　ワックスは長鎖脂肪酸と高級脂肪族アルコールがエステル結合した化合物で，蜜ロウや鯨ロウなどの主成分である。甲殻類はエネルギー源としてワックスを蓄積している。ワックスはモノエステル型とジエステル型に分けられる。

　モノエステル型ワックスは鎖式と環式のものがあり，鎖式ワックスは一般的なワックスで，特殊なものとしてシアノ脂質などもある。環式ワックスはステロールの脂肪酸エステル体などがあり，他にビタミンA，D，Eのエステル体

がある。

ジエステル型ワックスは2つのタイプがある。1つは長鎖ジオールに脂肪酸が2つ結合したジエステル（ジオール脂質），もう1つはヒドロキシ脂肪酸のヒドロキシル基に他の脂肪酸がつき，カルボキシル基に他の長鎖アルコールが結合したジエステルである。

今日，ワックスという用語は，カーワックスや床磨き用ワックスなど艶出し効果のあるものに用いられている。しかし，これらは炭化水素あるいは水溶性の性質を賦与された合成品であり，本来のワックス（長鎖脂肪酸と長鎖アルコールのエステル）と関係のないものが多い。

3）セラミド

セラミドは，スフィンゴシン塩基（スフィンゴイド）のアミノ基に脂肪酸が酸アミド結合した化合物である（図4-6）。天然に存在するセラミドのスフィンゴシン塩基部分の炭素数は一般に18である。動物性セラミドのスフィンゴシン塩基部分はC-4，5位にトランス二重結合を持ち，植物性セラミドはC-

1）動物性セラミド

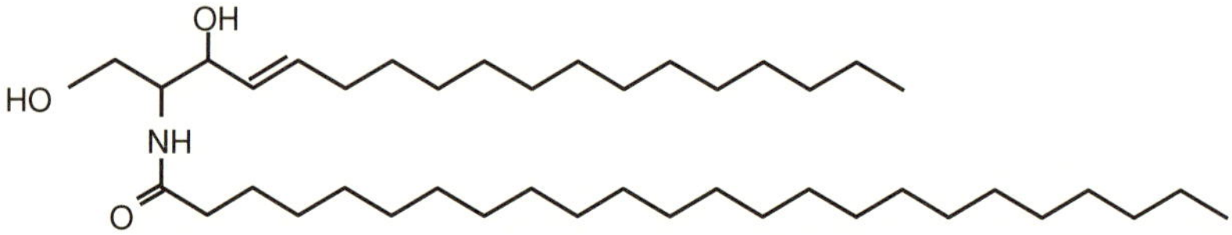

（N-テトラコサノイル-4-スフィンゲニン）

2）植物性セラミド

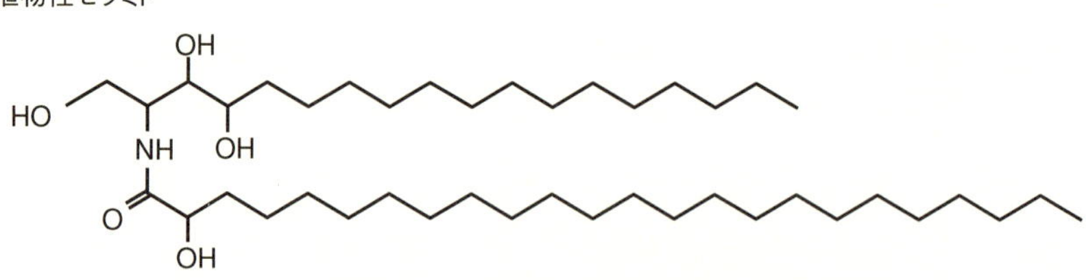

（N-ヒドロキシテトラコサノイル-4-ヒドロキシスフィンガニン）

図4-6　セラミドの化学構造

4位にヒドロキシル基をもつ場合が多い。アミノアルコール部分の立体配置はD-エリスロ（2S, 3R）配置である。

セラミドは，スフィンゴリン脂質（スフィンゴミエリンなど）やスフィンゴ糖脂質（セラミドモノヘキソシドなど）の構成分であるが，セラミド自体も自然界に極少量ながら広く分布する。動物では，皮膚角質層の脂質の主成分である。セラミドは細胞の生存，増殖，アポトーシスといった様々な細胞機能に関与することが明らかとなり，細胞内情報伝達物質としての研究が行われている[12,13]。例えば，セラミドは，NF-κBやc-mycなどの転写因子，プロテインキナーゼC，セラミド活性化プロテインホスファターゼ，セラミド活性化プロテインキナーゼ，SAPK（stress-activated protein kinase）／c-Junキナーゼなどを制御し，アポトーシスを誘発する。

（3）複合脂質の構造と分布

1）リン脂質

リン脂質は分子内にリン酸をもつ脂質で，疎水性部分がグリセロールであるグリセロリン脂質と，セラミドであるスフィンゴリン脂質がある（図4-7）。

グリセロリン脂質は，グリセロール骨格の3位の親水基の違いによりホスファチジルコリン（レシチン），ホスファチジルエタノールアミン（ケファリン），ホスファチジルセリン，ホスファチジルイノシトール，ホスファチジルグリセロール，ジホスファチジルグリセロール（カルジオリピン），ホスファチジン酸などがある。2位は炭素数が16〜20の不飽和脂肪酸が結合していることが多い。1位の脂肪酸は飽和脂肪酸の場合が多く，その結合様式により，ジアシル型，アルケニルアシル型（プラズマローゲン），アルキルアシル型に分類される。

グリセロリン脂質は天然に広く分布し，生体膜の形態と機能調節に関わる。動植物ではホスファチジルコリンとホスファチジルエタノールアミンが主要なグリセロリン脂質である。ホスファチジルエタノールアミンは細菌に多く，ホスファチジルセリンは脳や神経組織に多く含まれ，ジホスファチジルグリセロールは心臓に局在する。ホスファチジルイノシトールは他のリン脂質よりも存

1) グリセロリン脂質

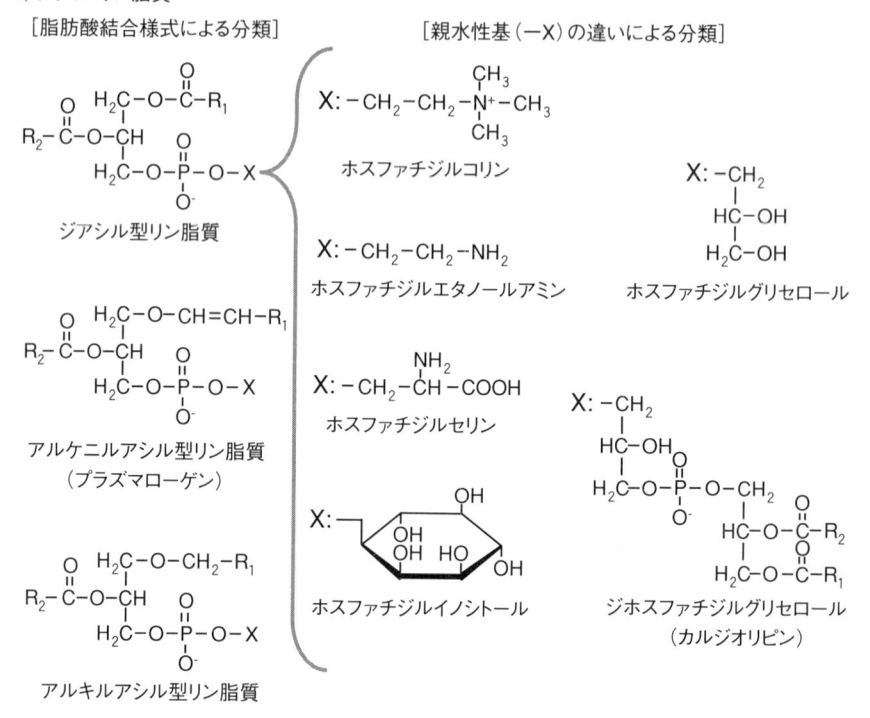

図4-7 リン脂質の化学構造

在量は少ないが，細胞内のシグナル伝達に関わり細胞機能を調節する。ホスファチジン酸は生体膜に少量ながら存在する。一方，プラズマローゲン型のグリセロリン脂質は哺乳類，鳥類，細菌類に広く分布する。ヒトの体内では脳や心臓に多い。痴呆者では脳のプラズマローゲン含量の減少が知られている[14]。

プラズマローゲンは抗酸化性が示唆されてきたが，最近，脳神経細胞の抗アポトーシス因子であることが見出されている。プラズマローゲンはミトコンドリアからのシトクロムｃの放出を抑制することで，アポトーシスの誘導を制御することが示唆されている。

スフィンゴリン脂質は，セラミドの１位のヒドロキシル基にリン酸が結合した化合物で，代表的なものはスフィンゴミエリンである。スフィンゴミエリンの構成脂肪酸は直鎖脂肪酸であり，スフィンゴシン塩基の炭素数は18のものが多い。スフィンゴミエリンは動物の脳や神経組織に多く，植物と微生物には少ない。例えば，スフィンゴミエリンは脳プルキンエ細胞に多い。スフィンゴミエリンの分解で生じたセラミドは，SAPK/c-Junキナーゼを活性化し，プルキンエ細胞の分岐構造の形成や，脳細胞の生死などのホメオスタシスに関与する。

２）糖　脂　質

糖脂質は分子内に糖をもつ脂質で，疎水性部分がアシルグリセロールであるグリセロ糖脂質，セラミドであるスフィンゴ糖脂質，ステロールであるステロール糖脂質がある（図4-8）。他に，分子内にリン酸と糖を含むリン糖脂質，スルホン酸と糖を含む硫糖脂質，または脂肪酸のカルボキシル基に糖がエステル結合した脂肪酸糖などがある。いずれの糖脂質もアグリコンが脂質である一種の配糖体である。

グリセロ糖脂質はグリコシルジグリセリドともいい，糖の違いによりモノガラクトシルジアシルグリセロール，ジガラクトシルジアシルグリセロール，スルホキノボシルジアシルグリセロールなどがある。グリセロ糖脂質は，動植物と微生物に広く分布する。とくに植物では葉緑体の脂質の約80％を占め，地球上で最も多量に存在する膜脂質と言われている。

スフィンゴ糖脂質はモノグリコシルセラミドとポリグリコシルセラミドがある。モノグリコシルセラミドは，セラミドとグルコースあるいはガラクトースがグリコシド結合した化合物である。モノグリコシルセラミドは米や小麦などの穀類に多い[15]。動物では，皮膚脂質の主成分である。近年，穀類由来のモノグリコシルセラミドが皮膚の水分蒸発を防止すると考えられ，食品分野や化

54   第4章 食品脂質の構造と分布

1) グリセロ糖脂質

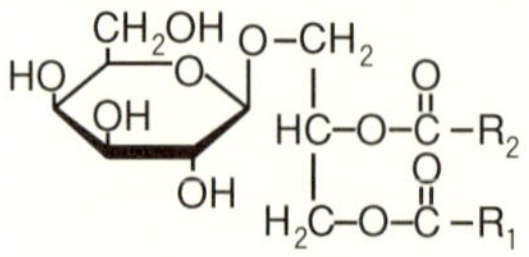

モノガラクトシルジアシルグリセロール
（1,2-ジアシル[β-D-ガラクトピラノシル
(1'→3)]-sn-グリセロール）

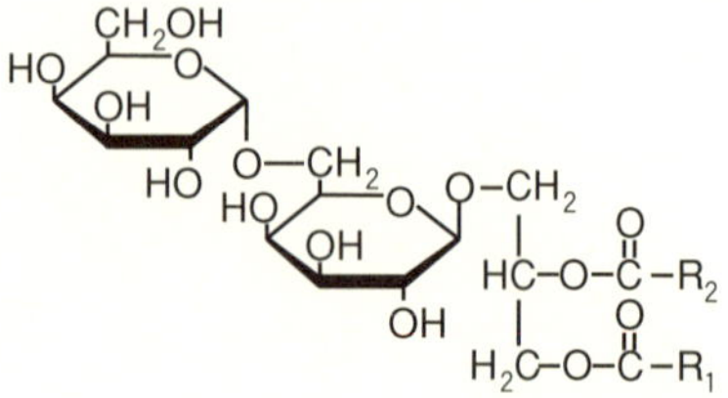

ジガラクトシルジアシルグリセロール
（1,2-ジアシル[α-D-ガラクトピラノシル(1'→6')-
β-D-ガラクトピラノシル(1'→3)]-sn-グリセロール）

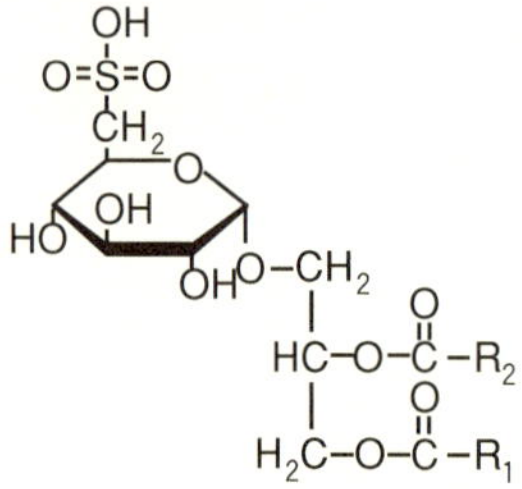

スルホキノボシルジアシルグリセロール
（1,2-ジアシル[6-スルホ-α-D-キノボピ
ラノシル(1'→3)]-グリセロール）

2) スフィンゴ糖脂質

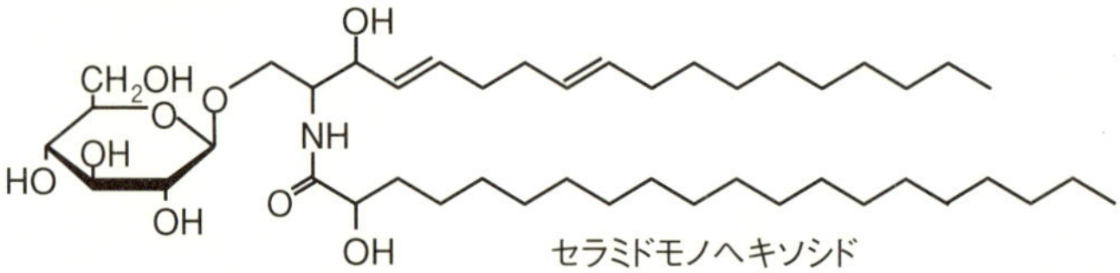

セラミドモノヘキソシド
（O-β-D-グルコピラノシル(1'→1)-N-アシルスフィンゴシン,d18:$2^{4t,8t}$-20h:0）

3) ステロール糖脂質

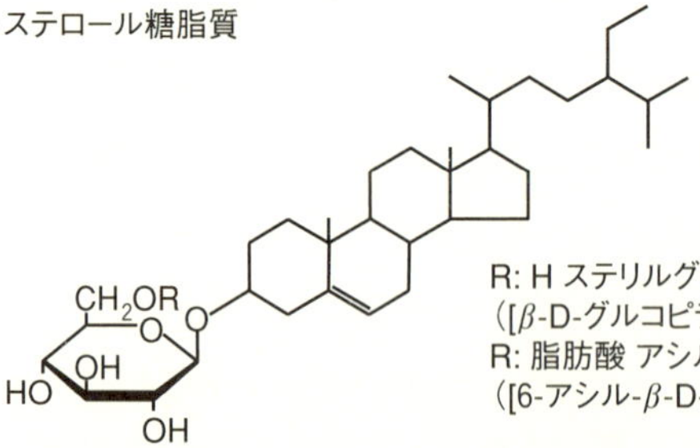

R: H ステリルグリコシド
　　（[β-D-グルコピラノシル(1'→3)]-β-シトステロール）
R: 脂肪酸 アシルステリルグリコシド
　　（[6-アシル-β-D-グルコピラノシル(1'→3)]-β-シトステロール）

R_1, R_2=脂肪酸

図4-8 糖脂質の化学構造

粧品分野で利用されている。一方, ポリグリコシルセラミドは動物に多く, 構成糖はグルコース, ガラクトース, マンノース, ガラクトサミン, シアル酸など多様である。ポリグリコシルセラミドは種類が多いので, 糖の構成によって, セラミドヘキソシド（ヘキソースだけを含む）, グロボキシド（ヘキソースとヘキソサミンを含む）, ヘマトシド（ヘキソースとシアル酸を含む）, ガングリオシド（ヘキソース, ヘキソサミンおよびシアル酸を含む）などに分けられる。

スフィンゴ糖脂質は種々の生理作用を示す。動物性スフィンゴ糖脂質は, シナプスが介在する神経伝達, 記憶・学習, 脳神経の機能維持・再生, 精子形成などに関わる[16]。植物性スフィンゴ糖脂質は, 上述の皮膚の保湿保護作用以外にも, 発芽促進, 水浸ストレス性腫瘍への抵抗性などの生物活性を示す[17,18]。

ステロール糖脂質は, ステロールと糖がグリコシド結合した化合物で, 糖がアシル化されていないステリルグリコシドとアシル化されたアシルステリルグリコシドがある。ステロール糖脂質は植物に広く分布し, 植物の生体膜の重要成分であるが, その生理機能は不明な点が多い。

近年, ヒトが食品から摂取する糖脂質量は1日に約600mgであると算出された[19]。この量は, 1日の脂質摂取量の約1％に相当する。したがって, 糖脂質は栄養機能成分として無視できないと考えられ, その生理作用の研究が望まれている。

(4) 誘導脂質の構造と分布

誘導脂質は脂質の加水分解産物であり, 不ケン化物とも言う。脂肪をケン化すると脂肪酸は石けんとなり水に溶けるが, 一部の脂質は水に不溶な形で残る。この不溶物が不ケン化物であり, 食用油の場合, 不ケン化物の大部分はステロールである。その他, ビタミンA, Eなどがある。

ステロールは動物と植物で種類が異なり, 動物脂肪では大半がコレステロールである（図4-9）。コレステロールは動物の形質膜の主成分の1つである。また, ステロイドホルモンの前駆体としても重要である。コレステロールはヒドロキシル基を有するため, わずかに両親媒性を示す。4つの環状構造をもつ

1) 動物ステロール

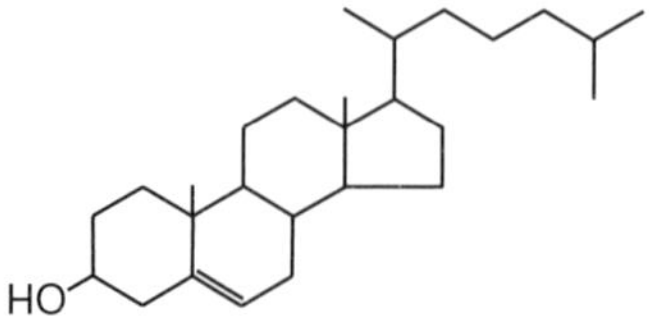

コレステロール

2) 植物ステロール

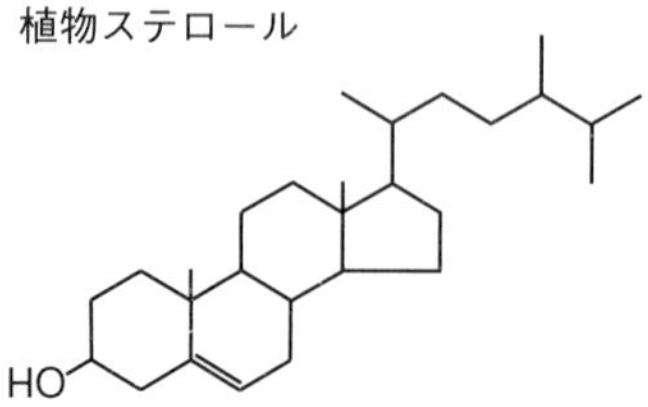

カンペステロール

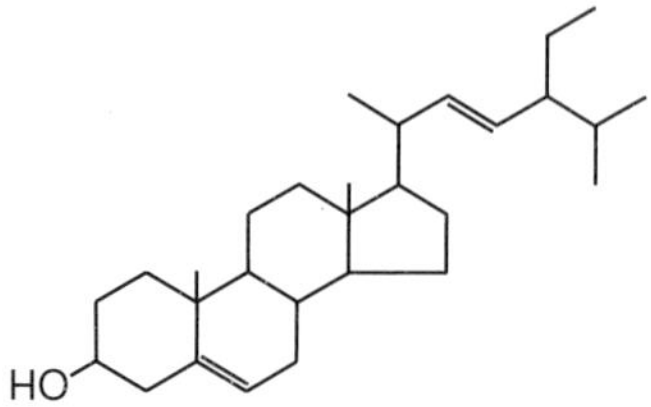

スチグマステロール

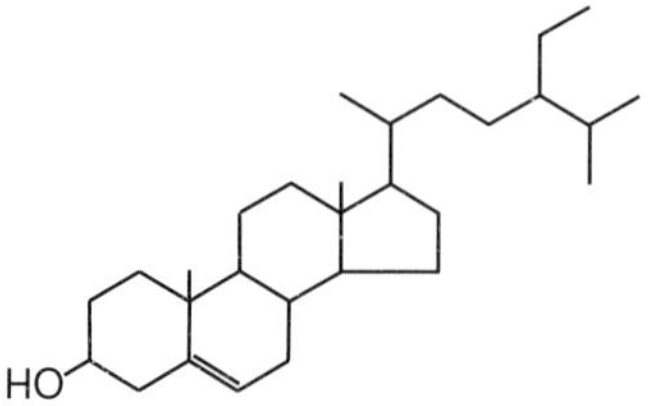

β-シトステロール

3) 微生物ステロール

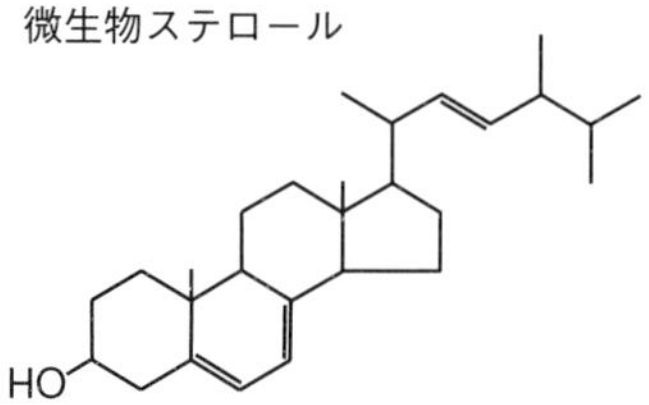

エルゴステロール

図4-9　ステロールの化学構造

ステロイド骨格を有するため，他の膜脂質より固い分子である。一方，植物にコレステロールはほとんどなく，カンペステロール，スチグマステロールおよびβ-シトステロールが主要なステロールである（図4-9）。これらの植物ステロール（フィトステロール）の分布と含量は，植物の種類によって異なる。

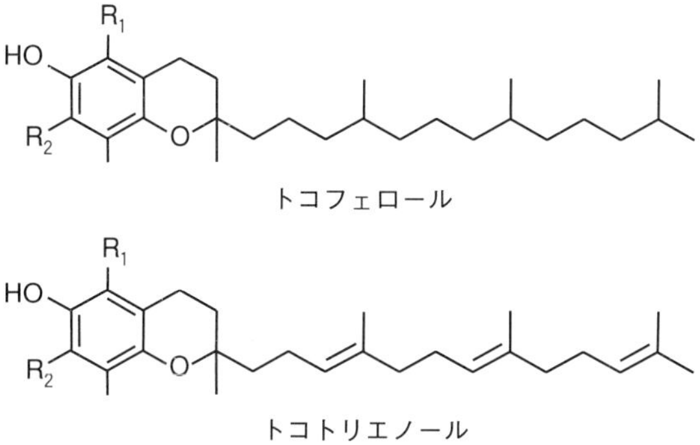

図4-10 ビタミンEの化学構造

	R_1	R_2
α	CH_3	CH_3
β	CH_3	H
γ	H	CH_3
δ	H	H

食用油では,米ぬか油にステロールが多く含まれているが,他の食用油における含量は比較的少ない。動物と植物でステロールの種類が違うので,これを基準に動物起源の油脂が植物起源の油脂に混入されているかどうかを判別できる。また,微生物にはエルゴステロールが存在する。

不ケン化物であるビタミンEは,飽和側鎖を有するトコフェロールと不飽和側鎖をもつトコトリエノールがあり,それぞれ4種類の異性体（α-, β-, γ-, δ-）が存在する（図4-10）。トコフェロールは豆類や食用油などに多く含まれ,動植物界に広く分布する。トコトリエノールはパーム,米糠,小麦胚芽などに多い。最近,トコトリエノールはトコフェロールよりも強力な生理作用（コレステロール低下作用,抗腫瘍作用,血管新生抑制作用）を有することが見出され注目されている[20,21]。

4. おわりに

脂質の構造と分布について紹介した。食品に含まれる脂質の種類と構造は多岐にわたり,その摂取は種々の栄養効果とともに,様々な生理作用を示すと期待される。ヒトの健康増進への寄与に向けた食品脂質研究の尚一層の進展が望まれる。

文 献

1) 金田尚志, 五十嵐脩：食品学概論改訂(金田尚志, 五十嵐脩編著), 光生館, 1992.
2) Hamilton R. J., Hamilton S.: Lipid analysis, Oxford University Press, 1992.
3) Gunstone F.: Fatty acid and lipid chemistry, Blackie Academic and Professional, 1996.
4) 宮澤陽夫, 藤野泰朗：脂質・酸化脂質分析法入門 (宮澤陽夫, 藤野泰朗編著), 学会出版センター, 2000.
5) 五十嵐脩, 宮澤陽夫：食品の機能化学(五十嵐脩, 宮澤陽夫編著), 弘学出版, 2002.
6) 菅野道廣：油脂の栄養. 機能性脂質の新展開(鈴木修, 佐藤清隆, 和田俊監修), シーエムシー出版, 2000, p1-10.
7) 菅野道廣：油脂加工食品の栄養学. 食品の加工と栄養科学(日本農芸化学会編), 朝倉書店, 1986, p66-82.
8) Hopkins C.Y.: In: Topics in Lipid Chemistry, F.D. Gunstone (ed), ELEK Science, London, 1972, p285-308.
9) 宮澤陽夫, 都築毅, 五十嵐美樹：共役脂肪酸の抗癌作用. 食品工業2003；2003-3. 30；23-30.
10) Tsuzuki T., Tokuyama Y., Igarashi M. et al: Tumor suppression by α-eleostearic acid, a linolenic acid isomer with a conjugated triene system, via liproxidation. Carcinogenesis 2004；25；1417-1425.
11) 藤田哲：食用油脂―その利用と油脂食品, 幸書房, 2000.
12) Gulbins E., Kolesnick R.: Raft ceramide in molecular medicine. Oncogene 2003；22；7070-7077.
13) Colombaioni L., Garcia-Gil M.: Sphingolipid metabolites in neural signalling and function. Brain Res Rev 2004；46；328-355.
14) Ginsberg L., Rafique S., Xuereb J.H. et al: Disease and anatomic specificity of ethanolamine plasmalogen deficiency in Alzheimer's disease brain. Brain Res 1995；698；223-226.
15) Fujino Y.: Lipids in cereals. Yukagaku 1983；32；67-81.
16) Takamiya K., Yamamoto A., Furukawa K. et al: Mice with disrupted GM2／GD2 synthase gene lack complex gangliosides but exhibit only subtle defects in their nervous system. Proc Natl Acad Sci USA 1996；93；10662-10667.
17) Kawai G., Ohnishi M., Fujino Y. et al: Stimulatory effect of certain plant sphingolipids on fruiting of schizophyllum commune. J Biol Chem 1986；261；779-784.
18) Okuyama E., Yamazaki M.: The principles of tetragonia tetragonoides having anti

-ulcerogenic activity. II. isolation and structure of cerebrosides. Chem Pharm Bull 1983 ; 31 ; 2209−2219.
19) Sugawara T., Miyazawa T.: Separation and determination of glycolipids from edible plant sources by high-performance liquid chromatography and evaporative light-scattering detection. Lipids 1999 ; 34 ; 1231−1237.
20) Theriault A., Chao J.T., Wang Q. et al : Tocotrienol : a review of its therapeutic potential. Clin Biochem 1999 ; 32 ; 309−319.
21) Inokuchi H., Hirokane H., Tsuzuki T. et al : Anti-angiogenic activity of tocotrienol. Biosci Biotechnol Biochem 2003 ; 67 ; 1623−1627.

第5章 アシルグリセロールの消化・吸収と体脂肪蓄積抑制作用

池田 郁男＊
柳田 晃良＊＊

1. 序論

　我々の摂取する油脂の大部分はトリアシルグリセロールである。トリアシルグリセロールの消化・吸収に関しては古くから研究が行われ，その全貌はおおよそ理解されている。植物油脂中にはトリアシルグリセロールの他にジアシルグリセロールやモノアシルグリセロールもわずかではあるが含まれている。最近，ジアシルグリセロール摂取による穏やかな体脂肪蓄積抑制作用が知られるようになり，注目が集まっている[1-4]。しかし，その作用機序は必ずしも明確に示されているわけではない。また，ジアシルグリセロールをある程度大量に摂取することはおそらく人類にとって初めてのことであり，機能性ばかりでなく安全性に関しての議論がある。これらを議論する上で，ジアシルグリセロールの消化吸収過程の理解は必須である。
　本章では，ジアシルグリセロールの消化・吸収過程をトリアシルグリセロールの場合と比較し論じる。また，その中で，ジアシルグリセロールの体脂肪蓄積抑制作用の機構を探る。

2. トリアシルグリセロールの消化と吸収 (図5-1)[5]

　食事トリアシルグリセロールは胃に入るとリン脂質などとともに乳化され，

＊東北大学大学院農学研究科
＊＊佐賀大学農学部応用生物科学科

2．トリアシルグリセロールの消化と吸収　61

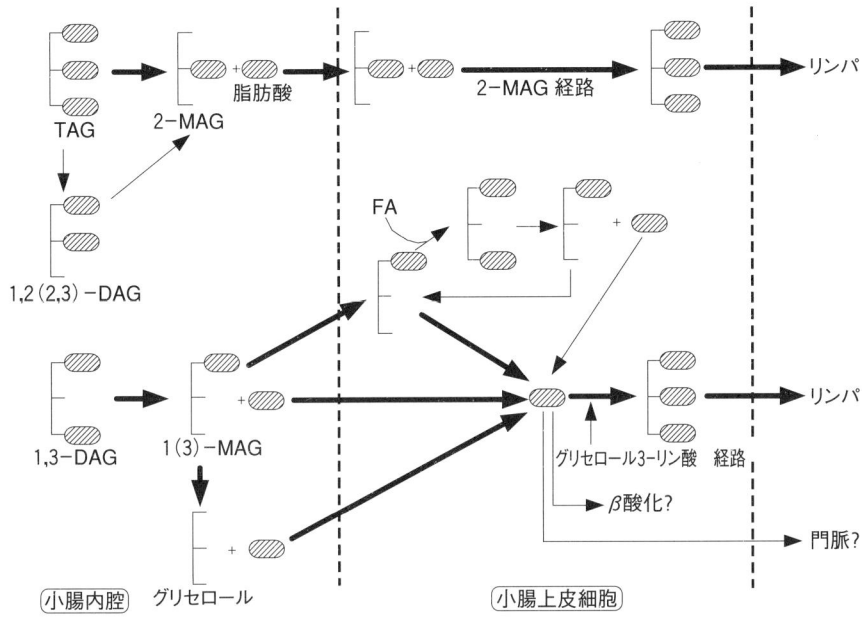

図5-1　小腸におけるトリアシルグリセロールとジアシルグリセロールの消化・吸収機構

太矢印が主経路と考えられる。
⬚ は脂肪酸，[はグリセロールを表す。
TAG：トリアシルグリセロール，DAG：ジアシルグリセロール，MAG：モノアシルグリセロール

胃リパーゼで部分的に加水分解される。胃リパーゼはsn-1およびsn-3位を主に加水分解するが，sn-3位に特異性が高い。したがって，主に1,2-ジアシルグリセロールと遊離脂肪酸が生成する。これらの加水分解物はリン脂質同様，界面活性作用があり，残りのトリアシルグリセロールや他の脂質の乳化を助ける。乳化された脂質は十二指腸に流入し，胆汁酸や膵液と混ざり合う。膵液中には膵リパーゼが含まれ，トリアシルグリセロールの1,3位や1,2-ジアシルグリセロールの1位を加水分解し，2-モノアシルグリセロールと遊離脂肪酸が生成する。これらの加水分解物は，リン脂質，リゾリン脂質，コレステロールおよび胆汁に含まれる胆汁酸とともに，胆汁酸混合ミセルを形成し，溶解する。

小腸上皮細胞の吸収側は微絨毛膜と呼ばれるが，その表面は不撹拌水層（unstirred water layer）で覆われている。胆汁酸混合ミセルはこの水層を通過し，微絨毛膜表面に達すると考えられる。ここで，ミセルに溶解している脂質類は単分子としてミセルから離れ，微絨毛膜を通過し上皮細胞内へ取り込まれていく。遊離脂肪酸や2-モノアシルグリセロールの通過は単純拡散によると一般的に考えられるが，輸送担体が存在する可能性も示唆されている。小腸上皮細胞内で，吸収された遊離脂肪酸は2-モノアシルグリセロールの1,3位に結合し，トリアシルグリセロールが再合成される。この経路は2-モノアシルグリセロール経路と呼ばれる。その後，トリアシルグリセロールはカイロミクロンへ取り込まれ，小腸リンパ系へ放出される。小腸リンパ系は胸管へ合流し，鎖骨下大静脈へ注ぐ。

3. ジアシルグリセロールの消化と吸収（図5-1）

　ジアシルグリセロールには1,2-（2,3-）および1,3-ジアシルグリセロールがある。これらの構造異性体は室温では単独で存在することはなく，それぞれ脂肪酸の転移が起こり，おおよそ3：7で平衡化している。前項で述べたように，1,2-ジアシルグリセロールは小腸内腔で膵リパーゼにより加水分解され，2-モノアシルグリセロールと遊離脂肪酸がそれぞれ一分子生じる。これらは小腸上皮細胞へ取り込まれた後，2-モノアシルグリセロール経路でトリアシルグリセロールへ再合成される。しかし，一分子のトリアシルグリセロールを合成するためには，脂肪酸が一分子不足する。不足分は内因性の脂肪酸で補われると考えられる。

　一方，1,3-ジアシルグリセロールはトリアシルグリセロールの胃および膵リパーゼによる加水分解では生成しないものである。渡辺ら[6]およびKondoら[7]は1,2-（2,3-）および1,3-ジアシルグリセロール（3：7）をラットの空腸上部に注入し，空腸下部から得られた小腸内容物を分析した。その結果，1-あるいは3-モノアシルグリセロールの割合は，2-モノアシルグリセロールよりも多かった。一方，トリアシルグリセロールを注入した場合には，2-

モノアシルグリセロールしか検出されなかった。この結果は，1,3-ジアシルグリセロールの少なくとも一部は，膵リパーゼにより1-あるいは3-モノアシルグリセロールへ加水分解されることを示唆している。また，ジアシルグリセロールの空腸上部への注入後，1-あるいは3-モノアシルグリセロールが小腸上皮細胞内で検出されることから，これらは上皮細胞へ取り込まれると考えられる。おそらくは，小腸内腔でさらに加水分解され，遊離脂肪酸とグリセロールとなるものもあると考えられるが，量的な把握はなされていない。

^{14}C-リノール酸と1-モノアシルグリセロールを反転した小腸上皮細胞とインキュベートした場合，細胞内に取りこまれた放射活性は1,3-ジアシルグリセロール画分にも検出されることから，少なくとも1-モノアシルグリセロールの一部は細胞内で1,3-ジアシルグリセロールへと合成されると考えられる[7]。しかし，1,3-ジアシルグリセロールからのトリアシルグリセロールへの合成はほとんどないこと[7]，および，ジアシルグリセロールを摂取してもリンパ中のカイロミクロンにはジアシルグリセロールはほとんど検出されないことから[8]，1,3-ジアシルグリセロールは結局は遊離脂肪酸とグリセロールへと加水分解されると考えられる。また，一部は1,2-ジアシルグリセロールへと脂肪酸の転移が起こるかもしれない。生成した遊離脂肪酸の一部は門脈を経由して肝臓へ運ばれる可能性があるが[6]，おそらく大部分は小腸上皮細胞でトリアシルグリセロールへ再合成される。1,3-ジアシルグリセロールを摂取した場合，生成した遊離脂肪酸に対して2-モノアシルグリセロールが不足するため，通常の2-モノアシルグリセロール経路でトリアシルグリセロールへ合成されるとは考えられない。小腸上皮細胞にはもう1つのトリアシルグリセロール合成経路であるグリセロール-3-リン酸経路が存在し，過剰の遊離脂肪酸はこの経路でトリアシルグリセロールへ合成されると考えられる[5]。この経路はリン脂質合成の経路でもあり，活発に増殖している小腸細胞に必要なリン脂質の供給が主な役割と考えられている。この経路は2-モノアシルグリセロール経路に比べて活性が低いことから，2-モノアシルグリセロール経路よりもトリアシルグリセロール合成速度は遅い。したがって，1,3-ジアシルグリ

セロール摂取時には，小腸上皮細胞でのトリアシルグリセロール合成は遅延する可能性がある。

我々の研究では，胸管リンパカニュレーション手術を施したラットの胃内にオレイン酸部分を^{14}Cで放射ラベルした1,3-dioleoylglycerol（DOG）あるいはtrioleoylglycerol（TOG）を投与し，胸管リンパ液を24時間集めたところ，リンパへの1,3-DOG由来の放射活性の出現は，1時間目では17%であり，TOG由来の放射活性（31%）の約1/2しかなかった[8]（図5-2）。2時間目から8時間目までは，各時間単位では1,3-DOGとTOGではほぼ同程度の回収率であったことから，最初の1時間の吸収差は8時間目まで継続した。しかし，8時間目から24時間目では，1,3-DOG由来の放射活性がTOGの場合よりも高く，0～24時間でのリンパへの総回収率は有意な差があるものの，1,3-DOGで81%，TOGで86%と5%の差に縮まった。この結果は，1,3-DOGはTOGに比較して，小腸上皮細胞からリンパへの放出が遅延することを示している。なお，放射活性の大部分はトリアシルグリセロールに取り込まれてリンパへ放

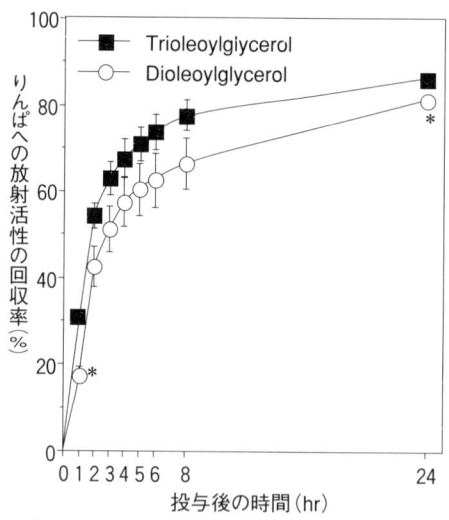

図5-2　ラットにおける1,3-dioleoylglycerolおよびtrioleoylglycerolのリンパ吸収

オレイン酸部分を^{14}Cでラベルした1,3-dioleoylglycerol（DOG）あるいはtrioleoylglycerol（TOG）200 mgを胃内投与後，胸管リンパ液を24時間集め，回収された放射活性を測定した。＊：$p<0.05$でtrioleoylglycerolに比較し有意差あり。文献8を改変。

出されていた。これらの結果は，先に述べた1,3-ジアシルグリセロールの消化吸収過程で小腸上皮細胞でのトリアシルグリセロールへの合成が遅延するという考えを実験的に裏付けている。また，DOG由来のオレイン酸の24時間までの総吸収率は，TOGよりも5％低い程度であることから，DOG由来の脂肪酸のほとんどはリンパ系を経由してトリアシルグリセロールとして吸収されると考えられる。

　Taguchiらはジアシルグリセロールを摂取したラットにおいて糞便に排泄される脂質態の脂肪酸量はトリアシルグリセロール摂取の場合と同程度であることを観察しており，TOGとDOGの吸収率は同程度と推定される[9]。一方，上述のように，リンパへの放射活性の回収率はTOGに比較しDOGでは24時間で5％程度低かった[8]。この差の原因としては3点考えられる。まず，1,3-DOG由来の脂肪酸の一部は門脈経由で肝臓へ輸送されている可能性である。渡辺らは，ジアシルグリセロールを摂取したラットにおいて，門脈血中の脂肪酸が増加することを観察した[6]。彼らは，門脈経由で肝臓へ到達した脂肪酸が優先的にβ酸化されることで体脂肪蓄積が軽減されることを示唆した。中鎖脂肪酸が小腸から門脈経由で肝臓へ運ばれ，優先的にβ酸化されることはよく知られている。長鎖脂肪酸についても門脈へ運ばれるとする報告があるものの[10]，通常，長鎖脂肪酸はトリアシルグリセロールとなりカイロミクロンを形成し，ほぼ定量的にリンパ経由で吸収される。1,3-ジアシルグリセロールの場合には，小腸上皮細胞内でのトリアシルグリセロール合成が遅延するため，合成を待っている間に，脂肪酸の一部が門脈へ流入する可能性は否定できない。しかしながら，量的には極めて少ないと考えるのが妥当と思われる。

　第2には，1,3-DOG由来のオレイン酸の一部が小腸上皮細胞でβ酸化される可能性が考えられる。Muraseらは，マウスに10日間ジアシルグリセロールを摂取させた時，小腸のβ酸化の亢進を観察した[11]。彼らはさらに，ジアシルグリセロール摂取により小腸でのacyl-CoA oxidase, medium-chain acyl-CoA dehydrogenaseおよびuncoupling protein-2のmRNA発現の増加を観察した。これらはいずれも脂肪酸酸化に関与していることから，脂肪酸の酸化が亢進し

ている可能性が示唆された。我々の実験では，オレイン酸部分を^{14}Cで放射ラベルした1,3-DOG あるいは TOG を胃内投与後のリンパ中において，1,3-DOG 由来の放射活性のコレステロールへの取り込みが，TOG 由来に比較し，数倍高いことを観察した[8]。このことは，1,3-DOG 由来のオレイン酸が β 酸化され acetyl CoA となった後，コレステロール合成の基質となって利用される割合が TOG 由来に比較して高い可能性を示唆している。しかしながら，量的には極めて微量であったことから，生理的意味はほとんどないと考えられる。

第3に，本実験条件では単に1,3-DOG の吸収が遅延しており，24時間では完全に回収されていない可能性が考えられる。この場合は，さらにリンパを集めていれば，TOG と1,3-DOG 間で差がなかった可能性がある。

以上をまとめると，トリアシルグリセロールの消化吸収過程では，消化により生成した遊離脂肪酸と2-モノアシルグリセロールから2-モノアシルグリセロール経路でトリアシルグリセロールが合成されるのに対して，1,3-ジアシルグリセロールでは，ほとんどが遊離脂肪酸となり，グリセロール3-リン酸経路でトリアシルグリセロールが合成されると考えられる。合成されたトリアシルグリセロールはカイロミクロンへ取りこまれリンパへ放出されるが，グリセロール3-リン酸経路でのトリアシルグリセロール合成は遅いため，リンパへの出現が遅延する。小腸上皮細胞内でジアシルグリセロール由来の遊離脂肪酸の一部は，門脈へ流入および β 酸化される可能性があるが，量的には少ないと考えられる。

4．ジアシルグリセロールの体脂肪蓄積抑制作用のメカニズム

ヒトでは，ジアシルグリセロール摂取により体脂肪蓄積抑制作用が観察される[2-4]。Kamphuis らはヒト呼気中の酸素と炭酸ガスを測定し，ジアシルグリセロール摂取により，トリアシルグリセロールに比較し，エネルギー消費量は変化しなかったが，脂肪燃焼が増加したと報告している[12]。したがって，体脂肪減少の原因は，脂肪燃焼の増加によると考えられる。しかしながら，実験動

物での試験では，体脂肪減少作用に関して矛盾した結果が得られていることから，体脂肪減少機構解明は十分にはなされていない状況にある。

　Murase らは，C57BL/6J マウスにトリアシルグリセロールあるいはジアシルグリセロールを30％含む高脂肪高糖食を5か月間与えた時，ジアシルグリセロール食群でトリアシルグリセロール食群に比べ，体脂肪の蓄積と肝臓トリアシルグリセロール濃度が低いことを観察した[13]。肝臓 acyl-CoA oxidase および acyl-CoA synthase mRNA 発現量はジアシルグリセロール群で高かった。彼らはまた，10％ジアシルグリセロール食を14日間与えたラットにおいて，ミトコンドリアおよびペルオキシソームの β 酸化活性が高いことを観察した。一方，Murata らは，ラットにジアシルグリセロール10％添加食を2週間与えた時，投与量依存的に肝臓ペルオキシソームとミトコンドリアの β 酸化と β 酸化関連酵素の活性の増加を観察した[14]。また，肝臓での脂肪酸生合成系の酵素活性は低かった。Meng らは，正常ラットにおいてジアシルグリセロール20％添加食で，トリアシルグリセロール添加食に比較し，体重および体脂肪の低下を観察した[15]。かれらは，肝臓での diacylglycerol acyltransferase（DGAT）活性の低下および carnitine acyltransferase 活性の増加を観察した。DGAT はトリアシルグリセロール合成系の律速酵素と言われており，また, carnitine acyltransferase は脂肪酸がミトコンドリアに取り込まれる際に関与する酵素で β 酸化の律速酵素である。これらの結果は，ジアシルグリセロール摂取により肝臓での β 酸化が亢進し，脂肪酸およびトリアシルグリセロール生合成は抑制されている可能性を示唆している。

　しかしながら，Sugimoto らは，7週齢と8か月齢の正常ラットにジアシルグリセロールあるいはトリアシルグリセロールを10％含む食餌を1,4,8および12週間与えたが，いずれの飼育期間でもジアシルグリセロール摂取による内臓脂肪重量の減少は観察しなかった[16]。また，肥満モデルラットでも同様に体脂肪減少は観察できなかった[17]。我々は，C57BL/6J マウスや正常ラットにジアシルグリセロールを30％添加した食餌を摂取させたが，肝臓トリアシルグリセロール濃度や体脂肪の蓄積抑制を観察できなかった（未発表）。また，C57BL

/6Jマウスへの摂食実験で，肝臓でのacyl-CoA synthaseおよびacyl-CoA oxidase mRNA発現の変化は認められなかった(未発表)。実験動物を用いた場合，動物種や系統の違い，および，食事への添加量の違いなどが異なる結果をもたらす可能性はあるが，同じ系統および脂肪添加量を用いても一致した結果が得られていないことから，このような矛盾した結果の原因は現時点では明らかではない。ジアシルグリセロールの吸収機構から考えて，ジアシルグリセロールが直接肝臓に到達するとは考えられない。したがって，肝臓のβ酸化関連酵素活性への影響が見られる場合には，どのようにしてジアシルグリセロール摂取によりこれらの酵素が影響を受けるのかを明らかにする必要がある。しかし，この点に関する情報はこれまでほとんどない。

一方，すでに述べたようにMuraseらはジアシルグリセロールをC57BL/6Jマウスに摂食させると，小腸でのβ酸化の亢進を報告した[11]。小腸でのβ酸化亢進は体脂肪蓄積抑制の一因となりうるかもしれないが，主要なβ酸化の部位は肝臓や筋肉であることから，この亢進がどの程度エネルギー消費に関わるのかを明らかにする必要がある。

我々は，トリアシルグリセロールと比較してジアシルグリセロールがゆっくりと吸収されることが内臓脂肪蓄積を低減する一つの決定因子であると考える[8]。食後，血糖の上昇に続いてインスリン分泌が起こる。インスリンは末梢のリポタンパク質リパーゼを活性化し，カイロミクロン中のトリアシルグリセロールを加水分解し，生成する遊離脂肪酸の大部分は末梢組織，特に，脂肪組織へ取り込まれる。また一部は筋肉に取り込まれβ酸化される。しかし，食後の筋肉では脂肪酸よりもグルコースが優先的にエネルギー源として利用される。したがって，食後の血中インスリンレベルの高い間に，血流中に流入するカイロミクロントリアシルグリセロールの量が多ければ多いほど，その脂肪酸は脂肪組織へ取り込まれ，トリアシルグリセロールとして貯蔵される割合が多くなると考えられる。トリアシルグリセロールに比べジアシルグリセロールの吸収は遅いために，インスリンレベルが高いうちに血流中に流入するカイロミクロントリアシルグリセロールの量は，相対的に少ないと考えられる。血糖が

4．ジアシルグリセロールの体脂肪蓄積抑制作用のメカニズム

下がりインスリンレベルが低下してくると，カイロミクロントリアシルグリセロール由来の脂肪酸の脂肪組織への取り込みは低下し，その代わりに筋肉ではエネルギー源として脂肪酸が利用されるようになる。したがって，ジアシルグリセロール摂取時に生成するカイロミクロン中のトリアシルグリセロールは，トリアシルグリセロール摂取時の場合と比較して，脂肪組織に蓄積するよりもエネルギー源として利用される割合が高くなると予想される。このように考えれば，ジアシルグリセロール摂取によりβ酸化の亢進が起こることが説明できる。一回の食事でのその違いはわずかなものであるかもしれないが，これを繰り返すことにより，結果的に体脂肪減少につながると考えられる。

食餌脂肪の吸収を遅延させる食品成分が，体脂肪蓄積を抑制することはすでにマウスで報告されている[18,19]。また，同量の食事でも少しずつ分けて食べるnibblingでは，少ない回数でどか食いするgorgingに比較し，体脂肪蓄積が抑制されることがヒトや実験動物で示されている[20-22]。さらには，食事頻度と皮下脂肪厚は逆相関することが，60～64歳のチェコスロバキア男性での研究で示されている[20]。また，一日に一回の大量食いでは，一日に二回に小分けにした場合と比較して，脂肪生成が増加することがマウスで報告されている[21]。脂肪と糖が短時間に大量に血中に流入すれば，インスリン分泌量は通常の場合よりも高くなることから，末梢でのリポタンパク質リパーゼはより活性化され，脂肪酸は脂肪組織に貯蔵される方向へ向かうと考えられる。ジアシルグリセロールのゆっくりとした吸収は，nibblingの摂食パターンに類似する。

しかしながら，Bellisleらはいくつかの研究を検討し，一日の総エネルギー消費量はgorgingやnibblingなどの摂食パターンの違いにかかわらず一定であり，nibblingで体重が低い場合があるのは，カロリー摂取量が変化するなどによる一種のartifactであると結論付けている[22]。nibblingとgorgingといった生活習慣の違いにより体脂肪蓄積に差が出てくるとすると，それは一朝一夕に起こるものではない。おそらく半年，一年の単位で少しずつ起こると考えられる。したがって，一日当りのnibblingとgorgingによるエネルギー消費量の差は，極めて少ないことが予想される。一日程度のエネルギー代謝量を測定しても有

意な差が出てこない可能性があり，科学的証明が難しいのかもしれない。より詳細な研究が必要であろう。

5．おわりに

我々はジアシルグリセロールの体脂肪蓄積抑制作用は，その吸収過程に原因があると考えている。それは，ジアシルグリセロールが消化管を通過してそのまま体内へ入ることができないことを考えれば妥当な帰納であろう。1,3-ジアシルグリセロールが消化管内腔で，なんらかの信号を体内に向けて発信している可能性は捨て切れないが，これまでのところそのような科学的情報はない。日本人では朝食を欠食し，結果的に夜たくさん食べる，いわゆる gorging 状態の生活習慣のヒトが増え，総摂取エネルギー量は増えていないにもかかわらず，肥満を呈するヒトの割合が増加している。ジアシルグリセロールは gorging で食事を摂っても，勝手に nibbling にしてくれる極めて便利な食事成分であるのかもしれない。作用機構に関するさらなる研究を期待する。

文　献

1) Matsuo N.: Nutritional characteristics and health benefits of diacylglycerol in foods. Food Sci Technol Res 2004 ; 10 ; 103−110.
2) Nagao T., Watanabe H., Goto N. et al : Dietary diacylglycerol suppresses accumulation of body fat compared to triacylglycerol in men in a double-blind controlled trial. J Nutr 2000 ; 130 ; 792−797.
3) Maki K.C., Davidson M.H., Tsushima R. et al : Consumption of diacylglycerol oil as part of a reduced-energy diet enhances loss of body weight and fat in comparison with consumption of a triacylglycerol control oil. Am J Clin Nutr 2002 ; 76 ; 1230−1236.
4) Teramoto T., Watanabe H., Ito K. et al : Significant effects of diacylglycerol on body fat and lipid metabolism in patients on hemodialysis. Clin Nutr 2004 ; 23 ; 1122−1126.
5) 池田郁男，菅野道廣：脂質吸収機構．Mebio 1993 ; 10 ; No. 10 ; 16−22.
6) 渡邊浩幸，鬼沢孝司，田口浩之ほか：ラットにおけるジアシルグリセリンの栄養

5. おわりに

学的特徴. 日本油化学会誌 1997；46；301−307.
7) Kondo H., Hase T., Murase T. et al: Digestion and assimilation features of dietary DAG in the rat small intestine. Lipids 2003；38；25−30.
8) Yanagita T., Ikeda I., Wang Y.M. et al: Comparison of the Lymphatic Transport of radiolabeled 1,3–dioleoylglycerol and trioleoylglycerol in rats. Lipids 2004；39；827−832.
9) Taguchi H., Nagao T., Watanabe H. et al: Energy value and digestibility of dietary oil containing mainly 1,3 − diacylglycerol are similar to those of triacylglycerol. Lipids 2001；36；379−382.
10) Kiyasu J.Y., Bloom B., Chaikoff I.L.: The portal transport of absorbed fatty acids. J Biol Chem 1952；199；415.
11) Murase T., Aoki M., Wakisaka T. et al: Anti-obesity effect of dietary diacylglycerol in C57BL/6J mice: dietary diacylglycerol stimulates intestinal lipid metabolism. J Lipid Res 2002；43；1312−1319.
12) Kamphuis M.M.J.W., Mela D.J., Westerterp-Plantenga M.S.: Diacylglycerols affect substrate oxidation and appetite in humans. Am J Clin Nutr 2003；77；1133−1139.
13) Murase T., Mizuno T., Omachi T. et al: Dietary diacylglycerol suppresses high fat and high sucrose diet-induced body fat accumulation in C57BL/6J mice. J Lipid Res 2001；42；372−378.
14) Murata M., Ide T., Hara K.: Reciprocal responses of dietary diacylglycerol of hepatic enzymes of fatty acid synthesis and oxidation in the rat. Brit J Nutr 1997；77；107−121.
15) Meng X., Zou D., Shi Z. et al: Dietary diacylglycerol prevents high-fat diet-induced lipid accumulation in rat liver and abdominal adipose tissue. Lipids 2004；39；37−41.
16) Sugimoto T., Kimura T., Fukuda H. et al: Comparisons of glucose and lipid metabolism in rats fed diacylglycerol and triacylglycerol oils. J Nutr Sci Vitaminol 2003；49；47−55.
17) Sugimoto T., Fukuda H., Kimura T. et al: Dietary diacylglycerol-rich oil stimulation of glucose intolerance in genetically obese rats. J Nutr Sci Vitaminol 2003；49；139−144.
18) Han L.-K., Takaku T., Li J. et al: Anti-obesity action of oolong tea. Int J Obesity 1999；23；98−105.
19) Han L.-K., Kimura Y., Okuda H.: Reduction in fat storage during chitin -chitosan

treatment in mice fed a high-fat diet. Int J Obesity 1999 ; 23 ; 174－179.
20) Fabry P., Fodor J., Hejl Z. et al : The frequency of meals : its relation to overweight, hypercholesterolaemia, and decreased glucose tolerance. Lancet 1964 ; ii ; 614－615.
21) Baker N., Huebotter J. : Lipogenic activation after nibbling and gorging in mice. J Lipid Res 1973 ; 14 ; 87－94.
22) Bellisle F., McDevitt R., Prentice A.M. : Meal frequency and energy balance. Brit J Nutr 1997 ; 77（suppl. 1）; S57－S70.

第6章　コレステロールの吸収と代謝

今泉　勝己*
朝比奈　誠**

1. はじめに

　コレステロール (Cho) は，生体膜の構成成分として重要であるばかりでなく，胆汁酸やホルモンの前駆体として生体には不可欠の脂溶性物質である。生体の各組織の細胞は Cho を合成できるが，ヒトは食事由来の Cho を摂取し，吸収している。体重70kg のヒトは体内コレステロールは140g であり，そのうちの1％以下 (1,200mg 程度) は毎日代謝回転している[1]。欧米型の食事をしているヒトでは，腸管に入る Cho は1200-1700mg であり，300〜500mg は食事からで残りは胆汁と少量が脱落細胞に由来する。800〜1,300mg の胆汁の Cho は毎日小腸内腔に放出されている。ヒトは小腸内腔に存在する Cho の50％程度を吸収する。吸収された Cho は肝臓でもっぱら処理されるが，肝臓は低密度リポタンパク質 (LDL)−Cho の異化と生産に関わっていることから，Cho の吸収は血漿 LDL−Cho の濃度にも影響することになる。実際，Cho 吸収阻害剤である ezetimibe は家族性高 Cho 血症患者の低密度リポタンパク質 (LDL)−Cho を低下させることが，最近臨床試験で明らかにされた[2]。したがって，小腸は Cho の吸収を介して血漿での Cho 代謝に強い影響を及ぼすことが可能である。
　本章では，Cho の吸収や代謝系に関係している各種のタンパク質が欠損あるいは過発現しているマウスを用いた実験から得られた知見をもとに，Cho の吸収機構ならびに体内での Cho 合成と代謝の仕組みについて説明する。

＊九州大学大学院農学研究院
＊＊九州大学大学院生物資源環境科学府

2．Cho 吸収の過程と機構

（1）小腸内腔での出来事

　脂肪吸収に先立って胃では舌リパーゼや胃リパーゼによって食事トリアシルグリセロール（TG）の加水分解が起こる。この水解産物はエマルジョンとして小腸に運ばれ，ここで胆汁や膵液と混ざる。膵液は，いくつかの加水分解酵素を含み，エステラーゼはエステル型 Cho（CE）から遊離型 Cho を切り出す。遊離型 Cho はそのままでは溶解度が低いので，吸収に先立って，胆汁酸・リン脂質・脂肪酸・モノアシルグリセロールから構成される混合ミセルに取り込まれる（図6-1）。Cho のミセル溶解は，小腸粘膜表面にある拡散バリアーである静止水層（unstirred water layer）を通過するために必要である。ミセルの分解は小腸粘膜細胞上で起こり，ついで，Cho は小腸細胞へ取り込まれる。小腸内腔における Cho 吸収に関する物理化学的なできごとはこれまで多年にわたり研究されてきた。また，最近は，遺伝子工学的な手法を適用した各種モデル動物を用いた研究が行われている。しかし，これらの研究にもかかわらず，小腸内腔における胆汁酸の量と組成やリン脂質（主として胆汁に由来し，一部は食

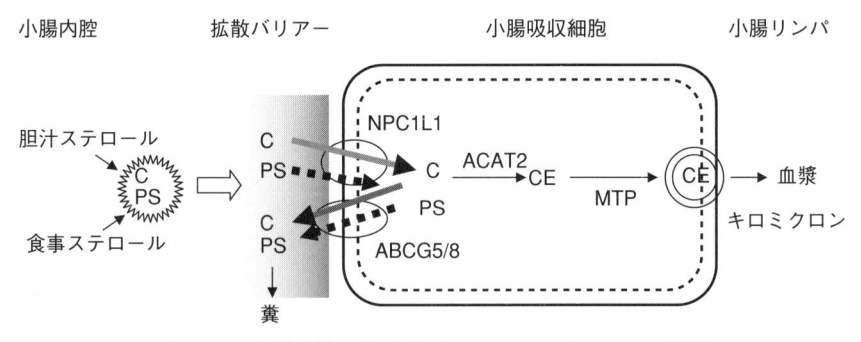

図6-1　小腸内腔から小腸リンパへのステロールの移動

C：コレステロール，PS：植物ステロール，CE：エステル型コレステロール，ABCG5/8：ABC トランスポーター G5/8，MTP：ミクロソーム転送タンパク質，NPC1L1：ニーマンピックタイプ C1 様タンパク質1，ACAT2：アシル CoA・コレステロールアシル基転移酵素

2. Cho 吸収の過程と機構　75

事に起因する）の量と組成が Cho の吸収にどのように関わっているのかについて依然明らかになっていない。ある状態では，小腸内腔でのステロール吸収過程は血漿コレステロール濃度決定に律速となり，この過程の崩壊は LDL-Cho の低下をもたらす。したがって，リパーゼ阻害剤である orlistat や食事脂肪の代替物である olestra などは，小腸内腔において，Cho を閉じ込める油層を形成するので，Cho のミセルへの溶解を妨害することができる[3,4]。また，植物ステロールや植物スタノールに富むマーガリンの消費などは血漿 Cho の低下に恩恵的であることが知られている[5]。植物ステロールの摂取量は，いくつかの国での調査で，167～437mg/日である。もっと多く摂取することによって，植物ステロールやスタノールは Cho のミセルへの溶解を妨害することによって Cho の吸収を阻害する[6,7]。植物ステロールやスタノールが，後述の ATP-結合カセットトランスポーター（ABC）-G5や ABCG8の小腸における誘導にどの程度かかわり，そして，それが Cho 吸収に関わっているのか否かについては不明である。なお，これら植物ステロール，スタノール，リパーゼ阻害剤や脂肪代替物の小腸内腔での作用は非特異的であり，それらが有する軽微な Cho 吸収抑制作用を示すためにはグラム単位の摂取量が1日数回必要である。

（2）小腸細胞によるステロールの取り込みと搬出

ステロールの吸収の第2段階は刷子縁膜を介したステロールの取り込みである。どのような機構によってステロールの流入が起こるのかはよく理解されていない。取り込みは濃度勾配に逆らった単純受動拡散で起こるが，ある特別なタンパク質を介する促通拡散が大部分の Cho の取り込みに関与するということが指摘されてきた。このような小腸 Cho 輸送担体として，膵臓のコレステロールエステラーゼとスカベンジャーレセプタークラスB1型（SR-B1）が想定されたが，これらタンパク質の役割はそれらが欠損したマウスの実験から否定された[8,9]。一方，空腸の腸細胞の刷子縁膜にある Niemann-Pick C1-Like 1（NPC1L1）タンパク質が Cho 吸収に関与するタンパク質であることが最近明らかとなった[10]。実際，NPC1L1欠損マウスでは野生型のマウスと比較

してCho吸収が70％程度少なかった。なお，後述のCho阻害剤であるezetimibeはNPC1L1欠損マウスではCho吸収抑制作用を示さなかったことから，ezetimibeはNPC1L1を介してその作用を発揮するものと考えられている。

　これまでは，小腸はコレステロールを吸収し，植物ステロールや貝類のステロールの吸収を抑制するトランスポーター機構があると考えられてきた。このような選択性は，現在は，小腸や肝臓からステロールを汲み出す細胞膜上のトランスポーであるABCG5やABCG8を介して行われると解釈されている[11]（図6-1）。ABCG5/8は小腸細胞の内腔側に存在している。高植物ステロール血症はこれらトランスポーターの変異に基づくものであるとの考えから，これらトランスポーターの欠損や過発現マウスが作製された[12,13]。これらのマウスの実験から，ABCG5/8は小腸で植物ステロールの移動に影響するだけでなく，肝臓における胆汁へのコレステロールや他のステロールの分泌にも影響することがわかってきた。なお，ABCG5/8がコレステロール以外のステロールの吸収を抑制する程度は同じでないこともわかってきた。つまり，Choの吸収率と比較して植物ステロール吸収率は低いが，カンペステロールの吸収率はシトステロールやスティグマステロールよりも大きい[14]（図6-2）。また，Cho酸化物はChoよりも吸収率が低いが，β-シトステロールやカンペステロール酸化物の吸収率はもとの植物ステロールのそれよりも大きい。したがって，機作は不明であるが，鎖の置換基の違いに加えて，ステロール骨格の酸素含有基の違いによってもステロールの吸収は大きな影響を受ける。

　ABCG5/8の機能の消失はヒトやラットで植物ステロールの吸収を高めるがコレステロール吸収には大きな影響は観察されていない[13]。また，高植物ステロール血症のヒトではCho吸収は抑制されていないとされている[15]。小腸内腔側へChoを搬出するトランスポーターであるABCG5/8や，基底膜側において血漿やリンパへのChoを搬出するトランスポーターであるABCA1は肝Xレセプター（LXR）に選択的なアゴニストに対して応答し，マウスにLXRアゴニストを摂取させるとこれら3種の小腸ABCタンパク質のmRNA発現は増加する[16,17]。SD系ラットにLXRのアゴニストを摂取させると小腸でのこ

2. Cho 吸収の過程と機構

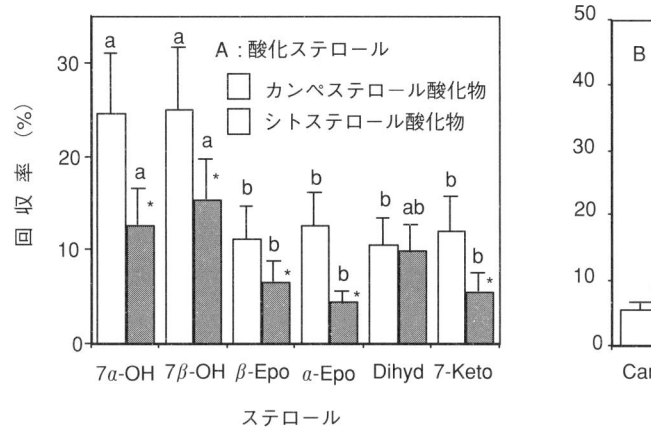

図6-2 ラットリンパにおける植物ステロール酸化物（A）とステロール（B）の回収率

平均値と標準誤差。異なった記号の平均値は有意差があることを示す。＊対応するカンペステロール酸化物の平均値に対して有意差があることを示す。β-Epo：β-エポキシ，α-Epo：α-エポキシ，β-sito：β-シトステロール，Cam：カンペステロール，Chol：コレステロール，Dihyd：ジヒドロ，Stig：スティグマステロール

れら3種の ABC タンパク質 mRNA 発現量は顕著に増加するとともにリンパ-キロミクロンへの Cho の輸送も顕著に抑制される（Kawata et al, 未発表）。したがって，この結果は，高植物ステロール血症のヒトや ABCG5/8 欠損マウスでの場合とは異なり，LXR アゴニストによって過発現された ABCG5/8 は Cho の吸収に影響することを示している。なお，高 Cho 食を摂取させた場合にもこれら ABC タンパク質の mRNA は小腸で増加する[16,17]。

ABCG5/8 の役割とは別に刷子縁膜で Cho の取り込みに関わるタンパク質が存在するか否かを明らかにすることに興味が寄せられている。このような Cho トランスポーターに関する研究は進行中であるが，そのようなトランスポーターが Cho 以外の他のステロールの取り込みにも関与しているか否かを明らかにすることも大切である。Cho 吸収阻害剤である ezetimibe を用いた実験では，刷子縁膜上には共通のステロール輸送担体があることが示唆されている[2,10,17]。高植物ステロール血症患者への ezetimibe の投与は血漿植物ステロールの低下をもたらしたことから，この薬物は植物ステロールの吸収を抑制す

ると考えられた。また，マウスの実験から，ezetimibe と類似の阻害作用がある薬物 SCH58053で処理した場合，食事 Cho の給餌にもかかわらず小腸における ABCG5/8の mRNA 発現は低下した。したがって，これらの実験から，動物および植物性ステロールは小腸の吸収細胞に共通のトランスポーターを介して取り込まれるが，ABCG5/8のタンパク質の発現は，これらステロールが細胞内に取り込まれて初めて発揮されることを示している。

（3）細胞内での出来事

小腸細胞内に入り，ABCG5/8を介して搬出されなかった Cho は，小胞体へ移動し，アシル CoA：コレステロールアシル基転移酵素-2（ACAT 2）によってエステル化される（図6-1）。Cho や植物ステロールの細胞内移動機構は不明であるが，培養ヒト小腸細胞（Caco-2）ではカベオリン（caveolin）が関与していることが示唆されている。ACAT 2 の阻害剤や欠損マウスを用いて Cho の吸収と輸送における ACAT 2 の役割が調査されている[18,19]。低 Cho 食を給餌した ACAT 2 欠損マウスでは Cho 吸収率は野生型のそれと変わらなかった。しかし，Cho と脂肪に富む食事を給餌した場合は，ACAT 2 欠損マウスの Cho 吸収率は野生型と比較して低く，肝臓や血漿の Cho 蓄積量も少なかった。したがって，ACAT 2 はもっぱら Cho の摂取量が増えたときに Cho の吸収を調節するようである。細胞内に取り込まれた Cho は最終的には CE として少量の遊離型 Cho やアポ B，トリグリセリドとともに新生キロミクロン（CM）を形成し，リンパへ運ばれる（図6-1）。この CM 組み立て過程はミクロソームトリグリセリド転送タンパク質（MTP）によって促進される。Cho 吸収における MTP の役割は，MTP 阻害剤によって処理されたヒトや実験動物で検証することによって明らかにされるはずであるが，無 β-リポタンパク質血症患者では Cho の吸収は抑制されないので，それほど大きくないとみなされている。

（4）吸収率測定法

Cho 吸収率の測定法として直説法と間法とがある。直接法は放射性 Cho

のリンパへの輸送速度を調べるものである。間接法には3つある。ここでは，これらの方法を比較検討したWangとCareyの論文を参考にしてCho吸収率測定法について紹介する[20]。

最も単純な二重標識血漿比法（plasma dual-isotope ratio method）では［^{3}H］Choや［^{14}C］Choをそれぞれ胃や静脈に投与し，3日後の血漿Cho同位体比率を計測する。Cho吸収率（％）＝（1 mℓ血漿当たりの胃内に投与した［^{14}C］Choに対する割合）÷（1 mℓ血漿当たりの静脈に投与した［^{3}H］Choに対する割合）×100。この場合，静脈に投与したChoの吸収率は100％であると仮定する。3日目の同位体比率が測定されているのは，投与1日，3日，5日目に測定したChoの吸収率は直接法やステロールバランス法によって得た値と最も近いからである。多くの研究者が利用している方法は二重標識糞採取法（fecal dual-isotope ratio method）である。本法では，放射性Cho（［^{14}C］）やマーカーとして非吸収性の放射性（［^{3}H］）植物ステロールあるいはスタノールが経口投与される。本法では，4日間採取した糞へ排泄された2つの放射性化合物とそれらの腸内細菌による代謝産物の比率の正確な測定が必要である。Cho吸収率（％）＝(投与［^{14}C］/［^{3}H］－糞中［^{14}C］/［^{3}H］)÷(投与［^{14}C］/［^{3}H］)×100。代謝的に平衡状態にあるときには，ステロールバランス法（sterol balance method）が利用できる。Cho吸収率(％)＝[(1日のCho摂取量＋1日の胆汁Cho排出量－1日の糞中性ステロール排泄量)÷(1日のCho摂取量)]×100。本法では，食事Choとそれが糞へ排泄された量との差から外因性Choの吸収率を見積るものである。本法では，胆汁を介した内因性中性ステロールの排泄量の測定が必要である。これらの方法は，ラット，ハムスター，モルモット，ウサギ，イヌ，サルやヒトで利用されてきた。

Cho吸収測定の精度は適用される方法によって異なる。最近は，ヒトでの適用が可能である安定同位体を利用した二重標識法（dual-isotope technique）が利用されることが多いようである。マウスでは，二重標識糞採取法あるいは二重標識血漿比法が用いられている。後者の方法は同じ量の放射性Choを静脈と胃に同時に投与する方法で，技術的に難しいので前者の方法を利用する研究が

多いようである。糞採取法では，Cho 吸収率は，胃へ投与する標識 Cho の溶解媒体の種類や糞の採取時間などによって影響を受ける。糞の採取時間が長引くと，投与後ただちに吸収された放射性 Cho の大部分が胆汁を介して糞に排泄されてくるからである。したがって，これら2つの方法を比較すると，糞採取法による Cho 吸収率は血漿比法によるそれと比較して低い。しかし，動物が低 Cho 食を給餌された場合は，両方法の場合とも，Cho 吸収率は摂取 Cho レベルに逆比例した値を与える。ABCG5/8に変異があるヒトや動物で Cho 吸収率を測定する場合に植物ステロールやスタノールがマーカーとして利用されると，これらに変異がある場合には本来非吸収性であるこれらのマーカーの吸収が高くなるため，実際よりも低い Cho 吸収値を与えることになる。

　Cho 吸収測定は通常は率（％）で表される。このようなデータは吸収効率を示すものであり，小腸から肝臓へ運ばれる Cho の絶対量の指標にならない。このような絶対量を知るためには，小腸内腔に存在する Cho の量が必要である。しかし，小腸内腔には測定できる食事由来の Cho に加えて，推定が困難な胆汁由来の Cho や脱落細胞由来の内因性の Cho があるため，Cho の絶対量の見積りは難しい。動物は糞食も行うので，それに由来する Cho も見積りに加えなければならない。

（5）吸収阻害剤

　ezetimibe は，多くの動物（マウス，アポ-E 欠損マウス，イヌ，サル，ハムスター）やヒトで Cho や植物ステロールの吸収を抑制することが知られている[21]。分子量409.4で，速やかに吸収され，小腸でグルクロン酸抱合され，腸肝循環する。半減期はヒトで24時間である。薬物代謝酵素の活性を阻害しない。また，Cho 合成阻害剤であるスタティンなどと臨床的に問題となる薬物相互作用は見出されていない。ezetimibe は，脂溶性ビタミンや脂肪の吸収は阻害しない。軽度な高コレステロール血症のヒトでは毎日10mg の投与で Cho 吸収が平均54％低下し，血漿 LDL-Cho のレベルが20.4％低下していた。この実験では，この低下がキロミクロン-Cho の肝臓への輸送の低下に由来する LDL-レセ

プター活性の増加に基づくのか，LDL-Cho合成速度の低下に基づくのかについては明らかでない。一方，家族性高Cho血症のヒトではこの薬剤によるLDL-Cho濃度の低下はLDL-Choの合成の低下に基づくことが示された。また，アポE-Leidenマウスでは，植物スタノールエステルの血漿コレステロール低下作用は肝臓におけるVLDL-Choの生産低下に基づくことが報告されている[22]。したがって，Cho吸収阻害剤はLDL-Choの生産の低下を介して血漿Cho低下を惹起できるようである。

(6) Cho吸収に関わるタンパク質

上述のezetimibeに高い感受性があり，Cho吸収に関わるとみなされている，小腸刷子縁膜に存在するタンパク質，Niemann-Pick C 1 like 1（NPC 1 L 1）が見出された[10]。このタンパク質を欠損させたマウスでは，野生型のそれと比較してChoの吸収率は70％程度少なかった。なお，この欠損マウスにおけるトリアシルグリセロールの吸収は野生型のそれと変わらなかった。NPC 1 L 1はCho合成の律速酵素であるHMG-CoA還元酵素や他のLDLR等のようにCho感受性領域を有している。NPC 1 L 1は，細胞内のCho貯蔵や輸送に関わっているタンパク質であるNPC 1の構成アミノ酸と50％程度の類似性がある。NPC 1 mRNAは多くの組織で発現しているが，NPC 1 L 1 mRNAは小腸での発現が最も大きい。

(7) Choの吸収に関わる遺伝因子

ABCA 1，ABCG5/8，NPC 1 L 1以外にもCho吸収の様々な過程に影響するタンパク質が存在することが指摘されている。このような過程を調査するために，次のように，実験動物を用いたCho吸収に関与する遺伝子座の解析が行われている。すなわち，Cho吸収率の高い近交系マウスと低い近交系マウスを交配させて子世代を作製し，それらと親系統を交配（バッククロス），あるいは子世代内で交配（インタークロス）することによって孫世代を作製する。孫世代の各個体はCho吸収率が異なる2つの近交系マウスより受け継いだゲノム

領域がランダムかつモザイク上に分布することになる。そのため，表現型であるCho吸収率が幅広い値を示す集団が得られる。各ゲノム領域がどちらの系統に由来しているかはマイクロサテライトのもつ繰り返し配列の反復回数の違いや一塩基置換多型等のDNAマーカーを用いて決定する。このようにして，Cho吸収率決定に関わる責任遺伝子と連鎖して孫世代に伝えられる染色体の領域（遺伝子座）を遺伝統計学的に同定することができる。

　この連鎖解析をマウスに適用してCho吸収関するいくつかの遺伝子座が報告されている。Schwarzらは，Cho吸収率が異なるAKR，DBA/2，129，SJLマウスを用いた連鎖解析により第1，5，6，15および19染色体にCho吸収に関与する遺伝子座を同定している[23]。また，Sehayekらは，血漿カンペステロールとシトステロール濃度が異なる2種の近交系マウス（C57BL/6J，CASA/Rk）を用いて，第2と14染色体に高い連鎖を示す遺伝子座を同定した[24]。マウスにおけるこれらの遺伝子座は，Cho吸収との関係が示唆されているNPC1L1，ABCG5/8遺伝子が存在する第11と17染色体とは異なる染色体上に存在していることから，新たな遺伝子を含んでいる可能性が高いと思われる。

3．Choの代謝

（1）マウスにおけるChoの代謝経路

　Cho代謝に関わるタンパク質の欠損や過剰発現はマウスを用いて行われることが多い。マウスにおけるCho代謝の概要は図6-3のとおりである。この図では，Choの代謝を肝外組織（体重の90％）の細胞，血液血漿（体重の4.0％），肝臓（体重の5％）と小腸への排泄に分けて示している。大部分のChoの合成は肝外組織の細胞で行われる[25]。ミクロソームで合成されたChoは細胞内に沈着することはないので，細胞膜に運ばれ，ついで，細胞外へと放出される[26]。この過程に，循環血中のアポA-Iと細胞膜に存在するABCA1が関与することが示唆されている。血漿中ではChoはレシチン：コレステロールアシル基

3．Choの代謝　83

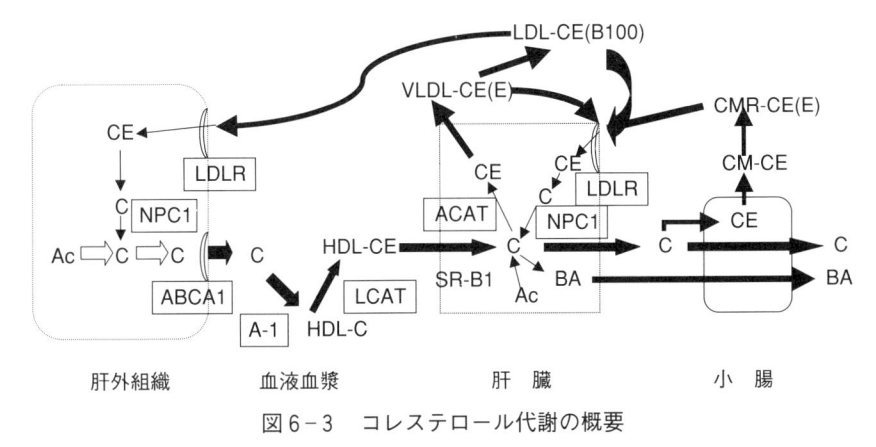

図6-3　コレステロール代謝の概要

A-1：アポA-1，ABCA1：ABCトランスポーターA1，ACAT：アシルCoA・コレステロールアシル基転移酵素，Ac：酢酸，B100アポ：B100，BA：胆汁酸，C：コレステロール，CE：エステル型コレステロール，CM：キロミクロン，CMR：キロミクロンレムナント，E：アポE，HDL：高密度リポタンパク質，LCAT：レシチン・コレステロールアシル基転移酵素，LDL：低密度リポタンパク質，NPC1：ニーマンピックタイプCタンパク質1，SR-B1：スカベンジャーレセプタークラスBタイプ1

転移酵素（LCAT）によってCEにエステル化され，成熟HDL-CEとして肝へ運ばれる。CEは主として肝やホルモン生産臓器に存在するSR-B1によってHDLから除去され，遊離型Cho（C）に変換される[27]。これらのChoは食事に由来するChoや肝臓で合成されたChoと一緒になり，次の三通りの経路で代謝される。すなわち，①胆汁酸（BA）に変換され，小腸を通って排泄される。②そのままChoとして胆汁に分泌され糞便に排泄される。③アシル-CoA：コレステロールアシル基転移酵素（ACAT）によってエステル化され，VLDLとして血漿へ放出される。VLDLが異化される過程でCEはLDLに組み込まれ，その20％程度は細胞膜上のクラスリン被覆小胞（clathrin-coated vesicle）にある低密度リポタンパク質レセプター（LDLR）を介して肝外組織細胞に取り込まれ，リソソームへ運ばれて遊離型Choに水解後は細胞で新合成されたChoと混じり血漿へと輸送される。

　肝外組織で合成されたChoは肝臓を介して，中性ステロールや胆汁酸として糞便へ排泄される。この図では示していないが，Choは皮膚細胞の剥離やス

テロイドホルモンへの変換後の分泌などによっても体から排出されている。なお，糞中への胆汁酸やChoの排泄から算出したChoの排出量は，食事Choの摂取量や合成量などから推定した体内への取り込み量と比較して低い。

（2）マウスと他の哺乳動物におけるCho代謝の比較

マウスのCho代謝は，量的にも質的にも他の実験動物，特に霊長類のそれとかなり異なる（表6-1）[28]。マウスのCho摂取量は，穀類を主とした飼料を用いた場合で，30mg/日/kg体重であり，他の動物よりも多い。なお，Choの吸収率はマウスやヒトで30〜70%である。マウスのCho合成量は約160mg/日/kgであり，ヒトのそれ（10mg/日/kg）よりかなり大きい。Cho合成に対する肝の寄与はマウスなどのげっ歯類では約40%であり，霊長類や人のそれ（10〜12%）よりも大きい。一方，体内のCho存在量はげっ歯類やヒトでほぼ同じであり（約2,200mg/kg），年齢の影響を受けないので，マウスにおける食事と合成によるCho体内流入量（約190mg/日/kg）はヒトのそれ（15mg/日/kg）の約13倍である。肝はマウスもヒトも血漿のLDLを異化する主要臓器である。マウスでのLDLへのChoの流入速度（約50mg/日/kg）はヒトのそれ（13mg/日/kg）

表6-1　マウスと他の動物におけるコレステロール代謝の代表値

	マウス(0.025kg)	ハムスター(0.12kg)	カニクイザル(6kg)	ヒト(70kg)
A. Cho摂取量（mg/d/kg）	30	9	5	5
B. 動物あたりCho合成速度（mg/d/kg）	160	40	12	10
C. 動物あたりCho合成における肝の寄与（%）	40	35	12	10
D. 動物あたりのLDL-Cho合成速度（mg/d/kg）	50	28	17	13
E. LDL異化における肝の寄与（%）	80	75	80	70
F. 定常期LDL-Cho濃度（mg/dℓ）	7	25	55	120
G. 糞への中性ステロール排泄速度（mg/d）	60	18	NA	8
H. 糞への胆汁酸排泄速度（mg/d）	50	24	NA	7

NA：未分析

の約4倍であるが，マウス肝臓でのLDLの異化速度は約500mℓ/日/kgでありヒトのそれ（約12mℓ/日/kg）の40倍である。したがって，定常状態でのマウスのLDLとして輸送されるCho濃度は7mg/dℓであるが，ヒトでのそれは100mg/dℓを超えている[25]。なお，マウスやヒトはChoをほぼ量の中性ステロールや胆汁酸として糞へ排泄している。

(3) 正常なマウスにおけるChoバランス

マウスにおけるChoバランスに関する5つの特徴を表6-2に示している[28]。Cho代謝に関与するタンパク質に異常がない正常マウスでは，Choの体内存在量は2,175mg/kg（A1）であるが，血漿中のChoの存在量ははるかに少ない（45mg/kgあるいは95mg/dℓ）（A3）。肝外組織から血漿を介した肝臓へのCho

表6-2 マウス全体，血漿或いは肝外組織からのコレステロール搬出に影響する遺伝的および薬物による処置

処置	1.全体のChoプールの大きさ(mg/kg)	2.肝外組織からのCho搬出(mg/d/kg)	3.血漿Choプールの大きさ(mg/kg)	4.糞中性ステロールの排出(mg/d/kg)	5.糞胆汁酸の排出(mg/d/kg)
A.対照マウス	～2,000	～100	～50	～60	～50
肝外組織(対照マウスに対する強弱)					
B.NPC1 $^{-/-}$	+++	±	±	++	±
C.ABCA1 $^{+++}$	±	±	+	+++	±
血漿(対照マウスに対する強弱)					
D.LDLR $^{-/-}$	±	±	+++	±	±
E.SR-B1 $^{-/-}$	±	±	+++	±	±
F.ApoE $^{-/-}$	±	±	+++		±
G.ApoA1 $^{-/-}$	±	±	---	±	±
H.CETP $^{+++}$	±	±	---		
全身(対照マウスに対する強弱)					
I.CYP7A1 $^{-/-}$	±	±	±	+++	--
J.CYP27 $^{-/-}$	±	±	±	+++	--
K.CT $^{+/-}$	±	±	±	+++	±
L.IBAT $^{+/-}$	±	±	±	±	+++

ABCA1：ABCトランスポーターA1，ApoA1：アポA-1，CETP：コレステロールエステル転送タンパク質，CT：コレステロール吸収阻害剤，CYP7A1：コレステロール7α-ヒドロキシラーゼ，CYP27：ステロール27-ヒドロキシラーゼ，IBAT：胆汁酸吸収阻害剤，LDLR：低密度リポタンパク質レセプター，NPC1：ニーマンピックタイプCタンパク質1，SR-B1：スカベンジャーレセプタークラスB

流入量は約92mg/日/kgであり（A2），これらは食事や肝での合成に由来するChoと一緒になる。糞への中性ステロールとしてのCho排泄量は60mg/日/kg（A4）であり，胆汁酸としてのそれは50mg/日/kg（A5）である。

（4）細胞内ステロール輸送に欠損があるマウスにおけるChoバランス

表6-2のBとCに細胞膜を介してChoが運び出される時に関与するタンパク質に変異が見つかっている2つの例を示している。まず，Niemann Pick C1（NPC1）である。NPC1はほとんどの組織で発現しており，アポBを含む血清リポタンパク質のCho をリソソームへ運び，ついで，遊離型Choが細胞内で新合成されたそれとともに細胞膜に輸送されることに関与している（図6-3）。NPC1の欠損マウスではChoの転送が障害を受け，lateエンドソームやリソソームでChoの蓄積がみられ[29]，この欠損マウスの体内Cho量は正常マウスのそれの約2.5倍に上る（B1）。Choの輸送におけるこのような機能障害に伴い，補償的にCho新合成が高まり，肝外組織から肝臓へのChoの輸送（B2）や糞便へのCho輸送（B4）はむしろ高くなる。

2番目の例はABCA1である。このタンパク質はほとんどの組織で発現しており，特に，胎盤，内分泌腺，小腸，肝臓，マクロファージでの発現が大きい。マクロファージで発現しているABCA1は細胞膜を介して細胞内のChoを血漿のアポA-Iに引き渡す作用があるとみなされている（図6-3）。もしこのタンパク質が肝外組織から血漿へのChoの移動に重要な役割を担っているとすれば，ABCA1をマウスで過発現することによって肝外組織のChoの代謝回転が上昇するはずである。しかし，肝臓から糞へのChoの排泄は増加したが（C4），肝外組織のChoの代謝（C1，C2）に大きな変化は見られなかった（図6-3）。したがって，ABCA1はマクロファージにおけるChoの血漿への排出には重要な役割を果たすが，肝外組織を構成する他の多くの細胞においてはこのタンパク質の役割はそれほど大きいものではないようである。

（5）血漿リポタンパク質代謝に異常があるマウスにおける Cho バランス

Cho の輸送に関わるタンパク質の機能が停止したマウスでは血漿リポタンパク質に含まれる Cho の異化が抑制される。血漿 Cho のプールはそれぞれ増加し，LDLR 欠損マウスで105mg/kg（D3），SR-B1 欠損マウスでは118mg/kg（E3），アポ E 欠損マウスでは226mg/kg（F3）であり，LDL，HDL あるいはレムナントが増加する。一方，体全体の Cho プールはほとんど影響を受けない（D1-F1）。また，肝外組織から肝臓への Cho の流入に対する影響も大きくない（D2-F2）。さらに，糞中への中性ステロールの排泄（D4，E4）と胆汁酸の排泄（D5-F5）も影響を受けない。つまり，正味のコレステロールバランスは影響を受けない。類似の傾向は血漿 HDL 濃度に影響する輸送タンパク質（アポ A-1，CETP，SR-B1）の機能に変化がある場合にも見られる。アポ A-I 欠損マウスや CETP 過発現マウスでは血漿 Cho プールは低下（11mg/kg，G3；22mg/kg，H3）し，SR-B1 欠損マウスでは増加（118mg/kg E3）する。これらのマウスでは，体の Cho プール（E1，G1，H1）や肝外組織から肝臓への Cho 輸送速度（E2，G2，H2）も影響を受けていない。

これらのことから，血漿リポタンパク質の輸送に関与しているタンパク質の機能を欠損あるいは過発現させるとこれら血漿リポタンパク質の濃度は大きな影響を受けるといえる。しかし，これら血漿での Cho の変化は肝外組織から肝臓への Cho の正味の輸送にあまり影響せず，また，肝臓から糞への中性と酸性ステロールの排泄にも影響しない。

（6）肝臓からの中性と酸性ステロールの排出に変化があるマウスにおける Cho バランス

Cho 7α-ヒドロキシラーゼ（CYP7A1）やステロール27-ヒドロキシラーゼ（CYP27）の欠損によってマウス肝臓で胆汁酸合成が抑制されているときには，糞中への胆汁酸排泄量はコントロールマウスの40%程度に低下する（I5，

J5)。小腸の胆汁酸プールも低下することから，Cho の吸収も著しく低下する。そのため，補償的に肝臓での Cho 合成が増加する。また，Cho の胆汁酸への変換が抑制されるため，糞中への中性ステロールの排泄が増加する(I4，J4)。したがって，結果的には，胆汁酸合成の阻害によって Cho の代謝回転は増す。Cho 吸収阻害剤（K）や胆汁酸吸収阻害剤（L）でマウスを処理した場合にも肝臓 Cho の代謝は増加する。前者では，中性ステロール排泄の増加（K4）を伴うが，胆汁酸排泄には変化がない（K5）。一方，後者では，糞中への胆汁酸排泄を増すが（L5），中性ステロール排泄には影響しない（L4）。

　以上，マウスの4つの例で示したように，肝臓は，Cho 合成や胆汁酸合成の変化に対応した肝臓における正味の Cho バランスの変化に，適応できる。霊長類は，肝臓におけるこれらの変化に適合するように肝臓の LDLR 活性を変化させ，そして，血漿 Cho プールを変化させる。しかし，マウスではこれらの調節は速やかでかつ完全に行われるので，肝臓の LDLR 活性の変化，体全体の Cho プール（I1-L1），血漿 Cho プール（I3-L3），そして，肝外組織から肝臓へのステロールの輸送（I2-L2）に顕著な影響が見られない。

4．結　論

　マウスと霊長類の Cho バランスには量的，質的な差異がある。しかし，欠損マウスや過発現マウスで見られる Cho 代謝の変化はヒトでも見られる。NCP1のようなタンパク質の機能の消失は細胞内 Cho のプールの増大を起こすが，末梢組織から肝臓への Cho の移動ならびに肝臓から糞への Cho の排泄には影響しない。一方，血漿リポタンパク質の代謝に影響する機能タンパク質の変化は血漿 Cho プールに大きく影響する。しかし，それぞれの組織の Cho プールや糞へのステロール排泄速度には影響しない。また，Cho や胆汁酸の腸肝循環に影響するタンパク質に変化が生じると，糞のステロール排泄速度は大きく変動するが，体全体や血漿 Cho プールの変化は伴わない。

文 献

1) Grundy S.M., Metzger A.L.: A physiological method for estimation of hepatic secretion of biliary lipids in man. Gastroenterology 1972 ; 62 ; 1200−1217.
2) Gagne C., Gaudet D., Bruckert E. et al: Efficacy and safety of ezetimibe coadministration with atrovastatin or simvastatin in patients with homozygous familiar hyperCholesterolemia. Circulation 2002 ; 105 ; 2469−2475.
3) Crouse J.R., Grundy S.M.: Effects of sucrose polyester on Cholesterol metabolism in man. Metabolism 1979 ; 28 ; 994−1000.
4) Mittendorfer B., Ostlund R.E. Jr., Patterson B.W. et al: Orlistat inhibits dietary Cholesterol absorption. Obes Res 2001 ; 9 ; 599−604.
5) Miettinen T.A.: Cholesterol absorption inhibition : A strategy for Cholesterol lowering therapy. Int J Clin Pract 2001 ; 55 ; 710−716.
6) Ostlund R.E. Jr.: Phytosterols in human nutrition. Annu Rev Nutr 2002 ; 22 ; 533−549.
7) Nissinen M., Gylling H., Vuoristo M. et al: Micellar distribution of Cholesterol and phytosterols after duodenal plant stanol ester infusion. Am J Physiol 2002 ; 282 ; G1009−G1015.
8) Weng W., Li L., van Bennekum A.M. et al: Intestinal absorption of dietary Cholesteryl ester is decreased but retinyl ester absorption is normal in carboxyl ester lipase knockout mice. Biochemistry 1999 ; 38 ; 4143−4149.
9) Mardones P., Quiñnes V., Amigo L. et al: Hepatic Cholesterol and bile acid metabolism and intestinal Cholesterol absorption in scavenger receptor class B type 1 −deficient mice. J Lipid Res 2001 ; 42 ; 170−180.
10) Altmann S.W., Davis H.R. Jr., Zhu Li-ji. et al: Niemann-Pick C 1 like 1 protein is critical for intestinal Cholesterol absorption. Science 2004 ; 303 ; 1201−1204.
11) Graf G.A., Li W.-P., Gerard R.D. et al: Coexpression of ATP−binding cassette proteins ABCG 5 and ABCG 8 permits their transport to the apical surface. J Clin Invest 2002 ; 110 ; 659−669.
12) Yu L., Li-Hawkins J., Hammer R.E. et al: Overexpression of abcg 5 and abcg 8 promotes biliary Cholesterol secretion and reduces fractional absorption of dietary Cholesterol. J Clin Invest 2002 ; 110 ; 671−680.
13) Yu L., Hammer R.E., Li-Hawkins J. et al: Disruption of Abc 5 and Abcg 8 in mice reveals their crucial role in biliary Cholesterol secretion. Proc Natl Acad Sci USA 2002 ; 99 ; 16237−16242.
14) Tomoyori H., Kawada Y., Higuchi T. et al: Phytosterol oxidation products are

absorbed in the intestinal lymphatics in rats but do not accelerate atherosclerosis in apolipoprotein E-deficient mice. J Nutr 2004 ; 134 ; 1690−1696.
15) Lütjohann D., Björkhem I., Beil U.F. et al : Sterol absorption and sterol balance in phytosterolemia evaluated by deuterium-labeled sterols : effect of sitostanol treatement. J Lipid Res 1995 ; 36 ; 1763−1773.
16) Berge K.E., Tian H., Graf G.A. et al : Accumulation of dietary Cholesterol in sitosterolemia caused by mutations in adjacent ABC transporters. Science 2000 ; 290 ; 1771−1775.
17) Repa J.J., Dietschy, J.M., Turley S.D. et al : Inhibition of Cholesterol absorption by SCH58053 in the mouse is not mediated via changes in the expression of mRNA for ABCA 1, ABCG 5 or ABCG 8 in the enterocyte. J Lipid Res 2002 ; 43 ; 1864−1874.
18) Sudhop T., von Bergmann K. : Cholesterol absorption inhibitors for the treatment of hyperCholesterolemia. Drugs 2002 ; 62 ; 2333−2347.
19) Buhman K.K., Accad M., Novak S. et al : Resistance to diet-induced hyperCholesterolemia and gallstone formation in ACAT 2 −deficient mice. Nat Med 2000 ; 6 ; 1341−1347.
20) Wang D.Q.-H., Carey M.C. : Measurement of intestinal Cholesterol absorption by plasma and fecal dual-isotope ratio, mass balance, and lymph fistula methods in the mouse : an analysis of direct versus indirect methodologies. J Lipid Res 2003 ; 44 ; 1042−1059.
21) Turley S.D., Dietschy J.M. : Sterol absorption by the small intestine. Cur Opin Lipidol 2003 ; 14 ; 233−240.
22) Volger O.L., van der Boom H., Elly C. M. de Wit et al : Dietary plant stanol esters reduce VLDL Cholesterol secretion and bile saturation in apolipoprotein E* 3 -Leiden transgenic mice. Arterioscler Thromb Vasc Biol 2001 ; 21 ; 1046− 1052.
23) Schwarz M., Davis D.L., Vick B.R. et al : Genetic analysis of intestinal Cholesterol absorption in inbred mice. J Lipid Res 2001 ; 42 ; 1801−1811.
24) Sehayek E., Duncan E.M., Lutjohann D. et al : Loci on Choromosome 14 and 2, distinct from ABCG5/ABCG8, regulated plasma plant sterol levels in a C57BL/6J × CASA/Rk intercross. Proc Natl Acad Sci USA 2002 ; 99 ; 16215−16219.
25) Dietschy J.M., Turley S.D., Spady D.K. : Role of liver in the maintenance of Cholesterol and low density lipoprotein homeostasis in different animal species, including humans. J Lipid Res 1993 ; 34 ; 1637−1659.

26) Schmitz A.J., Langmann T.: Structure, function and regulation of the ABC 1 gene product. Curr Opin Lipidol 2001 ; 12 ; 129−140.
27) Connelly M.A., Williams D.L.: Scavenger receptor B 1 : A scavenger receptor with a mission to transport high density lipoprotein lipids. Curr Opin Lipidol 2004 ; 15 ; 287−295.
28) Dietschy J.M., Turley S.D.: Control of Cholesterol turnover in the mouse. J Biol Chem 2002 ; 277 ; 3801−3804.
29) Soccio R.E., Breslow J.L.: Intracellular Cholesterol transport. Arterioscler Thromb Vasc Biol 2004 ; 24 ; 1150−1160.

第7章　脂質の代謝調節と遺伝子発現

佐 藤 隆一郎*

1．コレステロール合成経路

　コレステロールは細胞膜の主要構成成分として重要な働きをしている。またリポタンパク質，胆汁酸，ステロイドホルモン，ビタミンDの原料として必須である。すべての細胞は，細胞内で自らコレステロールを合成するのと同時に，細胞表面のLDL受容体を介して血液中からLDLを取り込み，ここからコレステロールを獲得している。この2つの経路は，精密な調節機構のもとにある。すなわち，細胞内のコレステロール量が過剰になるとコレステロール合成，取り込みの両経路は抑制され，一方不足状況下では促進される。

　コレステロールはアセチルCoAを原料として20段階以上の酵素反応を介して合成される（図7-1）。本経路の上流に位置し，HMG–CoAからメバロン酸への変換を触媒するHMG–CoA還元酵素は，本経路の律速酵素である。このことから，本酵素の特異的阻害剤が日本で開発され，高脂血症の治療薬として世界で広く使用されている。ファルネシルピロリン酸からは，糖タンパク質合成に関与するドリコール，電子伝達系に関わるヘムA，ユビキノンが合成されることから，本経路はコレステロール以外にも重要な生理活性をもつ化合物の合成に関与する経路と言える。さらに種々のタンパク質のC末端側への修飾を行うファルネシル基，ゲラニルゲラニル基を供給しており，これらタンパク質は細胞内の小胞輸送やシグナル伝達に重要な働きをしている。細胞内でコレステロールが過剰になると転写因子SREBP（Sterol Regulatory Element–binding

---

＊東京大学大学院農学生命科学研究科

1．コレステロール合成経路　93

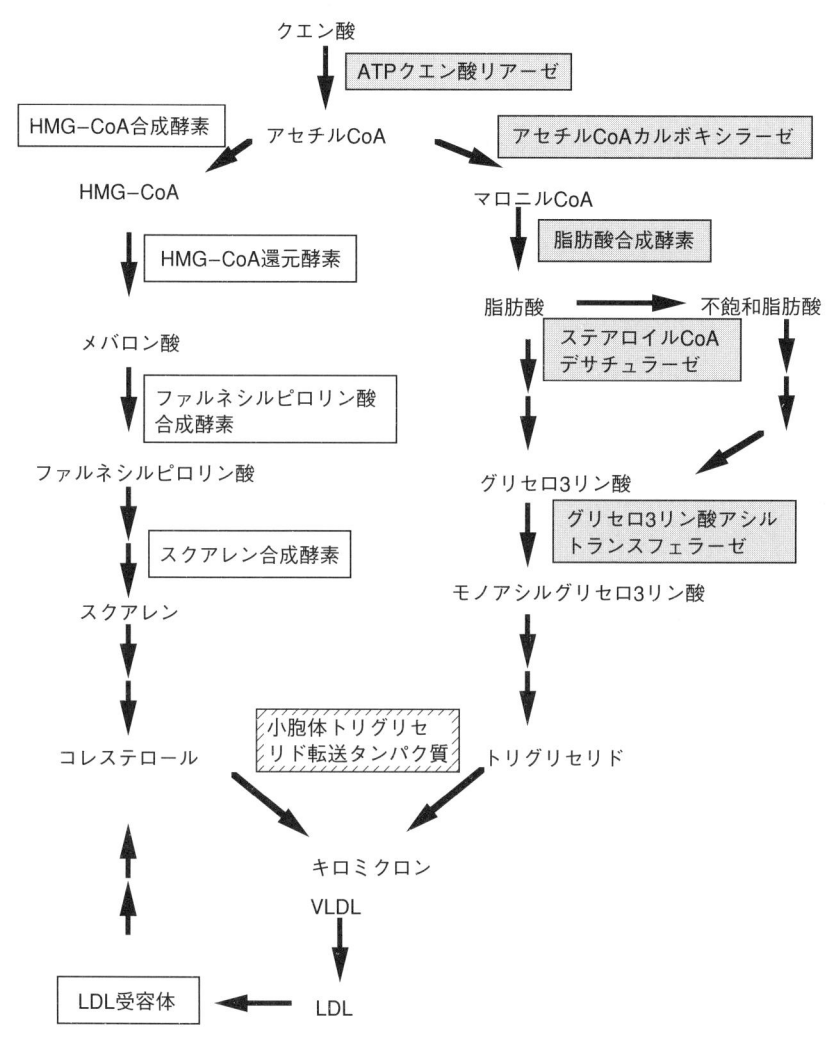

図7-1　SREBP1，SREBP2により転写制御を受ける酵素・タンパク質遺伝子

白抜きの四角で囲まれた酵素・タンパク質は主としてSREBP2により調節される。影つきの四角で囲まれた酵素は主としてSREBP1により調節される。斜線つきの四角で囲まれた酵素はSREBP1・2の両方で負に制御される。

Protein) が不活性化され，種々の合成酵素（HMG‒CoA 合成酵素，還元酵素，メバロン酸キナーゼ，ファルネシルピロリン酸合成酵素，スクアレン合成酵素）の転写が抑制され，結果として酵素活性が低下し，コレステロール合成は減少する[1]。同様の機構で，LDL 受容体の遺伝子発現も抑制され，こうして細胞外からのコレステロールの取り込みも低下する。コレステロール合成経路の律速酵素である HMG‒CoA 還元酵素は，細胞内コレステロール量が上昇すると分解が亢進し，即座に活性を抑制する制御をも受ける。本酵素は律速酵素として重要であることから，転写ならびに翻訳後調節の双方を受けると考えることができる。

2．転写因子 SREBP

SREBP は核内において，LDL 受容体等の応答遺伝子の 5' 上流域に存在する SRE（Sterol Regulatory Element）配列（5'‒TCACNCCAC‒3' 様配列）に結合し，転写を正に制御する（図7‒2）。SREBP は転写因子としては極めて稀なことに，合成直後は2箇所の膜貫通領域を介して細胞内小器官である小胞体膜上に膜タンパク質として局在する。N 末端側と C 末端側を細胞質へと突き出す形で小胞体膜上に位置し，N 末端側480アミノ酸に転写因子として必要な bHLH‒Zip（basic Helix–Loop–Helix–leucine Zipper）領域をもち，C 末端側は，同じく小胞体膜タンパク質である SCAP（SREBP Cleavage Activating Protein）の C 末端側と結合し，膜上で二量体を形成している。細胞内のコレステロール量の多少は，小胞体膜中のコレステロール量により感知されている。細胞膜，その他の細胞内小器官膜の中で小胞体膜のコレステロール含量は低く，細胞内のコレステロール量の多少によって大きく変動しうることから，センサー部位として機能している。小胞体膜上には ACAT（Acyl CoA Cholesterol Acyltransferase）が存在し，小胞体膜中の遊離コレステロールが多くなると，これをエステル化し，細胞内へ貯蔵する。細胞内に過剰の遊離コレステロールを保持することは，細胞膜等の膜機能の恒常性維持に有害であり，エステル化はこれを回避する手段でもあ

2. 転写因子 SREBP

る。同じく，小胞体膜中のコレステロールが増加すると SCAP はこれを結合し，構造を変化させ，その結果，別の小胞体膜タンパク質 INSIG（Insulin Inducing Gene）と結合する。INSIG は 6 回膜貫通膜タンパク質で，インスリンにより強く発現が亢進する遺伝子として見出されたが，その機能は不明のタンパク質であった。こうしてコレステロール過剰条件下では，SREBP – SCAP 複合体は，SCAP と INSIG が相互作用することにより小胞体膜上にとどまる。一方，コレステロール量が低下してくると，SCAP と INSIG 間の相互作用は起こらず，SREBP – SCAP 複合体は小胞体からゴルジ体へと小胞輸送され，ゴルジ体に局在する 2 種類の切断酵素により SREBP の N 末端側が切り出され，これが活性型として核へ輸送され，核内で転写因子として，LDL 受容体等の応答遺伝子の発現を正に調節する。ゴルジ体における SREBP 切断は，ゴルジ体内腔のループ部位で第 1 切断が起こり，続いて第 1 膜貫通領域において第 2 切断が起こる。第 1 切断酵素 S 1 P（Site 1 Protease）はセリンプロテアーゼ，第 2 切断酵素 S 2 P（Site 2 Protease）は金属要求性プロテアーゼで，いずれも膜タンパク質である。小胞体膜中のコレステロールが過剰になると，このようなプロセシング

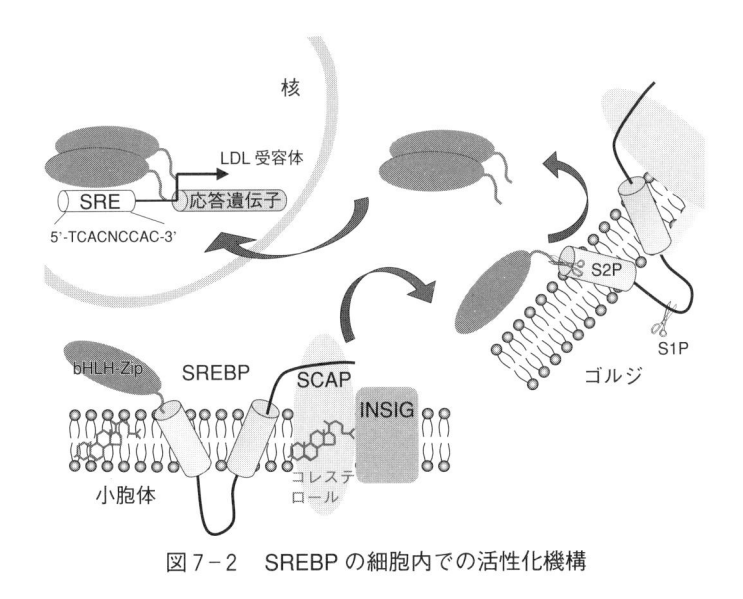

図 7-2　SREBP の細胞内での活性化機構

によるSREBPの活性化は起こらず，核内へ活性型SREBPは到達せず，おのずとLDL受容体等の応答遺伝子の発現は低下する。

3．SREBPによる脂肪酸代謝調節

　SREBPはLDL受容体遺伝子発現を制御する転写因子として発見された。SREBPは2つの遺伝子によりコードされたSREBP-1とSREBP-2からなるファミリーを形成しており，互いに47%のアミノ酸相同性を保持し，N末端側にはbHLH-Zip領域，分子中央部に2箇所の膜貫通領域，C末端側にSCAP結合領域を持つ酷似した構造を呈している（図7-3）。応答遺伝子の解析，発生工学的解析の結果，SREBP-1は主に脂肪酸合成関連遺伝子を，SREBP-2はコレステロール代謝関連遺伝子の転写を制御することがわかってきた（図7-1）。SREBP1はインスリンにより発現が上昇し，インスリンにより転写が促進される遺伝子の多くはSREBP1が直接転写を制御するものと考えられている。摂食後，インスリン分泌が亢進すると，脂肪酸，トリグリセリド合成経路の種々の酵素活性が上昇し，エネルギーをトリグリセリドとして貯蔵する方向へと向かう（図7-1）。このとき，それら酵素遺伝子の多くが，SREBP1の働きで転写が促進され，発現酵素タンパク質量が増大して，酵素活性が上昇する。SREBP2はコレステロール合成経路の酵素遺伝子，LDL受容体遺伝子を主と

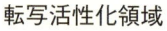

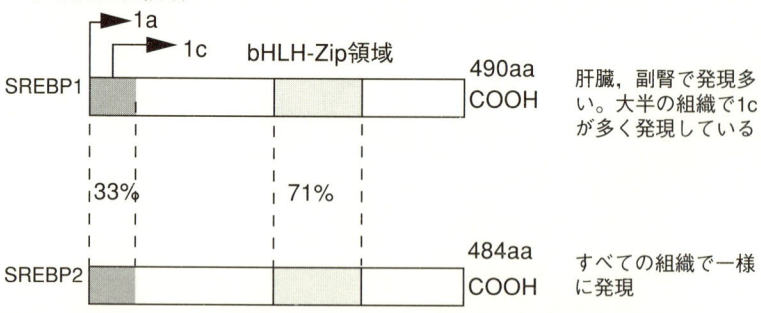

図7-3　ヒトSREBP1，SREBP2活性型の構造と比較
各部位のアミノ酸相同性を%で示した。

して制御する。興味深いことに、SREBP2遺伝子自身、コレステロールが多くなると発現が抑制され、自らの発現を自ら調節する機構をもっている[2]。小腸、肝臓において合成もしくは細胞内に取り込まれたコレステロールやトリグリセリドは、小胞体トリグリセリド転送タンパク質の作用によりアポリポタンパク質Bとキロミクロン（小腸）、VLDL（Very Low Density Lipoprotein, 肝臓）を形成、分泌される。この小胞体トリグリセリド転送タンパク質はSREBP－1と－2により発現が負に制御される数少ない遺伝子の1つとして挙げられる（図7-1）。以上の知見から、脂質代謝の中心である、脂肪酸ならびにコレステロール代謝は2種類の転写因子SREBPにより支配されていると言うことができる。

4. PPARによる脂質代謝調節

　PPAR（Peroxysome Proliferator-activated Receptor）は、脂質分解に関与する細胞内小器官ペルオキシソームを増加させる作用を仲介するタンパク質として発見された。現在までに、3種類のサブタイプが同定され、α、δ、γ型と分類される（図7-4）。PPARは脂溶性ビタミンやホルモンをリガンドとする核内受容体と呼ばれる転写因子のファミリーの一員であり、構造的には分子中央部にDNAとの結合に関与する部位、C末端側にリガンド結合部位をもっている。PPARは核の中ではRXRと呼ばれる別の核内受容体とヘテロ2量体を形成して、応答遺伝子のDNAに結合し、転写を調節している[3]。

　PPARαは肝臓に多く見られ、肝細胞内小器官のペルオキシソームとミトコンドリアで行われる脂肪酸の酸化を調節する働きがある。抗高脂血症剤であるフィブラート系薬剤はPPARαの強力な合成リガンドとしてPPARαを活性化し、ペルオキシソーム、ミトコンドリアで脂肪酸のβ酸化に関わる酵素群の発現を亢進し、脂肪酸酸化を促進する働きをもっている。応答遺伝子はいずれもプロモーター領域にDR-1（Direct Repeat-1）と呼ばれるPPAR応答配列（5'-AGGTCAxAGGTCA-3'、AGGTCAの繰り返し配列の間に一塩基を含む）を有し

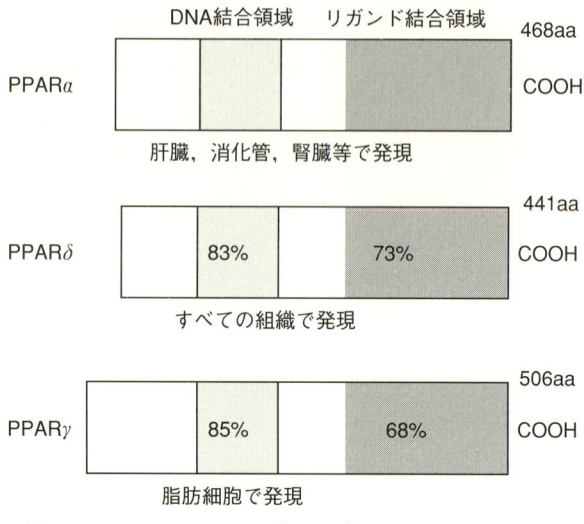

図7-4 ヒトPPARサブタイプの構造と発現部位

```
                DNA結合領域    リガンド結合領域
                                              468aa
PPARα    [          |          |          ]  COOH
              肝臓, 消化管, 腎臓等で発現

                                              441aa
PPARδ    [          |   83%    |   73%    ]  COOH
                  すべての組織で発現

                                              506aa
PPARγ    [          |   85%    |   68%    ]  COOH
                    脂肪細胞で発現
```

各領域のアミノ酸相同性を％で示した。

ており，この配列にPPARと同じ核内受容体のRXRがヘテロ二量体を形成して結合し，転写を正に制御している。PPARαの内因性リガンドは厳密には同定されていないが，長鎖不飽和脂肪酸またはその誘導体が活性化に寄与するものと考えられている。β酸化を亢進する結果，血中のトリグリセリド，コレステロール量を減少させる効果がある。

PPARγは主として脂肪細胞に発現しており，脂肪細胞における脂質代謝調節に深く関わっている。脂肪細胞は細胞内に多量のトリグリセリドを蓄積した，脂肪組織を構成する細胞である。この脂肪細胞は，脂質を貯め込んでいない前駆脂肪細胞がいくつかの刺激に応答して分化した結果，脂肪細胞へと形を変えることが知られている。前駆脂肪細胞をインスリン，グルココルチコイド等で処理すると次第に分化が進行し，この過程で中心的役割を演じるのがPPARγである。興味深いことに分化の初期にSREBP1の発現が上昇し，SREBP1はPPARγの発現を促進するとともに活性化に寄与している。こうしてPPARγを中心に分化が進行するに連れて，脂肪酸・コレステロール合成諸酵素の発現が亢進し，脂質の蓄積が進む。PPARγの強力な合成リガンドであるチアゾリ

ジン誘導体は，脂肪細胞分化を推進し，小型脂肪細胞の数を増やし，結果的にインスリン抵抗性等を改善することにより抗糖尿病効果のあることが知られている。内因性リガンドとしては，プロスタサイクリンのサブタイプであるPGJ2が報告されているが，長鎖多価不飽和脂肪酸もしくはその誘導体とも考えられている。

5．その他の核内受容体による脂質代謝調節

　肝臓は生体の中で最も活発に脂質を合成し，これをリポタンパク質として血液中に分泌するとともに，体全体から余剰になった脂質を回収し，これを異化している。脂肪酸に関しては前述したβ酸化経路がこれに相当する。一方，コレステロールの場合，生体内中で唯一，肝臓でのみこれを異化することが可能で，胆汁酸へと代謝する。図7-5に示したように，細胞内でコレステロール

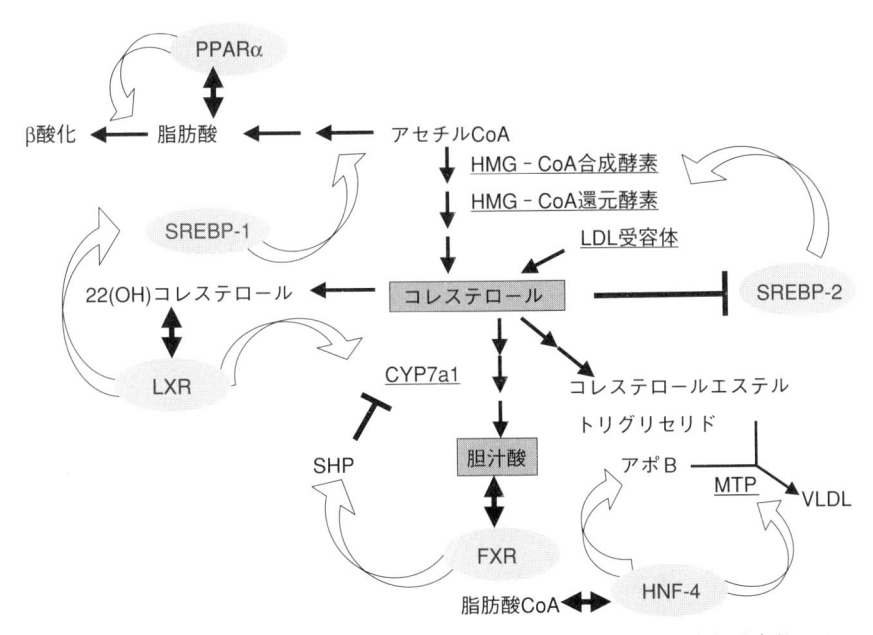

図7-5　肝臓におけるコレステロール・脂肪酸代謝と転写因子，核内受容体のクロストーク

はアセチルCoAを出発物質として約30段階に近い酵素反応を経て合成される。この過程は主にSREBP2による調節を受ける。こうして合成されたコレステロールは，その25位に水酸基を導入した25 (OH) コレステロールになるとSREBP2の活性化並びに発現を著しく抑制して，結果的にコレステロール合成を低下させる。一方，コレステロールの一部はその22位に水酸基を導入し，この酸化ステロールが核内受容体LXR（Liver X Receptor）のリガンドとして結合し，LXRを活性化する。LXRは核内でPPARと同様に別の核内受容体RXRとヘテロ2量体を形成して，応答遺伝子のプロモーター上のDR-4配列（5'-AGGTCAxxxxAGGTCA-3'）に結合し，転写を正に調節する。LXRの応答遺伝子の代表例としてSREBP1c[4]とCYP7a1（コレステロール7α水酸化酵素）[5]が挙げられる。コレステロール合成亢進により細胞内にコレステロールが過剰になると，その一部は22 (OH) コレステロールと形を変え，LXRを活性化し，SREBP1cの転写を促進する。こうしてSREBP1cの発現量が増加するとその応答遺伝子である脂肪酸合成経路の諸酵素の発現は上昇し，結果的に脂肪酸合成が高まる。このことは，細胞内に遊離のコレステロールが上昇することは細胞にとって有害であり，これを脂肪酸とエステル体にして貯蔵するために脂肪酸合成も上昇させる必要があると考えると合目的な調節と言える。

　LXRは同時に胆汁酸合成経路の律速酵素であるCYP7a1の発現を亢進する。こうして肝細胞内でコレステロールが過剰になると，胆汁酸への異化が高まる。コレステロールから胆汁酸への異化は数段階の酵素反応を必要とし，合成された胆汁酸は一次胆汁酸と呼ばれる。胆汁酸はグリシンまたはタウリンと抱合体を形成し，胆汁として小腸上部に分泌される。小腸腸管内で胆汁酸は種々の脂質とミセルを形成し，こうしてミセルに可溶化した脂質が小腸から吸収される。胆汁酸は非常に効率よく小腸下部で吸収され，再び肝臓へともどる。この過程を腸肝循環と呼び，およそ95％程度の胆汁酸が肝臓へともどってくる。この過程で小腸と肝臓に主に発現している核内受容体FXR（Farnesoid X Receptor）が胆汁酸をリガンドとして活性化され種々の応答遺伝子プロモーター上のIR-1（Inverted Repeat-1, 5'-AGGTCAxTGACCT-3'）にRXRとヘテロ二量

5．その他の核内受容体による脂質代謝調節　101

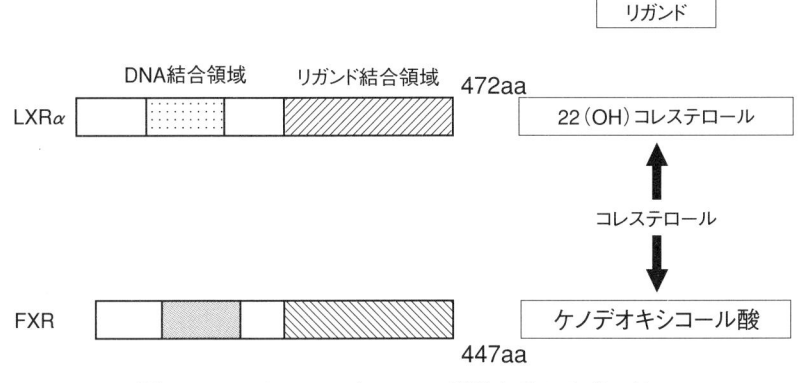

図7-6　ヒトLXRαとFXRの構造とそのリガンド

体を形成して結合し，転写を制御している。肝臓においてFXRはその応答遺伝子であるSHP（Small Heterodimer Partner）の発現を亢進し，この経路を介して結果的に胆汁酸合成の律速酵素CYP7a1の発現を負に調節する[6]。すなわち胆汁酸合成の最終産物が多くなると，FXRを活性化し，その合成経路を遮断するネガティブフィードバック機構が働く。この調節はコレステロール合成経路の調節機構と酷似している。

　LXRとFXRの構造とリガンドについて図7-6に示した。LXRにはαとβのサブタイプが存在するが，αは主に肝臓に発現しており，図7-5で示したコレステロール・胆汁酸代謝の調節因子として働く。一方，βは全身で発現が見られ，細胞内の過剰なコレステロールを血液中のHDLに受け渡す働きをすると考えられているABCA1トランスポーターの発現を調節している[7]。リガンドとしては22(OH)コレステロールの他に，24(OH)コレステロール，24, 25エポキシコレステロールが挙げられる。また，FXRは種々の胆汁酸と結合するが，その中でもケノデオキシコール酸との結合が最も強く，コール酸（一次胆汁酸），デオキシコール酸（一次胆汁酸が腸内細菌により代謝された二次胆汁酸）とも結合する。興味深いことに，ケノデオキシコール酸の光学異性体であるウルソデオキシコール酸（二次胆汁酸が肝臓でさらに代謝された三次胆汁酸）はFXRと結合しない。HNF-4は，主として肝臓，小腸で発現しており，これら臓器

特異的遺伝子発現を制御する因子と考えられてきた。しかし，同時に脂質代謝調節に深く関わっていることがコンディショナルノックアウトマウスの開発により明らかになってきた。図7-5に示したように，脂肪酸CoAをリガンドとして活性化され，アポリポタンパク質Bとトリグリセリド転送タンパク質(MTP)の発現制御を介してリポタンパク質合成，分泌の調節を行っている。HNF-4はPPARと同じくDR-1配列に結合するが，これまで述べた核内受容体と異なり同一分子でホモ二量体を形成して応答配列に結合し，標的遺伝子の発現を正に制御している。HNF-4は糖新生に関わる遺伝子発現調節を介して，糖代謝にも深く関与している。

6．まとめ

　脂肪酸合成，コレステロール合成，胆汁酸合成のいずれの経路も，その反応に関与する酵素の多くは転写レベルで調節を受け，発現量を変化させ，同時に酵素活性を増減させている。この調節の多くは，SREBP1，SREBP2，PPAR，LXR，FXRで制御されており，これら転写因子，核内受容体の相互関係が脂質代謝調節を決定しているとも言える[8-10]。これらの代謝相関は2000年代に入ってからの比較的新しい研究結果により明らかにされたものであり，脂質代謝調節機構の全貌はまだまだ完全に明らかにされたとは言い難く，これからのさらなる研究の進展が待たれるところである。

文　献

1) 佐藤隆一郎：膜結合型転写因子SREBP―小胞体―核間情報伝達と脂質代謝調節―．蛋白質核酸酵素　45；2612；2000．
2) Sato R. Inoue J., Kawabe Y. et al : Sterol-dependent transcriptional regulation of sterol regulatory element-binding protein-2. J Biol Chem 1996；271；26461-26464.
3) Rosen ED., Spiegelman B.M. et al : PPARγ: a nuclear regulation of metabolism, defferentiation, and cell growth. J Biol Chem 2001；276；377312-37734.

4) Yoshikawa T., Shimano H., Amemiya – Kudo M. et al : Identification of liver X receptor–retinoid X receptor as an activator of the sterol regulatory element–binding protein 1 c gene promoter. Mol Cell Biol 2001 ; 21 ; 2991−3000.
5) Peet D.J., Turley S.D., Ma W. et al : Cholesterol and bile acid metabolism are impaired in mice lacking the nuclear oxysterol receptor LXR α. Cell 1998 ; 93 ; 693−704,
6) Goodwin B., Jones S.A., Price R.R., et al : A regulatory cascade of the nuclear receptors FXR, SHP-1, and LRH-1 represses bile acid biosynthesis. Mol Cell 2000 ; 6 ; 517−526,
7) Lu T.T., Repa J.J., Mangelsdorf D.J. et al : Orphan nuclear receptors as LXR and FXR of sterol metabolism. J Biol Chem 2001 ; 276 ; 37735−37738,
8) 佐藤隆一郎:コレステロール代謝調節の分子機構と動脈硬化. 栄食誌 2003 ; 56 ; 127−133.
9) 佐藤隆一郎,酒井寿郎:コレステロールホメオスタシスとSREBP. 生化学 2004 ; 76 ; 501−508,
10) 佐藤隆一郎:脂質代謝調節の分子基盤. 化学と生物 2004 ; 42 ; 300−308.

第3編

食品脂質と疾病

第8章　食品脂質と糖尿病
　　　　　　　　………田中　清・幣　憲一郎

第9章　中鎖脂肪酸と生活習慣病
　　　　　　　　………近藤 和雄・柳沢 千恵

第10章　食品脂質と高脂血症・動脈硬化
　　　　　　　　…………………………及川 眞一

第11章　食品脂質と感染
　　　　　　　　……………………大荒田 素子

第8章　食品脂質と糖尿病

田中　清＊
幣　憲一郎＊＊

1. はじめに

　食品脂質と糖尿病を論じるにあたっては，いくつもの側面から考察する必要があるが，本稿では，まず疫学研究の成績を中心に，脂質摂取と糖尿病発症との関連を述べ，次に過剰な脂質がいかにインスリン分泌に影響を及ぼすかに関する基礎的研究の成果を紹介し，次いで臨床的問題に関して，糖尿病患者における脂質摂取基準・管理目標に関する最近の考え方，の順で述べる。

2. 脂質摂取と糖尿病発症の危険因子

(1) 2型糖尿病

　最初に2型糖尿病の概略と，この後必要となる用語を簡単に説明しておく。
　表8-1に示すのは糖尿病の分類である[1]。言うまでもなく，1型糖尿病は，ウイルス感染などを契機に，主に自己免疫機序により，膵β細胞が破壊されることによって発症するが，2型糖尿病の病因は一元的には説明できず，遺伝的素因に，過食・運動不足，肥満，加齢などの環境因子が加わって発症すると考えられている。
　糖尿病の診断は血糖すなわち血中ブドウ糖測定によってなされる[1]。空腹時

＊京都女子大学家政学部食物栄養学科
＊＊京都大学附属病院疾患栄養治療部栄養管理室

血糖126mg/dl以上または随時血糖200mg/dl以上が2回認められれば，それだけで糖尿病と診断されるが，それ以下の値でも糖尿病の疑われる時は75gブドウ糖負荷試験（OGTT）が行われ，2時間値が200mg/dl以上であれば糖尿病と診断される。正常型にも糖尿病型にも入らないものを境界型とする（表8-2）。

2型糖尿病は，インスリン分泌低下が主体と思われる例から，インスリンの作用障害（インスリン抵抗性）が主と考えられる例まで，病因は単一ではない。欧米ではインスリン抵抗性の意義が重視されているが，日本人は欧米人に比してインスリン分泌能が低く，欧米人より低いBMIでも糖尿病発症のリスクが高まる，すなわちインスリン分泌低下の要素が欧米人より大きいものと考えられている。インスリン分泌能低下の例では当然血液中インスリン濃度は低いが，インスリン抵抗性の例では血液中インスリン濃度は高くなる。

表8-1 糖尿病と，それに関連する耐糖能低下の成因分類[1]

I．1型 β細胞の破壊，通常は絶対的インスリン欠乏に至る 　A．自己免疫性 　B．特発性
II．2型 インスリン分泌低下を主体とするものと，インスリン抵抗性が主体で，それにインスリンの相対的不足を伴うものなどがある
III．その他の特定の機序，疾患によるもの 　A．遺伝因子として遺伝子異常が固定されたもの 　　①膵β細胞機能にかかる遺伝子異常 　　②インスリン作用の伝達機構にかかわる遺伝子異常 　B．他の疾患，条件に伴うもの 　　①膵外分泌疾患 　　②内分泌疾患 　　③肝疾患 　　④薬剤や化学物質によるもの 　　⑤感染症 　　⑥免疫機序によるまれな病態 　　⑦その他の遺伝的症候群で糖尿病を伴うことの多いもの
IV．妊娠糖尿病

2．脂質摂取と糖尿病発症の危険因子　109

表8-2　75gOGTT による判定区分と判定基準[1]

	空腹時	血糖測定時間 または	負荷後2時間	判定区分
グルコース濃度 （静脈血漿）	126mg/dℓ以上	または	200mg/dℓ以上	糖尿病型
	糖尿病型にも正常型にも属さないもの			境界型
	110mg/dℓ未満	および	140mg/dℓ未満	正常型

（2）食生活が2型糖尿病発症に及ぼす影響[2]

　2型糖尿病の発症に生活習慣，特に食生活が関連することは明らかであるが，ここでは Fujimoto らによる，アメリカシアトル在住の日系アメリカ人調査を紹介する[3]。日系2世では皮下脂肪は糖尿病発症のリスクとならなかったが，3世では皮下脂肪蓄積がリスクとなっていた。また2世では空腹時インスリン高値は危険因子ではないが，糖負荷後インスリン増加低値が危険因子であったのに対し，3世では空腹時インスリン高値は糖尿病発症の危険因子であった。空腹時血中インスリン濃度が高値であることはインスリン抵抗性を示しており，このことは，日系2世ではインスリン分泌能の低い，日本型の2型糖尿病を示しているのに対し，3世ではインスリン抵抗性の要素が強い，欧米型の2型糖尿病に近づいていることを示している。これらの人々は，インスリン分泌能に関して，同じ遺伝的素因をもつと考えられるので，明らかに欧米型の食生活によるものと考えられる。

　この点を前向きに調査したものに，2年毎に経口血糖負荷試験を行い，糖尿病の発症因子を調べた Paris Policeman Prospective Study がある[4]。これは7540人を対象としたもので，血中遊離脂肪酸が高いほど，正常型から境界型，糖尿病型への進展が多いことが示された。

　またアメリカにおける Nurses' Health Study においては，食事を含む生活習慣の糖尿病発症に及ぼす影響が調査されている[5]。これは多数の看護師を長期

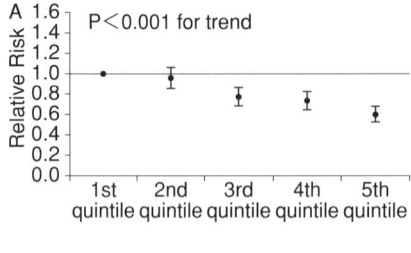

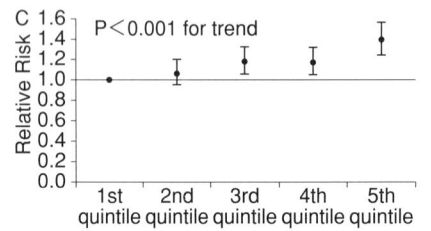

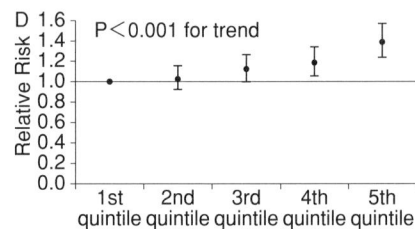

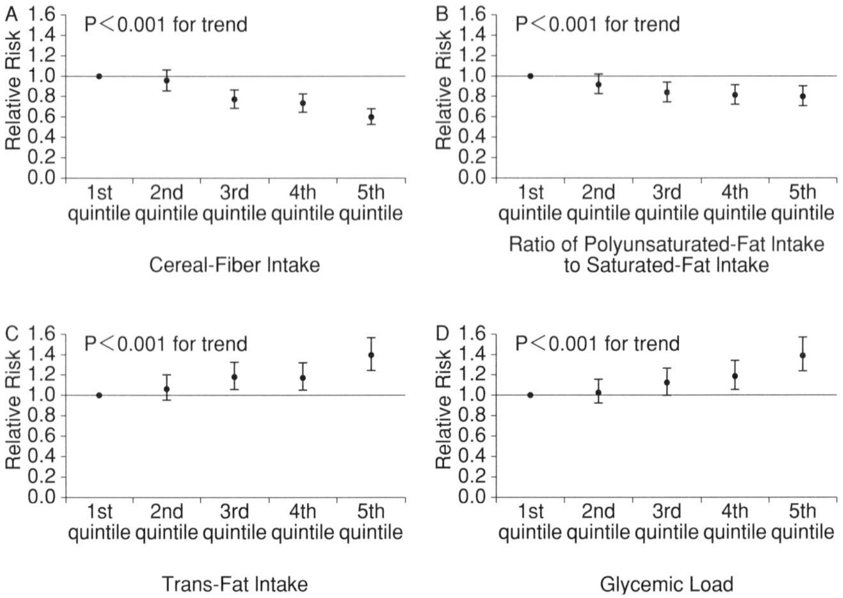

図8-1 Nurses' Health Studyにおける2型糖尿病発症に関する食事関連の危険因子[5]

間追跡調査しているコホート研究であり,その成果として,2型糖尿病発症に関与する食事,ライフスタイル関連の危険因子が報告されている。本研究においては84,941人の女性看護師が16年間フォローされており,この間3,300人において2型糖尿病の発症が見られた。その危険因子として最も重要なものは肥満であったが,それ以外にも運動不足,食事の乱れ,喫煙などは有意の危険因子であった。食事関連のデータを示したグラフを図8-1に示すが,穀物からの食物繊維摂取の増加,多価不飽和脂肪酸と飽和脂肪酸の摂取比率の増加はリスクを低下させ,トランス酸摂取の増加,glycemic loadの増加はリスクを増大させた。すなわち食物繊維摂取が少なく,飽和脂肪酸摂取の多い食事が,2型糖尿病発症のリスクを増加させた。

上記報告を含む種々の論文に基づいて,日本糖尿病学会が2型糖尿病の発症に関連があるとしてまとめた生活習慣を表8-3に示す[6]。肥満学会では,BMI 25以上を肥満としているが,日本人は欧米人に比べてインスリン分泌能が低く,

表8-3　2型糖尿病の発症に関連があると指摘されている生活習慣[6]

BMI（肥満）	特に中心性肥満や内臓肥満
身体活動	
食　事	エネルギー摂取量 トランス型脂肪酸 動物性脂肪（飽和脂肪酸） 植物油（多価不飽和脂肪酸） GI（glycemic index） 食物繊維（特に穀物繊維）
喫煙，飲酒習慣	

それに至らないような軽度BMI増加（過体重）でも糖尿病のリスクが高くなる。また運動の少ない生活は糖尿病発症のリスクとなり，運動習慣は体重への効果とは独立して，糖尿病効果が認められている。また食事については，エネルギーの過剰摂取が2型糖尿病発症の危険因子であることは言うまでもないが，さらにその内容も問題であることが明らかになってきた。脂質では，①植物油や魚油を部分的に水素化処理して生じるトランス酸は危険因子であり，②多価不飽和脂肪酸を含む植物油は糖尿病の発症抑制因子である。

（3）糖尿病の発症予防と脂質摂取

最近高リスク者を対象として，生活習慣改善により，糖尿病発症を遅延・予防させうるという研究成績が報告されている。ここでは特に有名な2つの研究を紹介する。

フィンランドで行われた介入研究においては，糖尿病の家族歴をもち，肥満したIGT患者を対象とし，無作為に生活習慣介入群とコントロール群に分けられた[7]。その結果は，介入1年目にはコントロール群で平均0.8kgの体重減少であったのに対し，介入群では平均4.2kgの減少が見られた。4年間の糖尿病累積発症率は，コントロール群の23％に対し，介入群で11％と大幅に抑えられた。

アメリカで行われたDPP（Diabetes Prevention Program）では，生活習慣介入，

薬物療法（メトホルミン）の効果が調べられた[8]。対象はBMIが24以上の耐糖能異常者で，無作為にコントロール群，生活習慣介入群，メトホルミン群に分けられた。生活習慣改善群では，低カロリー・低脂肪食，週に150分以上の運動により体重を7％以上減少させることが目標とされた。その結果，生活習慣介入群では，6か月後に50％が体重目標，74％が運動目標を達成した。4年間の糖尿病の累積発症率は，コントロール群に比べて生活習慣介入群では58％低下し，メトホルミン群の31％を上回る成績であった。

3．脂質摂取が糖尿病発症のリスクとなる機構

上記のように，脂質過剰摂取が2型糖尿病発症のリスクを高めることは間違いないが，そうするとその機構が解明されなければならない。ここでは2つの研究成果を紹介する。

（1）脂肪毒性（Lipotoxicity）と糖尿病の進展[9-13]

膵臓β細胞障害の機構として，糖毒性（glucose toxicity），脂肪毒性（lipotoxicity）という概念が出されている。ここでは脂肪毒性について述べる。脂肪毒性は，インスリン分泌不全・抵抗性のいずれに対しても関与が報告されているが，ここではインスリン分泌との関連について述べる。2型糖尿病では慢性的に遊離脂肪酸の上昇が見られるが，このことが膵β細胞機能に障害を及ぼす可能性が指摘されており，脂肪毒性と呼ばれる。脂肪細胞以外の細胞は中性脂肪を蓄える能力が限られているので，中性脂肪が過剰に細胞内に入ると，non-oxidative pathwayによって代謝され，このことが組織障害を来す。脂肪組織が中性脂肪を蓄えることは，エネルギーの蓄えという意味が大きいことは言うまでもないが，それ以外に，他の細胞を過剰な脂肪蓄積から守る役割があるのではないかと考えられている。脂肪細胞から分泌されるleptinは，食欲調節を行うだけではなく，lipogenesis低下，脂肪細胞以外でのoxidation増加を介して，過剰な脂肪酸を熱として消費することにより，脂肪毒性から防御していると考えられて

いる。

　遊離脂肪酸がインスリン分泌に及ぼす影響は2相性である。生理的濃度の遊離脂肪酸はインスリン分泌に必要であり，膵β細胞からのブドウ糖依存性のインスリン分泌（glucose-stimulated insulin secretion；GSIS）は，β細胞内のacyl coAを枯渇させると消失し，脂肪酸を補充すると回復する。しかし過剰の脂肪酸蓄積はGSISを障害する。

（2）消化管ホルモン，特にGIP[14-17]

　糖尿病有病率と栄養摂取量の関連を調べると，脂質特に動物性脂肪の摂取が関連していることは知られていたが，なぜ同じ摂取エネルギーでも脂質の比率が高いことが関係するのか，その機構は不明であった。最近GIP（gastric inhibitory polypeptideまたはglucose-dependent insulinotropic polypeptide）の関与を示唆する興味深い報告が発表されている。

　ブドウ糖を経静脈的に投与するより，経口投与する方が高いインスリン分泌が得られる。これは血糖を介する調節とは別に，消化管から分泌され，膵β細胞に働いて，インスリン分泌を刺激するインクレチンの作用によるものである。GIPは十二指腸から分泌されるインクレチンであり，従来はインスリン分泌刺激作用しか知られていなかったが，清野・山田らは，GIPの脂肪細胞への直接作用の意義を示した。すなわちGIPは，培養脂肪細胞において，糖の取り込みを促進し，lipoprotein lipaseの活性を亢進した。さらに，GIP受容体欠損マウスを用いて，①高脂肪食を与えると，野生型マウスでは体重増加，皮下・内臓脂肪の著明な増加，脂肪肝を呈したが，GIP受容体欠損マウスではこれら変化は見られず，②3週間高脂肪食で飼育すると，GIP欠損マウスは呼吸商が低下，すなわち脂肪をより多く消費していた。これらの結果から清野・山田らは，過剰な栄養摂取はGIP分泌を刺激し，GIPは脂肪細胞への直接作用，インスリン分泌刺激の両方の作用によって，栄養素の取り込みを促進するが，GIPシグナルのない状態では，脂肪は脂肪細胞に取り込み，蓄積されることなく，肝臓や筋肉で消費され，肥満を抑制すると述べている（図8-2）。1962年Neelは，

114　第8章　食品脂質と糖尿病

A[14)]　過剰な栄養摂取時

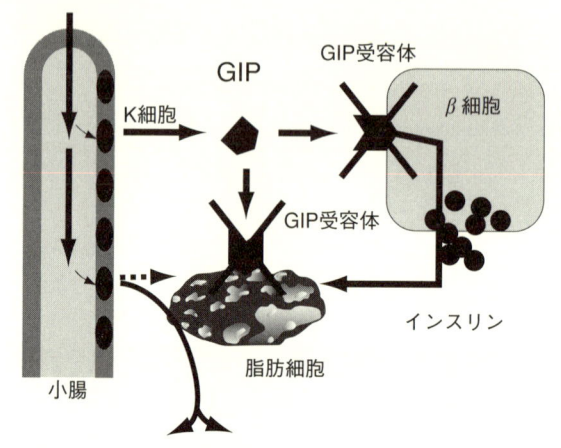

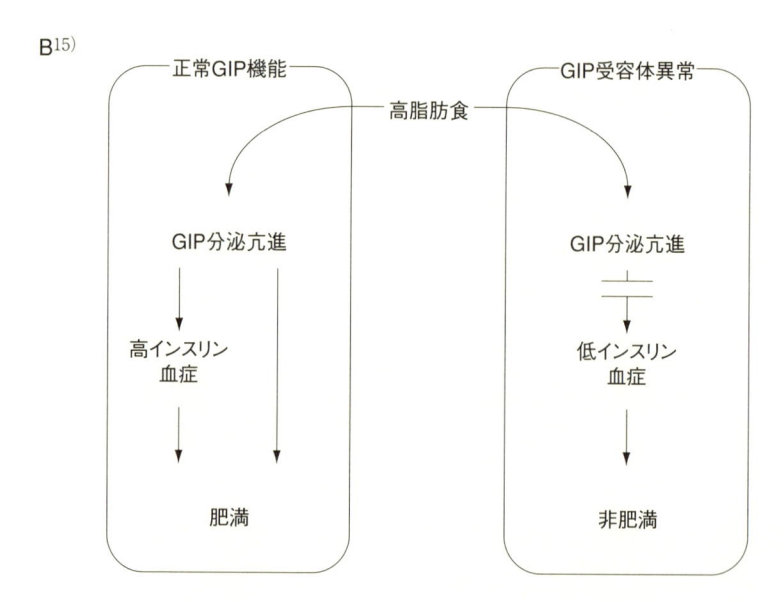

B[15)]

図8-2　高脂肪食によるGIPシグナルを介した肥満形成メカニズム

摂取エネルギーを効率よく蓄積し得る遺伝素因が，文明発達とともに肥満・糖尿病の増加をもたらすという節約遺伝子説を提唱しているが，GIP は脂肪細胞へのエネルギー蓄積を促進する節約遺伝子と考えられる。

　糖尿病の成因に関して，欧米ではインスリンの作用障害・インスリン抵抗性が非常に重視されているが，日本人では欧米に比べてインスリン分泌能は低い。山田・清野らは，GIP シグナルの弱い状態は，日本人に見られる糖尿病のモデルに近いものと提唱している。すなわちこの状態で，脂肪摂取が増加しても，増加したインスリン需要をまかなうことができず，インスリン分泌障害を主とした，日本人型糖尿病を発症するという説である。

4．ガイドラインに見る糖尿病患者に対する脂質管理

(1) アメリカ糖尿病学会のガイドライン

　最近医学の様々な分野において，きちんとした科学的根拠（evidence）に基づいた医療を行おうという，EBM（Evidence Based Medicine）の考え方が普及しており，栄養に関しても EBN（Evidence Based Nutrition）すなわち根拠に基づいた栄養学という提案がなされている[18]。

　アメリカ糖尿病学会（American Diabetes Association；ADA）では，学会誌である Diabetes Care の supplement として，毎年糖尿病に関する診療指針を position statement として発表している[19]。これは食事療法以外の内容も含む浩瀚なものであるが，2004年版では「臨床において，きちんとした根拠のない栄養指導が，糖尿病患者に対して行われてきたし，現在も行われている」と書かれており，根拠のレベルを A，B，C の 3 段階に分けている（その他に E として専門家の意見）。その中から脂質栄養に関する内容を抜粋したものを表 8-4 に掲げる。

(2) 日本糖尿病学会のガイドライン

　最近日本糖尿病学会によって，薬物療法や合併症など広範な領域にわたる『科

表8-4 アメリカ糖尿病学会（ADA）の食事療法に関する勧告（2004年版）[19]

脂質摂取と糖尿病

A レベルのエビデンス
- 飽和脂肪酸の摂取は，摂取エネルギー量の10％未満とすべきである。LDLコレステロールが100mg/dl以上の例では，飽和脂肪酸の摂取を7％未満とすることが有益である。
- コレステロールの摂取は，1日300mg/dl未満とすべきである。LDLコレステロールが100mg/dl以上の例では，コレステロール摂取を1日200mg未満とすることが有益である。

B レベルのエビデンス
- LDLコレステロールを低下させるためには，体重減少が望ましい場合には飽和脂肪酸の摂取を減らし，体重減少を目ざさない場合には，炭水化物または一価不飽和脂肪酸で置き換える。
- トランス不飽和脂肪酸の摂取は最低限とすべきである。
- 脂質制限食を長期継続することは，ある程度の体重減少，脂質代謝異常の改善につながる。
- 週に2～3回魚を摂取することにより，n-3系多価不飽和脂肪酸が供給されるので，勧められるべきである。

C レベルのエビデンス
- 多価不飽和脂肪酸の摂取は，摂取エネルギー量の10％程度とすべきである。

脂質栄養に関する部分抜粋，著者邦訳。

学的根拠に基づく糖尿病診療ガイドライン』という書籍が刊行された[6]。このガイドラインでは，それぞれの論文に対して，表8-5に示すような基準に従って評価を下しており，推奨内容についてもランク付けを行っている。

同書の「食事療法」に関する章から，脂質栄養に関する部分を抜粋引用する。

a. 指示エネルギー量の50～60％を炭水化物とし，タンパク質は標準体重1kg当たり1.0～1.2g，残りを脂質で摂取する。（グレードA）
b. 脂肪の総摂取量は総エネルギーの25％以内とし，飽和脂肪酸や多価不飽和脂肪酸は，それぞれ摂取エネルギーの10％以内におさめる。（グレードB）
c. 食物繊維は血糖コントロールの改善に有効であり，血中脂質レベルも低下させる。（グレードB）

さらにこれに対する解説の中で，「飽和脂肪酸や多価不飽和脂肪酸に関しては，それぞれ摂取エネルギー量の10％以内におさめることが推奨されている。ただし，魚油に多く含まれるn-3系多価不飽和脂肪酸［EPA（eicosapentaenoic

表8-5 ガイドラインで用いたevidence水準表—各研究へ付された水準[6]

水準(レベル)	それに該当する臨床研究デザインの種類
1＋	水準1の規模を含むランダム化比較試験のシステマティックレビューまたはメタアナリシス
1	十分な症例数（全体で400例以上）のランダム化比較試験
2＋	水準2の規模を含むランダム化比較試験のシステマティックレビューまたはメタアナリシス
2	小規模（全体で400例未満）のランダム化比較試験
2－	さらに小規模（全体で50例未満）のランダム化比較試験，クロスオーバー試験（ランダム化を伴う），オープンラベル試験（ランダム化を伴う）
3	非ランダム化比較試験，コントロールを伴うコホート研究
4	前後比較試験，コントロールを伴わないコホート研究，症例対照研究
5	コントロールを伴わない症例集積（10～50例程度）
6	10例未満の症例報告

なお，括弧内の例数は目安である．

推奨の強さとしてのグレード

グレード	説　明
グレードA	行うように強く勧められる
グレードB	行うように勧められる
グレードC	行うように勧めるだけの根拠が明確でない
グレードD	行わないように勧められる

acid）やDHA（docosahexanoic acid）など］や一価不飽和脂肪酸は，血糖値や中性脂肪値を下げる作用もあり，制限の必要はないが摂取エネルギーには含める」と記載されている．なおここで引用されている論文は，文献20がRCT，文献21が一価不飽和脂肪酸の高脂肪食は脂質代謝のみならず炭水化物代謝をも改善することを示したメタアナリシス，文献22は，魚油は血糖コントロールには影響しないが，中性脂肪を約30％低下させることを示したメタアナリシスである．

また同書の「糖尿病に合併した高脂血症」においては，「食事療法としては，高コレステロール血症では，糖尿病の血糖コントロールのための摂取エネルギー制限に加え，コレステロール摂取を300mg/日以下とする．重症高コレステロール血症の場合には，150～250mg/日とする．脂肪摂取量は，総エネルギー

の25%以下とする。飽和脂肪酸の多い動物性脂肪の摂取を制限したり，一価飽和脂肪酸の適切な摂取，n－6系とn－3系多価不飽和脂肪酸摂取の比を4：1程度にするなどの指導も有用であるとされる。食物繊維は20～25gの摂取も有用とされる。高中性脂肪血症を合併した場合は，アルコール摂取制限を加えたり，炭水化物摂取制限（摂取エネルギーの50～60%），砂糖や果糖制限，高カイロミクロン血症では，脂肪を1日25～30g以下とする」と述べられている。

5．糖尿病患者における血清脂質管理の目標

前掲『科学的根拠に基づく糖尿病診療ガイドライン』における「糖尿病における高脂血症」の章においては，下記のように記載されている[6]。

a. 糖尿病患者の高脂血症は積極的に治療する。糖尿病は心血管疾患発症の独立した強い危険因子である。糖尿病に合併した高脂血症は心血管疾患のリスクをさらに高めるが，その是正により心血管イベントを減らすことができる。（グレードA）

b. 食事と運動療法により糖・脂質代謝の改善が期待される（グレードA）。表8－6に日本動脈硬化学会による高脂血症の診断基準，表8－7に同学会による患者カテゴリー別管理目標値を示す[23]。日本動脈硬化学会による「高脂血症治療ガイド」においては，「糖尿病が動脈硬化性疾患の危険因子になることは国内外の多くの研究で証明されている。高コレステロール血症管理基準のカテゴリー分類では糖尿病（耐糖能異常）があれば，他に危険因子がなくてもB3に分類する」とされている。したがって，総コレステロー

表8－6　高脂血症の診断基準[23]

高コレステロール血症	：総コレステロール	220mg/dℓ以上
高LDLコレステロール血症	：LDLコレステロール	140mg/dℓ以上
高トリグリセリド血症	：トリグリセリド	150mg/dℓ以上
低HDLコレステロール血症	：HDLコレステロール	40mg/dℓ未満

（血清脂質値：空腹時採血）

表8-7 患者カテゴリー別管理目標値[23]

患者カテゴリー		LDL-C以外の主要冠危険因子**	脂質管理目標値（mg/dℓ）				その他の冠危険因子の管理		
	冠動脈疾患*		TC	LDL-C	HDL-C	TG	高血圧	糖尿病	喫煙
A	なし	0	<240	<160	≧40	<150	高血圧学会のガイドラインによる	糖尿病学会のガイドラインによる	禁煙
B1		1	<220	<140					
B2	なし	2	<200	<120					
B3		3							
B4		≧4							
C	あり		<180	<100					

TC：総コレステロール，LDL-C：LDLコレステロール，HDL-C：HDLコレステロール，TG：トリグリセド
＊冠動脈疾患とは，確定診断された心筋梗塞，狭心症とする。
＊＊LDL-C以外の主要冠危険因子
　　加齢（男性≧45歳，女性≧55歳），高血圧，糖尿病（耐糖能異常を含む），喫煙，冠動脈疾患の家族歴，低HDL-C血症（＜40mg/dℓ）
・原則としてLDL-C値で評価し，TC値は参考値とする。
・脂質管理はまずライフスタイルの改善から始める。
・脳梗塞，閉塞性動脈硬化症の合併はB4扱いとする。
・糖尿病があれば他に危険因子がなくてもB3とする。
・家族性高コレステロール血症は別に考慮する。

ル200mg/dℓ未満，LDLコレステロール120mg/dℓ未満という厳しい目標が適用される。

6．脂質栄養から見た糖尿病の食事療法[24-26]

（1）糖尿病の食事療法の原則

　糖尿病治療の目的は，血糖コントロールに加え，体重，血清脂質，血圧などをできるだけ正常に管理することによって糖尿病により惹起される種々の合併症を予防することにあり，食事療法が最も基本的な治療法となる。しかし，2型糖尿病ではエネルギーコントロールにより，末梢でのインスリン感受性を高

めたり，膵β細胞への負担軽減などの効果を，1型糖尿病では，適正な体重を維持し，低血糖や著しい高血糖を予防することが目的とされるため，食事療法は病型により対応が異なる。

（2）脂質代謝・動脈硬化を考慮した糖尿病食事療法

表8-8に栄養素の糖代謝・脂質代謝・動脈硬化関連作用を示す[25]。

糖尿病の合併症は動脈硬化の進展において，LDLの変性，特に酸化の意義は広く認められている。したがって上に書いたような脂質摂取に関する注意の他，ビタミンC・E，βカロテンなどの抗酸化食品を多く摂取する必要もあると考えられる。

表8-8 栄養素の糖代謝・脂質代謝・動脈硬化関連作用[25]

栄養素	効 果
動脈硬化防御的因子	
非でんぷん多糖類	血糖低下，インスリン低下，インスリン抵抗性改善，LDLコレステロール低下
植物性ステロール類	LDLコレステロール低下
不飽和脂肪酸	
オレイン酸	LDLコレステロール低下，HDLコレステロール上昇
リノール酸	LDLコレステロール低下，総/HDLコレステロール比低下，食後トリグリセリド低下
n-3系脂肪酸	空腹時と食後のトリグリセリドとレムナントリポタンパク低下，インスリン抵抗性改善，血管内皮機能改善，血小板凝集能低下，血圧低下
抗酸化栄養素	LDL酸化抑制
葉酸，ビタミンB_{12}	ホモシスチン低下
動脈硬化進展憎悪因子	
コレステロール	LDLコレステロール上昇
飽和脂肪酸	LDLコレステロール上昇，thrombosis形成
trans不飽和脂肪酸	LDLコレステロール上昇，HDLコレステロール低下，Lp(a)上昇，トリグリセリド上昇，血管内皮機能低下，必須脂肪酸代謝とプロスタグランディンバランスを悪化

7. ま と め

　脂質栄養は糖尿病と密接に関わる。すなわち脂質は糖尿病の発症に関わるだけではなく，臨床的にも慢性合併症予防のためには，脂質栄養を十分に考慮した栄養療法が必要である。今後さらに一層の病態の解明，臨床的エビデンスの蓄積が望まれる。

文　献
1) 日本糖尿病学会編：糖尿病治療ガイド2004－2005. 文光堂, 2004.
2) 野田光彦：2型糖尿病の成因―環境的側面. からだの科学増刊　糖尿病 2005 2004；37－45.
3) Fujimoto W.Y., Bergstrom R.W., Boyko E.J. et al : Diabetes and diabetes risk factors in second- and third-generation Japanese Americans in Seattle, Washington. Diabetes Res Clin Pract 1994；24；S43－52.
4) Balkau B., Shipley M., Jarrett R.J. et al : High blood glucose concentration is a risk factor for mortality in middle-aged nondiabetic men. 20－year follow-up in the Whitehall Study, the Paris Prospective Study, and the Helsinki Policemen Study. Diabetes Care 1998；21；360－367.
5) Hu F.B., Manson J.E., Stampfer M.J. et al : Diet, lifestyle, and the risk of type 2 diabetes mellitus in women. New Engl J Med 2001；345；790－797.
6) 日本糖尿病学会編：科学的根拠に基づく糖尿病診療ガイドライン. 南江堂, 2004.
7) Tuomilehto J., Lindstrom J., Eriksson J.G. et al : Prevention of type 2 diabetes mellitus by changes in lifestyle among subjects with impaired glucose tolerance. New Engl J Med 2001；344；1343－1350.
8) Diabetes Prevention Program Research Group : Reduction in the incidence of type 2 diabetes with lifestyle intervention or metformin. New Engl J Med 2002；346；393－403.
9) 島野仁：脂肪毒性と糖尿病　糖尿病・代謝症候群－States of Arts 2004－2006. 別冊・医学のあゆみ（門脇孝，小川佳宏，下村伊一郎編），2004, p260－263.
10) 島袋充生：脂肪毒性と糖尿病　日本人に多い肥満しているがインスリン分泌が低下していく現象とは？　治療 2004；86；2937－2942.
11) Bergman R.N., Ader M. : Free fatty acids and pathogenesis of type 2 diabetes mel-

litus. Trends in Endocrinol Metab 2000 ; 11 ; 351−356.
12) Robertson R.P., Harmon J.H., Tran P.O. et al : β-cell glucose toxicity, lipotoxicity, and chronic oxidative stress in type 2 diabetes. Diabetes 2004 ; 53（supple 1）; S119−S124.
13) Unger R.H., Zhou Y.-T. : Lipotoxicity of β-cell in obesity and in other causes of fatty acid spillover. Diabetes 2001 ; 50（supple 1）; S118−S121.
14) 山田祐一郎：消化管シグナルによる膵β細胞・脂肪細胞の機能連関とその破綻による糖尿病の発症．糖尿病 2004 ; 47 ; 793−795.
15) 宮脇一真，山田祐一郎，清野裕：GIPと肥満．肥満研究 2000 ; 8 ; 86−88.
16) Miyawaki K., Yamada Y., Yano H. et al : Glucose intolerance caused by a defect in the entero-insular axis : a study in gastric inhibitory polypeptide receptor knockout mice. Proc Natl Acad Sci USA 1999 ; 96 ; 14843−14847.
17) Miyawaki K., Yamada Y., Ban N. et al : Inhibition of gastric inhibitory polypeptide signaling prevents obesity. Nat Med 2002 ; 8 ; 738−742.
18) 佐々木敏：EBN入門―生活習慣病を理解するために．第一出版，2000.
19) American Diabetes Association : Nutrition principles and recommendations in diabetes. Diabetes Care 2004 ; 27 ; S36−S46.
20) McCarger L.J., Innis S.M., Bowron E. et al : Effect of enteral nutrition products differing in carbohydrate and fat on indices of carbohydrate and lipid metabolism in patients with NIDDM. Mol Cell Biochem 1998 ; 188 ; 81−89.
21) Garg A. : High-monosaturated-fat diet for patients with diabetes mellitus : a meta-analysis. Am J Clin Nutr 1998 ; 67 ; 577S−582S.
22) Friedberg C.E., Janssen M.J., Heine R.J. et al : Fish oil and glycemic control in diabetes : a meta-analysis. Diabetes Care 1998 ; 21 ; 494−500.
23) 日本動脈硬化学会編：高脂血症治療ガイド2004年版．南山堂，2004.
24) 津田謹輔：食事療法のエビデンス．糖尿病・代謝症候群−States of Arts 2004−2006．別冊・医学のあゆみ（門脇孝，小川佳宏，下村伊一郎編）2004.
25) 松久宗英：糖尿病における脂質管理 食事療法による脂質管理のポイント．The lipid 2004 ; 15 ; 377−382.
26) 津田謹輔，清野裕：食事療法の進め方．軽症糖尿病ハンドブック，中外医学社，1999, p113−120.

第9章　中鎖脂肪酸と生活習慣病

近藤　和雄[*]
柳沢　千恵[*]

1. はじめに

　近年,中鎖脂肪酸が体脂肪減少作用などの効能を有することから注目を集めている。中鎖脂肪酸は,もともと術前・術後のエネルギー補給,高脂血症の治療などにその機能が用いられてきたものであるが,その他の油脂についても,機能面と対で認識されていることが多い。
　リノール酸は,第2次世界大戦後,コレステロール低下作用の機能性を指摘された代表的な脂肪である。その後,魚油に含まれるエイコサペンタエン酸(EPA),ドコサヘキサエン酸(DHA),オリーブ油に含まれるオレイン酸が話題になって今日に至っている。

2. 脂　肪　酸

　脂肪酸は炭素数によって炭素数12以上の「長鎖脂肪酸」,8～10の「中鎖脂肪酸」,6以下の「短鎖脂肪酸」に分けられ,炭素数2は酢酸である(図9-1)。日常生活で私たちの身近にある油脂類は,多く使われている調合サラダ油などそのほとんどが長鎖脂肪酸で構成されている。

---

[*]お茶の水女子大学生活環境研究センター

中鎖脂肪酸
（炭素数8個カプリル酸の例）

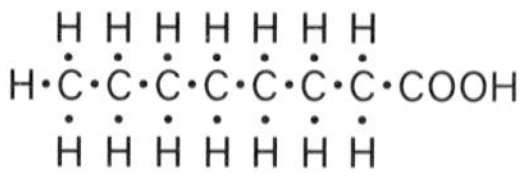

$$H-\overset{\overset{H}{|}}{\underset{\underset{H}{|}}{C}}-\overset{\overset{H}{|}}{\underset{\underset{H}{|}}{C}}-\overset{\overset{H}{|}}{\underset{\underset{H}{|}}{C}}-\overset{\overset{H}{|}}{\underset{\underset{H}{|}}{C}}-\overset{\overset{H}{|}}{\underset{\underset{H}{|}}{C}}-\overset{\overset{H}{|}}{\underset{\underset{H}{|}}{C}}-\overset{\overset{H}{|}}{\underset{\underset{H}{|}}{C}}-COOH$$

長鎖脂肪酸
（炭素数18個ステアリン酸の例）

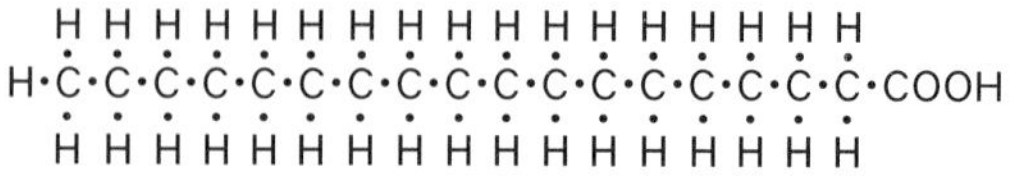

$$H-\underbrace{C-C-C-C-C-C-C-C-C-C-C-C-C-C-C-C-C}_{}-COOH$$

図9-1　脂肪酸

表9-1　脂肪酸の分類

（炭素数）

短鎖	2	酢酸			飽和脂肪酸
	4	酪酸	バターなど		
	6	カプロン酸	バターなど		
中鎖	8	カプリル酸	牛乳(4.0〜4.7%),母乳(1.5〜2.9%),		
	10	カプリン酸	パーム核油(約7%),ヤシ油(約14%)		
長鎖	12	ラウリン酸	ヤシ油,パーム核油など		
	14	ミリスチン酸	ヤシ油,パーム核油など		
	16	パルミチン酸	動植物油に広く分布		
	18	ステアリン酸	動植物油に広く分布		
	18	オレイン酸	動植物油に広く分布	一価	不飽和脂肪酸
	18	リノール酸	動植物油に広く分布	多価	
	18	リノレン酸	動植物油に広く分布		

3．中鎖脂肪酸を含む食品

　中鎖脂肪酸は，母乳に1.5〜2.9%含まれているのを始め，パーム核油には約7%，ヤシ油には約14%含まれている。また，牛乳の脂肪酸組成の4.0〜4.7%，

牛乳を加工したチーズなどの乳製品にも中鎖脂肪酸が含まれている。日本人の場合，1日当たり0.2〜0.3g程度の中鎖脂肪酸を，少ないながら日常的に摂取している。

4．脂肪の吸収

　一般的な脂肪はトリアシルグリセロールの形をとっていて，グリセリンに脂肪酸が3つ（3分子）ついた形をしている。食事で摂取した脂肪は胃では消化されずにそのまま通過し，十二指腸で膵臓から分泌された膵リパーゼで分解される。ここで，外側の2つの脂肪酸はグリセリンからはずれ，真ん中の脂肪酸はグリセリンについたまま残る。すなわち，トリアシルグリセロールは2つの脂肪酸とグリセリンに1つだけ脂肪酸がついたモノアシルグリセロールに分解される。

　分解された脂肪は，胆汁酸によって乳化され，胆汁酸ミセルという小さな粒を形成，胆汁酸ミセルは脂肪酸やコレステロールなど水に溶けにくい栄養成分の運び屋としての役割がある。腸管膜から脂肪酸とモノアシルグリセロールが吸収され，そこで再びトリアシルグリセロールの形に再合成される。腸管から吸収されて体内に入ったトリアシルグリセロールはリポ蛋白のカイロミクロンに取り込まれ，リンパ管に入る。その後リンパの流れにのって運ばれ，リンパ管と血管が合流する鎖骨下静脈で，血管の流れに入り，体内を巡り，必要なものは細胞や組織に取り込まれ，やがては肝臓にたどりつく。

　脂肪以外の三大栄養素である糖質（ブドウ糖）とタンパク質（アミノ酸）は，消化管から吸収されると，直接肝臓に運ばれるのに対して，脂肪は，肝臓に行くまでにリンパ管経由の別ルートをたどって到着する。その過程で体の各組織を回る間に，それらの組織や細胞に取り込まれて体を作る材料として利用されたり，体脂肪として蓄積され，最後に肝臓に到着し，分解されたり肝臓に蓄積されたりする。

　中鎖脂肪酸の最大の特徴は，長鎖脂肪酸と吸収の経路が全く異なっているこ

第9章 中鎖脂肪酸と生活習慣病

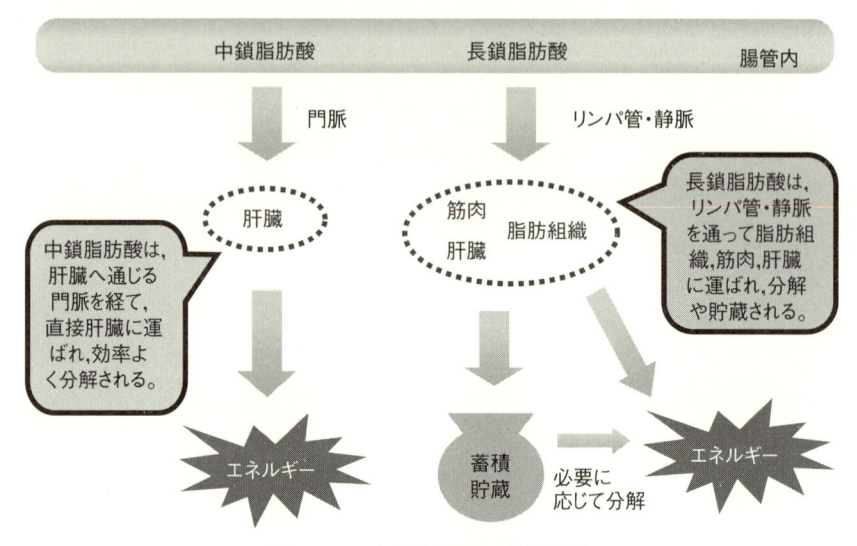

図9-2 中鎖脂肪酸の代謝経路

[図中テキスト]
- 腸管内：中鎖脂肪酸／長鎖脂肪酸
- 中鎖脂肪酸は門脈を経て肝臓へ → エネルギー
- 長鎖脂肪酸はリンパ管・静脈を通って筋肉・肝臓・脂肪組織へ → 蓄積貯蔵 → 必要に応じて分解 → エネルギー
- 中鎖脂肪酸は、肝臓へ通じる門脈を経て、直接肝臓に運ばれ、効率よく分解される。
- 長鎖脂肪酸は、リンパ管・静脈を通って脂肪組織、筋肉、肝臓に運ばれ、分解や貯蔵される。

とである（図9-2）。

中鎖脂肪酸の吸収の過程は，長鎖脂肪酸とは異なり，まず胃の中で中鎖脂肪酸がグリセリンからはずれ，しかもグリセリンとの結合位置と関わりなく，すべてが脂肪酸になり，腸管内で胆汁酸ミセルを形成することもなく，長鎖脂肪酸より早く腸管で吸収される。

中鎖脂肪酸は腸管から吸収されると，再びトリアシルグリセロールに再合成されることなく，そのまま血管に入り，アルブミンと結合して門脈を経由して直接肝臓に入る。この腸管から肝臓に運ばれるルートは，糖質やタンパク質と同じ吸収経路で，長鎖脂肪酸のように，リンパ管を経由して血管に入るという迂回ルートをとらない。

肝臓に入った中鎖脂肪酸は蓄積されずに，肝臓細胞内で β 酸化過程により燃やされて体温保持などエネルギーとして用いられている。さらに，中鎖脂肪酸が肝臓で燃えるとき中鎖脂肪酸以外の肝臓にある脂肪も燃えやすくなることがラットを使った研究で解明されつつある。

5. 母乳と中鎖脂肪酸

　一般的食用油である長鎖脂肪酸が貯蔵エネルギーとして非常に有効で，体脂肪になりやすい脂肪であるのに対して，中鎖脂肪酸はエネルギーとしてすぐ使われてしまう特性をもつ脂肪である。

　乳児は，消化管機能がまだ不完全で，消化吸収能力が低く，母乳以外の食べ物は受け付けることが不可能である。しかし，その一方で短期間のうちに，自分の体を約1.5倍から2倍に成長させなくてはいけないという大きな課題を背負っている。脳などもまだ未完成なので，この時期に栄養障害があると深刻なダメージを受けることになりがちである。母乳には乳児のこうした"課題"に対応できる栄養分が含まれている。この中で中鎖脂肪酸の役割について，乳児の体温が成人より高いということに関係している可能性がある。高めの体温を維持していくためには，エネルギー源になるものが必要で，それには吸収されやすく，吸収後すぐ燃えて，しかも少量でも高いエネルギーを得られる中鎖脂肪酸は最適と考えることもできる。

　腸管から吸収されるとすぐ肝臓に運ばれ，そこで燃えてエネルギーとなる中鎖脂肪酸の働きは，糖質の働きとよく似ているが，1gあたり4kcalの糖質と比べて，中鎖脂肪酸は糖質の2倍以上のエネルギーになることも母乳に含まれる理由とも考えられる。

6. 中鎖脂肪酸の臨床からの一般応用

　中鎖脂肪酸油は高脂血症の治療や術後のエネルギー補給のための治療食として長年用いられてきた実績がある油である。この油が，一般に利用されなかったことに関しては，いくつかの理由があるが，その最大の理由は中鎖脂肪酸油の分子量が長鎖脂肪酸油より小さいために，炒め物や揚げ物時に160℃を越えた付近より煙が出ること，長鎖脂肪酸油と混合して揚げ物をすると泡が大量に

発生することであった。この問題を解決したのは，日清オイリオの研究所で開発されたエステル交換という技法による中鎖脂肪酸と長鎖脂肪酸とを含むトリアシルグリセロールであった。この中鎖脂肪酸と長鎖脂肪酸を混合したトリアシルグリセロールが，一般に使用可となって中鎖脂肪酸の効能の検討も先に進むようになった。

7．体脂肪と中鎖脂肪酸

　中鎖脂肪酸油の体脂肪蓄積への影響を調べた動物実験が多数行われている。中鎖脂肪酸油とコーン油を4週間ラットに与えたところ，中鎖脂肪酸油を食べていたラットの内臓脂肪量が3.1gだったのに対して，コーン油を食べていたラットは7.1gという結果が報告されている。このように，中鎖脂肪酸油はその消化吸収性，体に取り込まれた後の代謝における特徴から体脂肪になりにくい油であることが古くから知られていた。

　中鎖脂肪酸の体脂肪減少作用のヒトでの検討は，これまで明らかとなった中鎖脂肪酸の吸収されやすく，門脈に直接入って肝臓でエネルギーとして燃えやすい特性と，動物実験の結果から行われたものである。

　対象は，平均BMIが24.6の健常人82名で，2群に分け，12週間試験油脂として一方には中長鎖脂肪酸を，もう一方は対照群として一般的な食用油をそれぞれ14g含む食事を摂らせた。1日の総摂取エネルギーは平均2,200kcal，そのうち脂質は試験油脂を含めて64～70g。エネルギー比率で約25％で設定した。体脂肪や体重などを4週毎に測定，体脂肪測定としては空気置換法による体密度測定とCTスキャンによる腹部内臓脂肪面積測定を行った。

　試験の結果，中・長鎖脂肪酸を使用した場合，一般的な食用油に比べ，体脂肪，内臓脂肪面積，体重，ウエストのすべてで有意な減少が認められた（図9-3）。

図9-3　中鎖脂肪酸摂取時の体重・体脂肪量変化

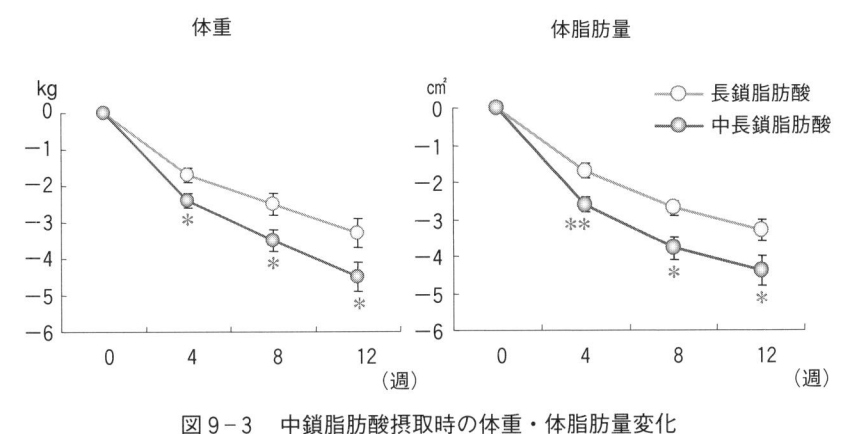

8．中鎖脂肪酸の食後中性脂肪増加抑制

中鎖脂肪酸は腸管での吸収後，直接門脈に入り，カイロミクロンの形成が行われないため，これまで血中のカイロミクロンが増加する高脂血症のⅠ・Ⅴ型

【高コレステロール血症】	【高中性脂肪血症】	【高カイロミクロン血症】
1．エネルギー制限		
2．脂質エネルギー比	25％以下	20％以下
(1) 多価不飽和脂肪酸　P 3 　　一価不飽和脂肪酸　M 4 　　飽和脂肪酸　　　　S 3 (2) ω3(n-3)系脂肪酸　　1 　　ω6(n-6)系脂肪酸　　4 (3) コレステロール　300mg以下	EPAは中性脂肪の合成を抑制する。	10％を中鎖脂肪酸とする。
3．タンパク質		
4．食物繊維25g以上		
5．抗酸化物		

図9-4　高脂血症の食事療法

第9章　中鎖脂肪酸と生活習慣病

の食事療法に用いられていた（図9-4）。

　このカイロミクロンの形成されない中鎖脂肪酸の特性は，食後高脂血症の改

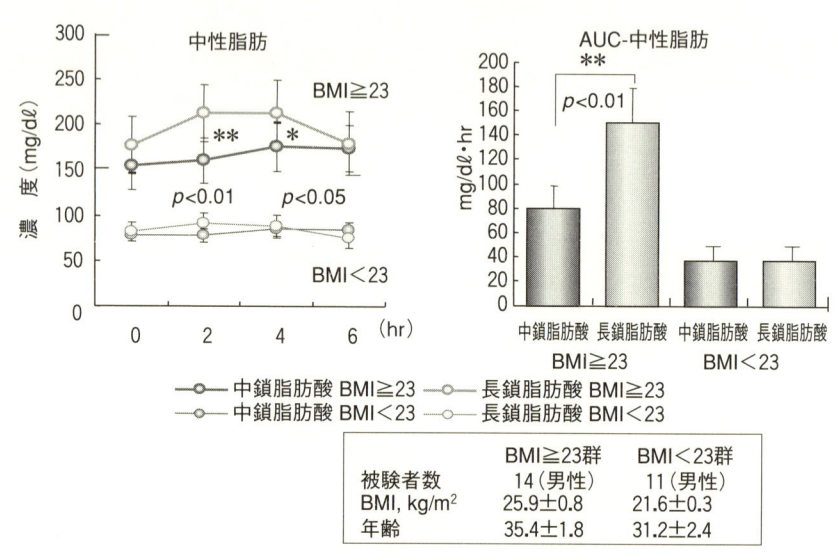

図9-5　血中中性脂肪濃度比較―飲み物

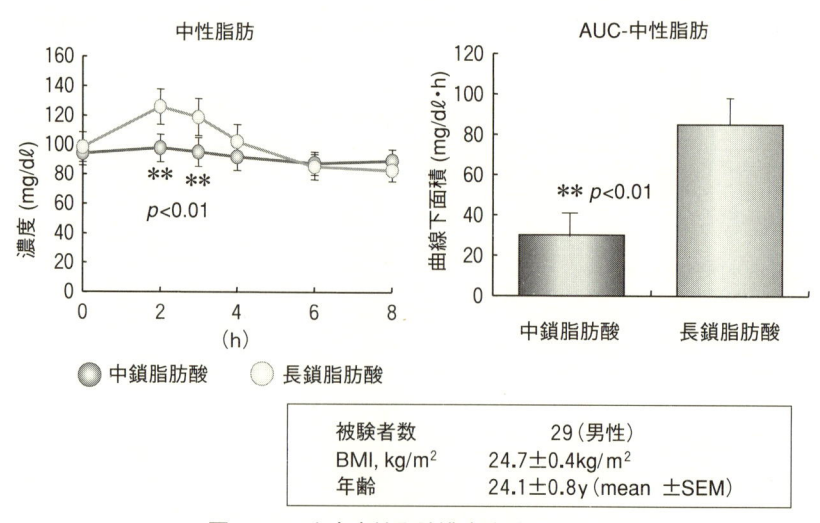

	BMI≧23群	BMI＜23群
被験者数	14（男性）	11（男性）
BMI, kg/m²	25.9±0.8	21.6±0.3
年齢	35.4±1.8	31.2±2.4

図9-6　血中中性脂肪濃度比較―ピラフ

被験者数	29（男性）
BMI, kg/m²	24.7±0.4kg/m²
年齢	24.1±0.8y（mean ±SEM）

善にも利用が可能である。

BMIが23以上の男性14名に飲み物として中鎖脂肪酸を与えたところ，長鎖脂肪酸投与と比して，食後の中性脂肪の増加が有意に抑制された。また，ピラフとして29名の男性（平均BMI24.7）に与えたところ，同様に，中鎖脂肪酸は長鎖脂肪酸に比べて，食後の中性脂肪の増加を有意に抑制した（図9-5, 6）。

9．おわりに

これまで一般に使用されることの少なかった中鎖脂肪酸について，新たに体脂肪の減少作用，食後高脂血症の改善作用が明らかになると，日常で使用される脂肪の中での中鎖脂肪酸の位置づけが問題となる。

現在，脂肪エネルギー比は25％以下で，飽和脂肪酸（S）：一価不飽和脂肪酸（M）：多価不飽和脂肪酸（P）＝3：4：3，多価不飽和脂肪酸の中のn-3系脂肪酸とn-6脂肪酸の比率は1：4である（表9-2）。これらの数値は，摂取量（g）で表示した日本人の摂取基準（2005年）にも合致しているので，このまま使用が可能であるが，中鎖脂肪酸の効能を考えたとき，飽和脂肪酸の中の長鎖脂肪酸（L）と中鎖脂肪酸（M）の比率を考えることも今後必要になると思われる。

表9-2 虚血性心疾患の一次予防ガイドライン

目 標	特記事項
栄 養	糖質エネルギー比を50％以上に
脂肪エネルギー比を20〜25％に	飽和：一価不飽和：多価不飽和＝3：4：3
脂肪酸摂取バランスに注意	n-6/n-3比を3〜4に
食物繊維を十分に摂取	20〜25g
食塩摂取10g/日未満に	高血圧合併時は7g/日未満に
抗酸化物質を摂取	ビタミンE，ビタミンC，カロテノイド，ポリフェノール
ホモシステインを減らす	葉酸，ビタミンB_2，ビタミンB_6，ビタミンB_{12}
ミネラルを不足なく摂取	カルシウム，カリウム，マグネシウム，セレン

参考文献

・近藤和雄：こんなおもしろい脂肪があった！ジーオー企画出版，2003.
・板倉弘重，菅野道廣，近藤和雄ほか：脂質研究の最新情報．第一出版，2000.
・健康・栄養情報研究会編：国民栄養の現状　平成11年国民栄養調査結果．第一出版，2004.
・健康・栄養情報研究会編：第六次改定日本人の栄養所要量．第一出版，1999.
・中鎖脂肪酸をめぐる最近の話題．日経メディカル 2002；10.
・虚血性心疾患の一次予防ガイドライン．Jpn Circ J 2001；65.

第10章　食品脂質と高脂血症・動脈硬化

及川　眞一*

1. はじめに

慢性代謝性疾患である糖尿病・高脂血症・高血圧などが成人病と呼ばれ，さらに生活習慣が強く影響することから生活習慣病と呼ばれるようになった。これは食習慣や運動量などの日常生活が疾患発症のみならず，疾患の予後に影響することが認識されるようになったことによると考えられる。このようなことから，食物中の生理活性物質が生体に与える影響を考えることが重要視される時代に突入した。厚労省が認可している特定保険食品などもこのような考え方によるものと思われる。ここでは最近の報告を検索し，栄養素と脂質代謝の関連性についてまとめた。

2. 食習慣と動脈硬化性疾患

地中海地方の食習慣が動脈硬化性疾患の発症を減じているのではないか，と注目された研究は有名な Seven Country Study[1] である。その中でオリーブオイルのオレイン酸に注目が集まり，様々な研究が展開してきた。最近の研究の中で，ヨーロッパの高齢者（70～90歳，男性1,507例，女性832例）での地中海式食習慣と10年死亡率の関係が報告された[2]。地中海式の食生活を遵守することによって原因別の死亡率を50％以上低下させることが示されている。特に，冠動脈疾患では地中海式の食事法によるハザード比0.61であり，アルコール0.60,

---

*日本医科大学第三内科

運動0.72,非喫煙者0.80といったそれぞれの因子のハザード比と同等の影響であることが示されている。ここではがんによる死亡に対しても地中海式食事法がハザード比で0.9と抑制的に作用することが示されている。

また,メタボリックシンドローム (NCEP-Adult Treatment III による診断基準)に対する地中海式食事法の影響として内皮機能や血管炎症性マーカーに及ぼす影響が2年間にわたって検討されている[3]。地中海式食事法では単価不飽和脂肪,多価不飽和脂肪,食物線維含有の豊富な食物摂取が行われており,$\omega-6$／$\omega-3$比が低値であった。オリーブオイル摂取量は15g／日から26.7g／日に増加し,コントロール群 (14.4から15.9g／日に変化) に比し有意な変化であった。血中の高感度CRP,IL-6,IL-7,IL-18値についてはコントロール群で有意な変化を認めなかったが,地中海食によっては有意な低下を示した。さらにインスリン抵抗性が改善し,メタボリックシンドロームと診断された例数が有意に減少した。内皮機能 (血圧とL-アルギニンに対する血小板凝集反応を視標としてスコア化) も地中海食で改善した。

このように,地中海食といった伝統的な食習慣が生体機能を改善し,動脈硬化性疾患の発症予防に関与することが示されている。

3.脂　肪　酸

中等度の高コレステロール血症例を対象にしてα-リノレン酸摂取の影響について2年間の観察研究を行った[4]。リノール酸摂取のコントロール群に比してCRPは有意に低値であったが,血中のICAM-1,IL-6,IL-10濃度には差異がなく,酸化LDLに対する抗体値にも差異を認めなかった。また,頚動脈肥厚にも差異を認めなかった。同様にα-リノレン酸が血管における炎症反応を抑制することで冠動脈疾患を抑制する可能性を指摘している成績が報告されているが[5],そこではHDL-Cを有意に低下させることも認められている。

$\Omega-3$脂肪酸,オレイン酸,葉酸をスキムミルクに混入して8週間の摂取効果が検討された[6]。摂取8週後にはドコサヘキサエン酸 (docosahexaenoic acid)

が有意に上昇した。血清TG, TC, LDLコレステロールは有意に低下し, VCAM-1やホモシステインも有意に低値を示した。Ω-3脂肪酸の生体への影響については抗不整脈作用, 抗血栓性, 抗炎症性の作用が認められているが, 血清TG低下作用, リュウマチ性関節炎も早朝関節拘縮を改善することも認められている[7]。

リノレン酸は3T3-L1脂肪細胞におけるインスリン作用を抑制して糖取り込みを減弱させることが報告された[8]。これはリノレイン酸がIRS-1の分解を亢進して減少させるためであることが示唆されている。このような作用はPKCθの活性化がserine kinases inhibitor kappaB kinase（IKK）やc-JUN NH2-terminal kinase（JNK）の活性を促すことによると考えられており, IRS-2や糖輸送タンパク（GLUT-4）の変化によるものではないとされている。

オリーブオイルの有用性を地中海食で検討した。大さじ2杯（約20g）のextra-virgin olive oilを6週間使用した[9]。血清TC, LDL-Cはそれぞれ0.8185, 0.782 mmol/lの低下を示した。血清リン脂質中のlinolic acid, arachidonic acid含量も有意に低下した。Olive oilの有用性が示された。

高TG血症の非肥満例を対象として低脂肪食と高脂肪食の影響を検討した[10]。低脂肪とは総エネルギーの29%を3週間, 2週間のウオッシュアウトの後, 高脂肪食（総エネルギーの40%）を与えた。他群はこの逆にしてクロスオーバー試験を行った。両群の総エネルギー量は同一に統一された。n-3長鎖脂肪酸, 食物線維量を一定にした。それぞれの効果は認められたが低脂肪食の方がよりTG値の高い症例には有効であった。

ラットの実験ではn-6 polyunsaturated acid-based dietが横紋筋組織内の脂肪蓄積を増加させ, インスリン抵抗性に関与している[11]。

米ぬか油のコレステロール低下作用について報告されている[12]。食事中の摂取脂肪量の1/3を米ぬか油で与えるとLDL-Cは7%減じた。

4g/日のeicosapentaenoic acid（EPA）やdocosahexaenoic acid（DHA）は血管内皮細胞膜状に存在するリポタンパクリパーゼ（LPL）がTGリッチリポタンパクに結合することを増加させることを示唆した[13]。

魚油由来のn-3長鎖不飽和脂肪酸は抗炎症的に作用することが示されている。そこでn-3脂肪酸の前駆体であるalpha-linolenic acid（ALA）について検討した[14]。8.1g／日のALAを12週間摂取させると，血中のアミロイド，CRP，IL-6，macrophage-colony stimulating factor（MCSF），VCAM-1，ICAM-1濃度が低下した。ただし，この影響は飽和脂肪酸が多く，単価不飽和脂肪酸が少ない状況での成績であった。

クルミの実は抗酸化物とalpha-linolenic acid（植物由来のn-3 fatty acid）を含有しているがこれを食することにより高コレステロール血症例での血管内皮機能がどの用に変化するかが検討された[15]。コレステロール低下作用が期待される地中海食と同じカロリーで油脂成分をwalnutで置き換えた食事を4週間行った。血管内皮依存性の血管拡張反応が改善し，血中の可溶性VCAM-1濃度を低下させた。血管内皮非依存性の血管拡張反応，ICAM-1，CRP，ホモシステイン，血中酸化反応マーカーは変化しなかった。TC，LDL-Cは有意に低下した。TCの低下は食事性のalpha-linolenic acidの増加とLDL中のγトコフェロール含有量と関連していた。このようなことからwalnutは心血管病変に対して防御的に作用することが期待される。

4．食物中のステロール

植物ステロールの影響について検討されている[16]。植物のstanol/sterol esterをスプレッドにして摂取（2g／日）すると，血中TCが低下するが，これはコレステロール吸収が40％阻害されることによることが示されている。

家族性高コレステロール血症（FH）の子どもと両親を対象として血清脂質に対する植物ステロールやカロテノイドの影響を検討した成績が報告された[17]。20g／日の植物ステロール-スプレッドを摂取するように指導したところ，小児では13.7g／日，両親では16.5g／日の摂取が認められた。その結果，摂取された植物ステロールはそれぞれ1.2，1.5gであった。このようなとき，小児及び両親の血清TCはともに9.1％低下し，LDL-Cはそれぞれ11.4，

11.0％の低下を示した。小児での血中のラソステロール（lathosterol），カンペステロール（campesterol）およびシトステロール（sitosterol）などの植物ステロールはコレステロールで補正すると，それぞれ31, 96, 48％と有意に増加した。両親においては血清カンペステロールとシトステロールがそれぞれコレステロールで補正して92, 39％の増加を示した。さらに小児では血清脂質で補正したalpha-および beta-carotene はそれぞれ17.4％，10.9％の有意な低下を示した。両親においては変化を認めなかったが，ルテイン（lutein）やリコペン（lycopene）はそれぞれ7.3％，14.6％の有意な低下を示した。さらに FH のヘテロ接合体とともにホモ接合体症例に対する植物 sterol の影響が報告されている[18]。ここでも血清脂質に対する影響では有意性が示されているが，一方では血中の植物性ステロールが増加していた。このような変化が個々の症例に与える影響については不明であり，今後の問題である。血中の植物ステロールが異常に増加する β シトステロール血症ではアキレス腱黄色腫や早発性冠動脈硬化性疾患の発症が指摘されており，血中の植物ステロールが増加する問題には注意することが必要である。

　大豆タンパクによる血清コレステロール低下作用が指摘されているが，そのための摂取量は大量であり，日常のタンパク摂取量を考慮すると摂取栄養量のバランスを保つことが困難となる。そこで，10g／日の試験食を40日間摂取して検討した[19]。LDL‐C, VLDL, TG, apoB が低下したが HDL‐C には影響を与えなかった。またイソフラボン含量で補正した大豆タンパクによる二重盲研試験について報告されている[20]。その結果，試験開始後1～2週間後に血清 TC, LDL‐C が有意に低下した。一方，HDL‐C, TG, ホモシステイン濃度には変化を認めなかった。このように大豆タンパクに関する治療成績が多く報告されているがこれらの成績からメタ解析を行った結果が報告された[21]。ここではイソフラボンが含まれているものについての解析であった。血清 TC, TG に対する低下作用（それぞれ3.77％，5.25％）と HDL‐C に対する上昇作用（3.03％）が認められている。大豆由来の成分が脂質代謝に対する有効性は認められているが，同時に存在するイソフラボンについては女性ホルモン（エス

トロジェン）作用に対する影響も考えられており，臨床疫学的には未解決の問題が含まれている。大豆由来の食品を多量に摂取することはイソフラボン摂取にも通じることとなる。このような状況はエストロゲン代謝との関連性から発癌や動脈硬化への影響といった生体変化を注意して追跡調査を行うことが必要であろう。

5．その他の成分

　大麦は水溶性食物線維を多量に含有するものであるが，他の食物線維との比較を行った[22]。大麦由来のベータグルカン（beta-glucan），3あるいは6g／日を5週間継続した。ベータグルカンを含まない食事群に比して血清TCは有意に低下した。また，LDLの粒子サイズはより大型化し，リポタンパク組成変化も改善していた。

　ニンニクは動脈硬化性疾患に対しては血清脂質を低下させるなど良好な効果を有していることが考えられている。そこで異常アポEの一種であるAPOE*3-Leidenを発現させたマウスに対してニンニク由来の含硫物である，allicin（0.29g/Lの飲水）あるいはdiallyldisulfide（0.27g/kg体重），ニンニク粉末などを投与したが血清脂質への影響が認められなかった[23]。ニンニクに含まれる生理活性物質が心血管病変に関与するなら，脂質代謝以外の要素に対する影響が考えられる。ニンニクは線溶系を亢進し，血圧を低下させ，抗酸化作用を有している。このような生理活性が抗動脈硬化的に作用することが考えられている[24]。

　チョウセンアザミの抽出物がコレステロール合成を抑制し，LDLの酸化を防止することが考えられていることから，チョウセンアザミ・ジュースを投与した成績が報告されている[25]。血清脂質への影響は認められないものの，各種の接着因子を有意に抑制したという。

　抗酸化作用についてはウコン（クルクミン curcumin）・カプサイシン（capsaicin）・ニンニク（garlic）の影響が検討されている[26]。高脂肪食で誘発した高脂血症

ラットに対して curcumin（0.2%）or capsaicin（0.015%）or garlic（2.0%）をそれぞれ8週間，経口投与した。赤血球中のチオール（thiols）および glutathione は高脂肪食ラットで低下し，パーオキサイドは有意に増加していた。Curcumin（0.2%）or capsaicin（0.015%）or garlic（2.0%）の投与は TG を低下させ，また酸化ストレスを減少させた。高脂肪食によって肝組織の glutathione も低下していたがこれらのクルリンなどの投与によって改善されていた。

　フェルラ酸（Sodium ferulate）は中国ハーブの1つに含まれており，血小板凝集を抑制することや血清脂質を低下させることが報告されていたが，動脈硬化発症に対する影響については不明であった。高脂肪食飼育の日本白色家兎に対するフェルラ酸の影響を検討すると[27]，胸部大動脈の動脈硬化性変化は有意に低下していた。

　ツルレイシ（Momordica charantia）の抽出物についてはハムスターで検討され，血清脂質に対する低下作用が示唆されている[28]。また，肝臓においては高脂肪食による脂肪沈着が軽減されていた。

　ビールの苦み成分として用いられるホップの抽出物について検討された成績では KKAy マウスの血清 TG を有意に低下させ，高血糖を改善することが示された[29]。この作用は核内受容体である PPAR-α や-γ を賦活することによることが明らかにされた。これらの作用を発揮する主たる成分はイソフムロンであるが，これは PPAR-α や-γ のリガンドであるフェノフィブラートやピオグリタゾンに匹敵するほどの活性を示している。単一物質が2種の核内受容体に結合してその作用を発現するような，いわゆる dual agonist としての作用は注目されるものである。

6．ま と め

　最近の文献を検索し，主な成績を検証した。食物中には生理活性物質が存在し，脂質代謝を正常化させる作用を有していることが理解される。しかし，ここに挙げた多くの文献では統計学的な処理は行われていても対象とされた症例

が少なく，有意な変化が認められてはいても他施設での盲検法による検証が行われなければ臨床科学的には不十分ではなかろうか。また，多くの論文ではout-putとしての脂質代謝や血圧などを視標として評価がなされている。これらの効果は短期的な影響を検討しているものであり，長期の成績については全く不明であろう。食経験がある食物の作用を認めたことから，その生理活性物質を取り出して検証し，生理活性を認めたことの報告がなされるが，抽出された物質のみの長期食経験は皆無であろう。食の安全性を考慮すると，このような観点からの議論と研究が必要ではなかろうか。

このような中で，地中海食に関する研究は食習慣に対する1つの答えを示している。地中海食についての臨床疫学研究からその効用が明らかとなり，食物中の生理活性物質（オリーブオイル中のオレイン酸）に関する研究が発展したものである。そしてここではオリーブオイルのみを摂取する，といったことが示されているのではなく，地中海食そのものの推奨がなされているわけである。食生活・食の安全性を考えるときの重要なヒントではなかろうか。

文　献

1) Keys A., Aravanis C., Blackburn H.W. et al : Epidemiological studies related to coronary heart disease : characteristics of men aged 40-59 in seven countries. Acta Med Scand Suppl 1966 ; 460 : 1-392.
2) Knoops K.T.B., de Groot L.C.P.G., Knomhout D. et al : Mediterranean diet, lifestyle factors, and 10-year mortality in elderly European men and women. JAMA 2004 ; 292 ; 1433-1439.
3) Esposito K., Marfella R., Ciotola M. et al : Effect of a mediterranean-style diet on endothelial dysfunction and markers of vascular inflammation in the metabolic syndrome : a randomized trial. JAMA 2004 ; 292 : 1440-1446.
4) Bemelmans W.J., Lefrandt. J.D., Feskens E.J. et al : Increased alpha-linolenic acid intake lowers C-reactive protein, but has no effect on markers of atherosclerosis. Eur J Clin Nutr 2004 ; 58(7) ; 1083-1089.
5) Zhao G., Etherton T. D., Martin K.R. et al : Dietary alpha-linolenic acid reduces inflammatory and lipid cardiovascular risk factors in hypercholesterolemic men and women. J Nutr 2004 ; 134(11) ; 2991-2997.

6) Carrero J.J., Baro L., Fonolla J. et al : Cardiovascular effects of milk enriched with omega-3 polyunsaturated fatty acids, oleic acid, folic acid, and vitamins E and B6 in volunteers with mild hyperlipidemia. Nutrition 2004 ; 20(6) ; 521-527.

7) Covington M.B. : Omega-3 fatty acids. Am Fam Physician 2004 ; 70(1) ; 133-140.

8) Gao Z., Zhang X., Zuberi A. et al : Inhibition of insulin sensitivity by free fatty acids requires activation of multiple serine kinases in 3T3-L1 adipocytes. Mol Endocrinol 2004 ; 18(8) ; 2024-2034.

9) Haban P., Klvanova J., Zidekova E. et al : Dietary supplementation with olive oil leads to improved lipoprotein spectrum and lower n-6 PUFAs in elderly subjects. Med Sci Monit 2004 ; 10(4) ; 149-154.

10) Jacobs B., De Angelis-Schierbaum G., Egert S. et al : Individual serum triglyceride responses to high-fat and low-fat diets differ in men with modest and severe hypertriglyceridemia. J Nutr 2004 ; 134(6) ; 1400-1405.

11) Marotta M., Ferrer-Martnez A., Parnau J. et al : Fiber type-and fatty acid composition-dependent effects of high-fat diets on rat muscle triacylglyceride and fatty acid transporter protein-1 content. Metabolism 2004 ; 53(8) ; 1032-1036.

12) Most M. M., Tulley R., Morales S. et al : Rice bran oil, not fiber, lowers cholesterol in humans. Am J Clin Nutr 2005 ; 81(1) ; 64-68.

13) Park Y., Jones, P. G., Harris W.S. : Triacylglycerol-rich lipoprotein margination : a potential surrogate for whole-body lipoprotein lipase activity and effects of eicosapentaenoic and docosahexaenoic acids. Am J Clin Nutr 2004 ; 80(1) ; 45-50.

14) Paschos, G.K., Rallidis L.S., Liakos G.K. et al : Background diet influences the anti-inflammatory effect of alpha-linolenic acid in dyslipidaemic subjects. Br J Nutr 2004 ; 92(4) : 649-655.

15) Ros E., Nunez I., Perez-Heras A. et al : A walnut diet improves endothelial function in hypercholesterolemic subjects : a randomized crossover trial. Circulation 2004 ; 109(13) ; 1609-1614.

16) Miettinen T. A., Gylling H. : Plant stanol and sterol esters in prevention of cardiovascular diseases. Ann Med 2004 ; 36(2) ; 126-134.

17) Amundsen A.L., Ntanios F., Put N. et al : Long-term compliance and changes in plasma lipids, plant sterols and carotenoids in children and parents with FH consuming plant sterol ester-enriched spread. Eur J Clin Nutr 2004 ; 58(12) ; 1612-1620.

18) Ketomaki A., Gylling H., Miettinen T.A. : Effects of plant stanol and sterol esters on serum phytosterols in a family with familial hypercholesterolemia including a homozygous subject. J Lab Clin Med 2004 ; 143(4) ; 255-262.

19) Cicero A.F., Minardi M., Mirembe S. et al : Effects of a new low dose soy protein/beta-sitosterol association on plasma lipid levels and oxidation. Eur J Nutr 2004 ; 43(5) ; 319-322.
20) Puska P., Korpelainen V., Hoie L.H. et al : Isolated soya protein with standardised levels of isoflavones, cotyledon soya fibres and soya phospholipids improves plasma lipids in hypercholesterolaemia : a double-blind, placebo-controlled trial of a yoghurt formulation. Br J Nutr 2004 ; 91(3) ; 393-401.
21) Zhan S., Ho S.C. : Meta-analysis of the effects of soy protein containing isoflavones on the lipid profile. Am J Clin Nutr 2005 ; 81(2) ; 397-408.
22) Behall K.M., Scholfield D.J., Hallfrisch J. : Diets containing barley significantly reduce lipids in mildly hypercholesterolemic men and women. Am J Clin Nutr 2004 ; 80(5) ; 1185-1193.
23) Espirito Santo S.M., van Vlijmen B.J., Buytenhek. R. et al : Well-characterized garlic-derived materials are not hypolipidemic in APOE*3-Leiden transgenic mice. J Nutr 2004 ; 134(6) ; 1500-1503.
24) Neil A., Silagy C. : Garlic : its cardio-protective properties. Curr Opin Lipidol 1994 ; 5(1) ; 6-10.
25) Lupattelli G., Marchesi S., Lombardini R. et al : Artichoke juice improves endothelial function in hyperlipemia. Life Sci 2004 ; 76(7) ; 775-782
26) Kempaiah R.K., Srinivasan K. : Influence of dietary curcumin, capsaicin, and garlic on the antioxidant status of red blood cells and the liver in high-fat-fed rats. Ann Nutr Metab 2004 ; 48(5) ; 314-320.
27) Wang B., Ouyang J., Liu Y. et al : Sodium ferulate inhibits atherosclerogenesis in hyperlipidemia rabbits. J Cardiovasc Pharmacol 2004 ; 43(4) ; 549-554.
28) Senanayake G.V., Maruyama M., Sakono M. et al : The effects of bitter melon (Momordica charantia) extracts on serum and liver lipid parameters in hamsters fed cholesterol-free and cholesterol-enriched diets. J Nutr Sci Vitaminol (Tokyo) 2004 ; 50(4) ; 253-257.
29) Yajima H., Ikeshima E., Shiraki M. et al : Isohumulones, bitter acids derived from hops, activate both peroxisome proliferator-activated receptor alpha and gamma and reduce insulin resistance. J Biol Chem 2004 ; 279(32) ; 33456-33462.

第11章　食品脂質と感染

大荒田　素子*

1．はじめに

　低栄養（タンパク質・エネルギー不足）に伴う生体防御能（免疫能）の低下に代表されるように，栄養と生体防御能との関連については以前より認識されている。近年，食品脂質，特に脂質構成脂肪酸組成と免疫能との関連について精力的に研究が進められ，様々な脂肪酸が，免疫担当細胞の機能（サイトカイン産生能，ナチュラルキラー細胞活性能など）に影響を及ぼすことが，細胞培養や動物実験により明らかにされている[1]。また魚油に特徴的に含まれるエイコサペンタエン酸（EPA）やドコサヘキサエン酸（DHA）などのn-3系高度不飽和脂肪酸が，免疫応答・炎症反応に深く関与していることが，ヒトおよび動物実験により示されている[2]。生体防御能に対する栄養成分の影響を検討するには，宿主の防御機構が賦活化する場面で評価を確認することが重要である。ここでは，主に魚油と生体防御能との関連について，病原菌感染症をモデルにした実験報告を中心に考察していきたい。

2．免疫担当細胞の脂質構成脂肪酸組成と食餌性脂質

　食餌性脂質の構成脂肪酸組成は，免疫組織および免疫担当細胞の脂質構成脂肪酸組成に反映される。各種食用油脂（餌に占める重量％：15％）を含んだ餌を30日間摂取したマウスの脾細胞から抽出したホスファチジルコリン（動物細胞

＊千葉大学真菌医学研究センター

表11-1 各種食用油脂摂取 (30日間) マウスの脾細胞ホスファチジルコリン構成脂肪酸組成 (%)

脂肪酸	食用油[a]						
	魚油*	サフラワー油	オリーブ油	シソ油	大豆油	ラード	パーム油
16:0	37.9	41.7	36.4	35.6	37.8	36.9	38.7
16:1	5.0	3.2	3.0	2.7	3.6	2.8	2.5
18:0	14.8	17.9	14.6	17.3	22.5	19.4	16.1
18:1 (n-9)	11.0	8.7	23.3	11.8	9.5	14.4	13.2
18:2 (n-6)	6.7	16.5	6.1	13.5	10.9	7.1	5.3
18:3 (n-3)	0.8	0.0	0.0	3.1	0.0	0.0	0.0
20:4 (n-6)	4.8	9.7	13.6	8.0	11.2	15.4	18.1
20:5 (n-3)	6.5	0.0	0.0	3.1	0.0	0.0	0.0
22:4 (n-6)	0.0	0.5	0.5	0.0	0.8	0.8	1.4
22:5 (n-6)	1.6	1.1	0.9	0.0	1.9	1.6	1.8
22:5 (n-3)	3.2	0.0	0.0	1.7	0.0	0.0	0.0
22:6 (n-3)	7.5	0.6	1.6	3.2	1.9	1.6	2.8
飽和酸	52.7	59.6	51.0	52.9	60.3	56.3	54.8
モノエン酸	16.0	11.9	26.3	14.5	13.1	17.2	15.7
n-6不飽和酸	13.1	27.8	21.1	21.5	24.8	24.9	26.6
n-3高度不飽和酸	18.0	0.6	1.6	11.1	1.9	1.6	2.8

a) 餌に占める重量%:15%
＊魚油90%＋サフラワー油10%

膜リン脂質の主要成分) の脂肪酸組成を表11-1に示した[3]。食餌脂質成分として魚油 (脂肪酸組成:EPA18%, DHA12%) を摂取したマウスでは,他の食用油脂を摂取したマウスに比べてEPA (20:5 n-3) およびDHA (22:6 n-3) の割合が高く,逆にアラキドン酸 (20:4 n-6) の割合が低くなる。またサフラワー油 (脂肪酸組成:リノール酸78%) を摂取したマウスではリノール酸 (18:2 n-6) の割合が,オリーブ油 (脂肪酸組成:オレイン酸80%) を摂取したマウスではオレイン酸 (18:1 n-9) の割合が,それぞれ高い。一方,脾細胞の脂質組成 (トリグリセリド含量,総コレステロール含量,リン脂質含量) は脂肪酸組成の異なる食用油脂の摂取により影響を受けない。

3. 魚油摂取による感染防御能の低下

　魚油の摂取が病原菌感染に対する宿主の抵抗性を減弱させ，さらには死亡率の増加を引き起こすことを報告した論文を表11-2にまとめた。インフルエンザ感染症は急性の感染性呼吸器疾患である。マウスに脂質成分として魚油（餌に占める重量％：17％）＋サフラワー油（3％），もしくは牛脂（20％）を含む食餌を14日間摂取させた後，インフルエンザウイルスを感染させ，経時的に標的臓器である肺での接種菌の消長を追跡した[4]。両群マウスとも，感染1日後（感染初期）までに菌が増殖するが，魚油＋サフラワー油摂取マウスは牛脂摂取マウスに比べて菌の増加数が多く，感染5日後（感染中期）にも，牛脂摂取マウスの約4.5倍の菌数が確認される。その後，両群マウスとも菌数は減少し，感染7日後（感染後期）には両マウス間で差はなくなる。この結果は，魚油摂取マウスでの感染初期から中期における抗菌活性の低下を意味する。肺での免疫グロブリンA（粘膜でウイルスの初期増殖を抑制する）産生量および血中ウイルス特異的免疫グロブリンG（二次免疫応答で主要な役割をする）濃度が牛脂摂取マウスでは感染に伴い増加するのに対し，魚油＋サフラワー油摂取マウスでは増加しない。インターフェロン（IFN）γは，マクロファージを活性化して活性酸素や一酸化窒素（食作用による細菌感染防御の作用分子）の産生を促進したり，ナチュラルキラー細胞（NK細胞：ウイルス感染細胞に対して細胞傷害性を示す）を活性化することにより，ウイルス，真菌などの細胞内寄生性微生物を防御する細胞性免疫を促進させる。インフルエンザウイルス感染に伴い肺におけるIFN-γ産生が促進するが，魚油＋サフラワー油摂取マウスでは牛脂摂取マウスに比べて産生量が少ない。また，感染中期における肺でのインフルエンザウイルス特異的細胞傷害性T細胞活性も牛脂摂取マウスと比べて魚油＋サフラワー油摂取マウスで低値を示す[5]。感染中期における体重減少と食欲低下も魚油＋サフラワー油摂取により強められる。これらの結果は，インフルエンザ感染に伴う細胞性免疫能の促進が，魚油の過剰摂取により抑制され，感染初

表11-2 魚油およびn-3系高度不

実験動物	感染前の実験食摂取期間	実験食群 (/100g餌)	対照食群 (/100g餌)
BALB/c 雄マウス	14日間	魚油17g＋サフラワー油3g	牛脂17g＋サフラワー油3g
BALB/c 雄マウス	14日間	魚油17g＋サフラワー油3g （脂肪酸組成：EPA, 2.5%；DHA, 6.9%）	牛脂17g＋サフラワー油3g
C3H/Hen 雌マウス	4週間	魚油17g＋コーン油3g （脂肪酸組成：EPA, 15.8%；DHA, 12.0%）	ラード20g 大豆油20g
C3H/Hen 雌マウス	4週間	魚油18g＋コーン油2g	ラード20g 大豆油20g
C3H/Hen 雌マウス	4週間	魚油17g＋コーン油3g （脂肪酸組成：EPA, 15.9%；DHA, 12.0%）	ラード20g 大豆油20g
BALB/c マウス	4週間	魚油20g	市販の固型飼料（食用油2.5g） オリーブ油20g 硬化ココナッツ油20g
BALB/c マウス	30日間	魚油20g	市販の固型飼料（食用油2.5g） オリーブ油20g 硬化ココナッツ油20g
Duncan Hartley 雄モルモット	13週間	混合油10g （脂肪酸組成：EPA, 5.24%；DHA, 3.44%）	混合油10g (a)主要な構成脂肪酸：飽和酸 (b)主要な構成脂肪酸： リノール酸などのn-6系 不飽和脂肪酸
Swiss Webster 雌マウス	4週間	魚油20g	市販の固型飼料（食用油2.5g） コーン油20g 硬化ココナッツ油20g
BALB/c マウス	4週間	魚油20g	市販の固型飼料（食用油2.5g） オリーブ油20g 硬化ココナッツ油20g
C3H 雌マウス	4週間	EPAエチルエステル2g＋ラード18g DHAエチルエステル2g＋ラード18g EPAエチルエステル2g ＋DHAエチルエステル2g ＋ラード16g 魚油18g＋コーン油2g	オリーブ油エチルエステル2g ＋ラード18g
BALB/c 雌マウス	30日間	EPAエチルエステル2.7g＋大豆油12.3g DHAエチルエステル2.7g＋大豆油12.3g EPAエチルエステル2.7g＋パーム油12.3g DHAエチルエステル2.7g＋パーム油12.3g	大豆油15g パーム油15g

*CFU：colony forming units

飽和脂肪酸による感染防御能の低下

病原菌	実験食の影響	文献
Influenza virus A型株 生菌 10^5 CFU 鼻内接種	肺での抗菌活性低下 感染による肺でのIFN-γ産生の亢進を抑制 感染による血中IgG濃度の増加を抑制 感染による肺でのウイルス特異的IgA産生の亢進を抑制 食欲低下、体重減少	4)
Influenza virus A型株 生菌 10^5 CFU 鼻内接種	感染による肺でのウイルス特異的細胞傷害性T細胞活性化を抑制	5)
Listeria monocytogenes 生菌 生存率テスト:$2×10^5$CFU腹腔内接種 清掃率テスト:$2×10^6$CFU腹腔内接種	生存率低下(ラード食との比較) 脾臓での抗菌活性低下	6)
Listeria monocytogenes 生菌 10^5 CFU 腹腔内接種	感染初期における血中IL-12p70, IFN-γ濃度の増加を抑制 感染初期における脾臓でのIFN-γ mRNA発現の亢進を抑制 感染初期における脾臓IL-12p40mRNA発現の亢進を抑制(ラード食との比較)	8)
Listeria monocytogenes 生菌 $2×10^5$ CFU 腹腔内接種	感染中期における脾臓でのIFN-γ産生の亢進を増強 感染中期における血中IFN-γ濃度の増加を強める	10)
Listeria monocytogenes 生菌 10^5 CFUもしくは10^4 CFU 静脈接種	脾臓での抗菌活性低下 感染中期におけるIL-12p70濃度の増加を抑制(低脂肪食との比較)	11)
Listeria monocytogenes 生菌 10^6 CFU 静脈内接種	生存率低下	7)
Mycobacterium tuberculosis 180 CFU 筋肉内接種	脾臓での抗菌活性低下 ツベルクリン反応(二次遅延型皮膚反応)の増強	14)
Salmonella typhimurium 生存率テスト:$6×10^6$CFU 経口接種 清掃率テスト:10^2CFU 腹腔内接種	生存率低下 脾臓での抗菌活性低下	15)
Listeria monocytogenes 生菌 腹腔内細胞と生菌をインキュベーション(in vitro)	殺菌率の低下 スーパーオキシドアニオン産生の亢進を増強 (低脂肪食、硬化ココナッツ油食との比較)	13)
Listeria monocytogenes 生菌 10^5 CFU 腹腔内接種	感染初期における血中IL-12p70, IFN-γ濃度の増加を抑制 魚油食:感染初期における脾臓でのIL-12p40mRNA発現の促進を抑制 EPA食、EPA+DHA食、魚油食: 　感染初期における脾臓でのTNF-α mRNA発現の亢進を抑制 EPA+DHA食、魚油食:感染初期における脾臓でのIL-1β mRNA発現の亢進を抑制	9)
Paracoccidioides brasiliensis 生菌 $1.8×10^6$ CFU 静脈内接種	DHA+パーム油食:脾および肝臓での抗菌活性低下 DHA+パーム油食、EPA+大豆油食、DHA+大豆油群: 　感染中期における脾臓でのIFN-γ産生の亢進を増強 　感染中期における血中IFN-γ濃度の増加を強める	16)

期から中期にかけて当ウイルスに対する宿主の抵抗性減弱が生じることを示している。

病原菌 Listeria monocytogenes は人獣共通伝染病リステリア症（髄膜炎，脳炎，敗血症など）を引き起こし，しばしば致命的である。膜傷害性タンパク質毒素リステリオシン O の分泌によりマクロファージの食胞から脱出して殺菌を免れるが，それによって感染宿主に強い T 細胞依存性の免疫応答を誘導する。マウスに脂質成分として魚油（17%）＋コーン油（3%），大豆油（20%），ラード（20%）のいずれかを含む食餌を 4 週間摂取させた後，L. monocytogenes（2×10^6 colony forming unit：CFU）を感染させると，感染14日後の生存率は，ラード摂取マウスで100%，大豆油摂取マウスで58%であるのに対し，魚油＋コーン油摂取マウスでは33%と低値を示す[6]。また，同じ食餌を 4 週間摂取したマウスに 2×10^5 CFU（LD_{50} の1/10量）の L. monocytogenes を感染し，経時的に脾ならびに肝臓での接種菌の消長を追跡すると，魚油＋コーン油摂取マウスでは 2 日後から 4 日後（感染中期）にかけて脾臓で菌が増殖するが，大豆油やラード摂取マウスでは増殖しない。その後，各群のマウスとも菌数は減少し，感染 7 日後（感染後期）には差はなくなる。別の報告でも，L. monocytogenes（10^6 CFU）感染 2 日後の生存率は，オリーブ油摂取マウスで90%，硬化ココナッツ油摂取マウスで70%であるのに対し，魚油摂取マウスでは20%と低い（図11-1）[7]。これらの結果は，魚油の過剰摂取により，L. monocytogenes 感染に対する宿主の抵抗性が減弱し死亡率が増加すること，接種（感染）菌数が少ない場合には，インフルエンザウイルス感染と同様に，感染初期から中期にかけて抵抗性の減弱が生じることを示している。

インターロイキン（IL）12は，NK 細胞の傷害活性の増強，活性化 T 細胞や NK 細胞の増殖促進，ヘルパー T 細胞 1 型（IL-2，IFN-γ，TNF-β を産生する）への分化促進を通じて，細胞性免疫に寄与している。さらに IL-12は IFN-γ の産生を通じて，活性酸素や一酸化窒素の産生を誘導し食作用に深く関わっている。L. monocytogenes（10^5 CFU）感染24時間後（感染初期）の脾臓での IFN-γ mRNA 発現量および血中 IL-12，IFN-γ 濃度は，魚油（18%）＋コーン油

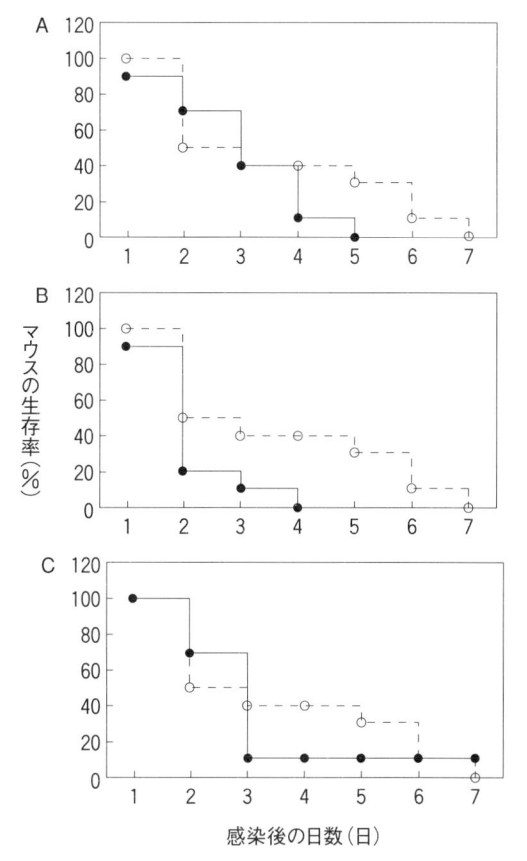

図11-1 *Listeria monocytogenes* 感染マウスの生存率への食餌性脂質の影響[7]

マウスに含有脂質の異なる実験食を30日間摂取させた後，病原菌 *L.monocytogenes* を10^6CFU（致死量）静脈内接種した．図A，B，C中の○：低脂肪食（2.5g食用油/100g餌）摂取マウス．図A中の●：オリーブ油（20g/100g餌）摂取マウス．図B中の●：魚油（20g/100g餌）摂取マウス．図C中の●：硬化ココナッツ油（20g/100g餌）摂取マウス．

（2％）摂取マウスで，ラード（20％）や大豆油（20％）摂取マウスに比べて低い[8]．また，EPAやDHAのエチルエステル，もしくはEPAとDHAの両エチルエステルをラードと共に摂取したマウスでも，オリーブ油エチルエステル摂取マウスに比べて，*L. monocytogenes* 感染初期の血中IL-12，IFN-γ濃度が低い[9]．さらに魚油摂取マウスでは，感染初期における脾臓でのIL-12p40（IL-12を構成している2つのサブユニットのうちの1つ），腫瘍壊死因子α（TNF-α），

IL-1βのmRNA発現量が,オリーブ油エチルエステル摂取マウスと比べて低い。EPAとDHAの両エチルエステルを摂取したマウスでも,感染初期における脾臓でのTNF-αとIL-1β mRNA発現量が低い。これらの結果は,細胞性免疫に関与するサイトカインの感染に伴う産生増強が,魚油の過剰摂取により感染初期に抑制されることを示している。病原菌感染防御に重要な役割を担う細胞性免疫が感染初期に十分機能しないことが,魚油の過剰摂取による抵抗性減弱の要因であると考えられる。一方,L. monocytogenes 感染2日後と4日後(感染中期)の血中IFN-γ濃度は,大豆油やラード摂取マウスに比べて魚油+コーン油摂取マウスで高値を示す[10]。さらに感染中期の脾臓でのIFN-γ産生量も大豆油やラード摂取マウスに比べて魚油摂取マウスで高値を示す。この結果は,感染初期から中期にかけて抵抗性減弱を示した魚油摂取マウスで,感染中期におけるIFN-γ産生がより増強されることを示している。この増強は,感染初期から中期における抵抗性減弱を補うためのものであると示唆される。ロイコトリエン(LT)B_4はアラキドン酸カスケードによりアラキドン酸から生合成される生理活性物質で,サプレッサーT細胞(免疫抑制作用を持つT細胞)活性やNK細胞活性を増強し,インターフェロン産生を促進する。魚油摂取により,細胞膜構成脂肪酸組成に占めるアラキドン酸の割合が低下し,血中LTB_4濃度は低値を示す。さらにL. monocytogenes 感染24時間後の血中LTB_4濃度も,魚油摂取マウスで,固型飼料やオリーブ油,硬化ココナッツ油摂取マウスと比べて低い[11]。免疫系に作用するLTB_4の産生抑制を介して,魚油が感染防御能に影響を及ぼしていることが示唆される。市販の固形飼料摂取マウスに抗酸化剤であるN-acetyl-cystein(NAC)を腹腔内投与すると,L. monocytogenes (10^6CFU)感染120日後の生存率が0%から25%に改善されるが,魚油摂取マウスではNAC投与による生存率の改善は見られない[12]。この結果は,魚油摂取マウスで見られた抵抗性の減弱に,生体内脂質過酸化の亢進が関与していないことを間接的に示している。脂質成分の異なる食餌を4週間摂取したマウスから腹腔滲出細胞を回収し,L. monocytogenes と共に30分間インキュベーションすると,魚油摂取マウスの腹腔滲出細胞とインキュベーションした菌の生存率

は64％と，他の食用油摂取マウスの腹腔滲出細胞とインキュベーションした場合（34〜47％）よりも高い[13]。この結果は，魚油摂取による食細胞の殺菌能の低下を示している。

4．DHA摂取による感染防御能の低下

　魚油に含まれるn-3系多価不飽和脂肪酸（主にEPA,DHA）の抵抗性減弱への関与について明らかにする目的で，マウスに大豆油（餌に占める重量％：15％），EPAエチルエステル（2.7％）＋大豆油（12.3％），DHAエチルエステル（2.7％）＋大豆油（12.3％），パーム油（15％），EPAエチルエステル（2.7％）＋パーム油（12.3％），DHAエチルエステル（2.7％）＋パーム油（12.3％）のいずれかを含む食餌を4週間摂取させた後，*Paracoccidioides brasiliensis*（中南米諸国における主流の病原真菌感染症の原因菌）を感染させ，脾および肝臓における接種菌の消長を経時的に追跡した[16]。DHA＋パーム油摂取マウスでは感染3日後（感染中期）までに脾臓で菌が増殖するが，他の混合油を摂取したマウスでは増殖しない。その後，どの食餌群のマウスでも感染5日後から脾臓中の菌数は減少するが，感染7日後（感染後期）までDHA＋パーム油摂取マウスで，他の混合油摂取マウスよりも菌数が多い。また肝臓では感染3日後までにすべてのマウスで菌が増殖するが，特にDHA＋パーム油もしくはDHA＋大豆油摂取マウスで増加数が多い。DHA＋大豆油摂取マウスでは感染4日後には菌は減少するが，DHA＋パーム油摂取マウスでは減少しない。一方，EPA＋大豆油，もしくはEPA＋パーム油摂取マウスでは，脾および肝臓での抗菌活性は低下しない。これらの結果は，DHAの過剰摂取は*P. brasiliensis*感染に対する宿主の抗菌活性能を低下させるが，EPAは低下させないこと，n-6系不飽和脂肪酸と共に摂取するよりも飽和酸やモノエン酸と共に摂取する方が，DHAによる抗菌活性能抑制効果が促進されることを示している。魚油の過剰摂取による病原菌感染に対する宿主の抵抗性減弱は，魚油に特徴的に含まれているDHAと，高い割合で含まれている飽和酸（およびモノエン酸）との組合せ

によることが強く示唆される。動物性脂質など飽和酸やモノエン酸の割合が高い食用油脂を多く摂取する食習慣の人が，サプリメント等によりDHAを過剰摂取した場合，病原菌感染に対する抵抗性減弱を引き起こす可能性が考えられる。P. brasiliensis 感染に伴い脾臓のIFN-γ産生が促進するが，感染3〜4日後（感染中期）には，DHA＋パーム油，EPA＋大豆油，もしくはDHA＋大豆油摂取マウスで他の混合油摂取マウスよりも産生量が多い。また血中IFN-γ濃度もP. brasiliensis 感染に伴い増加するが，感染中期には，DHA＋パーム油摂取マウスで他の混合油摂取マウスよりも高値を示す。この結果は，感染初期から中期にかけて抵抗性が低下したDHA＋パーム油摂取マウスでのIFN-γ活性の亢進を示すものであり，宿主の感染負荷の増加に伴い生じたものと推測される。病原菌 Candida albicans 感染実験において，感染負荷の大きさに比例して脳でのIFN-γ mRNA発現量が増加するという報告があり，増加したIFN-γがその後の脳における菌の排除に寄与すると考察されている[17]。一方，感染に伴うIFN-γの過剰産生・分泌が宿主の死亡率の増加の原因になっているという報告もある[18]。グラム陰性細菌感染実験において，抗IFN-γ抗体の投与により，マウスの死亡率が低下する[19]。感染に伴うIFN-γ産生の亢進は，最小限に押えられることが宿主のダメージの軽減につながると考えられる。したがって，DHA＋パーム油，DHA＋大豆油，もしくはEPA＋大豆油摂取マウスで見られる感染中期のIFN-γ活性の亢進は，感染中期から後期における菌の増殖抑制・排除に有効であると同時に，宿主にとって有害である可能性も示唆される。EPAもしくはDHAのエチルエステル（餌に占める重量％：2.7％）を含む食餌を4週間摂取したマウスの脾臓組織の脂質構成脂肪酸組成を表11-3に示した。EPAもしくはDHAの摂取によりアラキドン酸の割合は低下するが，特にDHA＋パーム油摂取マウスでの低下が著しい。アラキドン酸は，シクロオキシゲナーゼ，リポキシゲナーゼの基質となり，トロンボキサンを含むプロスタグランジン，ロイコトリエン，ヒドロキシエイコサテトラエン酸類に変換され，細胞内および細胞間の情報伝達に関わるメディエーターとして機能する。プロスタグランジンは炎症作用に，ロイコトリエン，トロンボキサンは即時型

4. DHA 摂取による感染防御能の低下

表11-3 EPA・DHA 摂取 (30日間) 後のマウス脾臓脂質構成脂肪酸組成

脂肪酸	食用油a)					
	大豆油	大豆油+EPA*	大豆油+DHA	パーム油	パーム油+EPA	パーム油+DHA
16:0	26.1	24.3	24.0	30.1	31.7	35.5
16:1	4.9	4.4	4.5	2.4	2.8	5.6
18:0	13.2	11.2	10.2	17.8	14.1	8.2
18:1 (n-9)	12.5	17.0	17.2	19.9	19.0	32.8
18:1 (n-7)	2.0	1.7	1.6	3.0	2.2	1.4
18:2 (n-6)	12.9	17.7	20.0	4.9	6.0	6.6
18:3 (n-3)	0.6	0.9	1.0	0.5	0.4	0.0
20:1 (n-9)	0.4	0.4	0.3	0.0	0.0	0.4
20:2 (n-6)	0.9	0.6	0.6	0.6	0.3	0.0
20:3 (n-6)	0.8	0.7	0.9	0.6	0.4	0.4
20:4 (n-6)	17.1	5.6	5.0	15.5	3.3	1.0
20:5 (n-3)	0.3	6.1	0.9	0.1	9.1	1.1
22:5 (n-6)	0.6	0.1	0.1	1.7	0.1	0.0
22:5 (n-3)	1.3	6.0	0.6	0.2	7.3	0.4
22:6 (n-3)	6.5	3.5	12.9	2.8	3.9	6.8
飽和酸	39.3	35.5	34.2	47.8	45.3	43.7
モノエン酸	19.7	23.4	23.7	25.3	24.0	40.1
n-6不飽和酸	32.4	24.7	26.7	23.3	10.1	7.9
n-3高度不飽和酸	8.7	16.4	15.4	3.6	20.6	8.3

a) 餌に占める重量% : 15%
*EPA : EPA エチルエステル (2.7%), DHA : DHA エチルエステル (2.7%)

アレルギーの発症に関与している。DHA 摂取によりヒト末梢血単球細胞の DHA 含量が増加し,アラキドン酸含量が低下すると共に,NK 細胞活性の抑制,末梢血単球細胞からの PGE_2, LTB_4 分泌の抑制が生じる[20]。魚油摂取により脾細胞リン脂質 (ホスファチジルコリン,ホスファチジルエタノールアミン) 中のアラキドン酸含量が低下すると共に,脾細胞のマイトゲン応答が低下する[3]。DHA+パーム油摂取により生じる抵抗性の減弱には,アラキドン酸の顕著な低下など脾細胞の脂肪酸組成の変動とその結果生じる炎症性メディエーター産生の変調が関与していることが考えられる。

5. 魚油摂取とビタミンE欠乏食による感染防御能の向上

ここでは，これまで述べてきた報告とは異なり，魚油の摂取が病原菌感染に対する宿主の抵抗性を向上させ，さらには生存率の増加を引き起こす例について述べる（表11-4）。マラリア感染症はヒトまたは他の脊椎動物の赤血球にマラリア原虫（*Plasmodium*）が進入することにより引き起こされる病気であり，時には致死的な転帰をとる。マウスに市販の固型飼料（食用油脂2.5%含有），あるいは脂質成分として魚油（4%）＋コーン油（1%），精製魚油（2,4および8%）＋コーン油（0.5,1および2%）のいずれかを含み，なおかつビタミンEとして$d\text{-}\alpha\text{-}$トコフェロール（餌に占める重量%：0.00384%）を含む実験食を4週間摂取させた後，マラリア原虫感染赤血球を投与すると，感染60日後の生存率はすべての食餌群で0%である（表11-5）[21]。その一方で，魚油＋コーン油，もしくは精製魚油＋コーン油を上記と同じ割合で含み，なおかつビタミンE（トコフェロール類）を含まない食餌を4週間摂取したマウスでは，マラ

表11-4 魚油とビタミンE欠乏の組合せによる

実験動物	感染前の実験食摂取期間	実験食群 （／100g餌）	対照食群 （/100g餌）
outbred CD-1Swiss albino 雄マウス	4週間	魚油4g＋コーン油1g＊＊ 精製魚油2,4,8g＋コーン油 0.5,1,2g＊＊ （精製魚油脂肪酸組成：EPA, 17.8%, DHA, 11.4%） ＊＊ビタミンE添加および無添加の2種類	市販固形飼料 （食用油脂2.5g）
nu/nu（無胸腺）BALB/c 雄マウス＊＊ nu/＋（胸腺機能正常）BALB/c 雄マウス ＊＊$\alpha\beta$T細胞欠損、抗マラリア抗体産生不可	4週間	魚油4g＋ビタミンE除去コーン油1g＊＊ ＊＊ビタミンE添加および無添加の2種類	なし
scid/scid.bg/bg マウス＊＊ ＊＊B細胞、$\alpha\beta$T細胞および$\gamma\delta$T細胞欠損、NK細胞活性能低下	6週間	魚油4g＋ビタミンE除去コーン油1g＊＊ ＊＊ビタミンE添加および無添加の2種類	なし

＊CFU : colony forming units

リア感染60日後の生存率は70〜90％にまで改善される。この結果は，生体内抗酸化剤であるビタミンEの欠乏と魚油との組合せが，マラリア感染に対する防御システムに有効に作用することを示している。また，無胸腺マウス（$\alpha\beta$ – T 細胞欠損，抗マラリア抗体産生不可）および胸腺機能正常マウスに，魚油（4％）およびビタミンE（$d-\alpha$ – トコフェロール0.00384％）を含んだ食餌を4週間摂取させた後，マラリア原虫感染赤血球を投与すると，胸腺の有無にかかわらず全てのマウスが急激な寄生虫血症を起こし急死する[22]。その一方で，魚油（4％）を含み，なおかつビタミンEを含まない食餌を4週間摂取したマウスでは，胸腺の有無に関係なく，感染18日目まで寄生虫血症が制御される。その後，無胸腺マウスは貧血を起こし死亡するが，胸腺機能正常マウスは抗マラリア抗体を産生し生存する。またB細胞，$\alpha\beta$ – T細胞および$\gamma\delta$ – T細胞欠損かつNK細胞活性能低下マウスでも魚油を含み，なおかつビタミンEを含まない食餌を6週間摂取すると，マラリア感染31日後まで寄生虫血症を生じない。これらの結果は，抗マラリア抗体産生以外の防御システムに魚油＋ビタミンE欠乏の組合せが影響を及ぼし，マラリア感染を制御し，場合によっては宿主の延命

感染防御能の亢進

病原菌	実験食の影響	文献
Plasmodium yoelii yoelii 寄生虫感染赤血球 5×10^4 CFU 腹腔内接種	対照食，ビタミンE添加実験食：感染60日後の生存率0％ ビタミンE無添加実験食：感染60日後の生存率70〜90％	21)
Plasmodium yoelii yoelii 寄生虫感染赤血球 10^4 CFU 腹腔内接種	ビタミンE添加実験食：nu/nu マウス，nu/+マウス共に激しい寄生虫血症を生じ，急死 ビタミンE無添加実験食群：nu/nu マウス、nu/+マウス共に感染18日目まで寄生虫血症を生じず，その後，nu/nu マウスは貧血を起こし，死亡 nu/+マウスは抗マラリア抗体を生成し，生存	22)
Plasmodium yoelii yoelii 寄生虫感染赤血球 10^4 CFU 腹腔内接種	ビタミンE添加実験食：急死 ビタミンE無添加実験食：寄生虫血症を生じず，生存	22)

表11-5 マラリア感染マウスの生存率（感染60日後）[a]

実験食	ビタミンE含量 (餌中に占める重量%)	感染前の実験食摂取期間	
		2週間 (生存数/実験数)	4週間 (生存数/実験数)
市販固形飼料		0/10	0/10
4％ニシン油[b]	0	4/10	8/10
4％ニシン油	0.00384	0/10	0/10
2％EPAX[c]	0	8/10	8/10
2％EPAX	0.00384	0/10	0/10
4％EPAX	0	7/10	9/10
4％EPAX	0.00384	0/10	0/10
8％EPAX	0	5/10	7/10
8％EPAX	0.00384	0/10	0/10

[a] マウスに実験食を2週間ないし4週間摂取させた後，*Plasmodium yoelii yoelii* 寄生虫感染赤血球（$5×10^4$）を1回腹腔内接種し，その後も実験食を摂取させた。
[b] 脂肪酸組成：EPA11％，DHA 9％
[c] 脂肪酸組成：EPA18％，DHA12％

を可能にしていることを示している。マラリア感染者は非感染者に比べて，血中マロンジアルデヒド量（生体組織の酸化の指標）および一酸化窒素量が少ないという報告がある[23]。マラリア感染者と非感染者の血漿リン脂質構成脂肪酸組成を比較すると，マラリア感染者は非感染者と比べて，リノール酸（非感染者 vs. 感染者：30.4±3.3 vs. 25.9±2.8％）およびα-リノレン酸（非感染者 vs. 感染者：0.35±0.13 vs. ＜0.01％）の割合が低く，EPA（非感染者 vs. 感染者：0.2±0.05 vs. 0.4±0.2％）の割合が高い。魚油＋ビタミンE欠乏の組合せが，活性酸素や一酸化窒素などの食作用関連分子産生能を含めた生体内過酸化レベルの変動等を介してマラリア感染に対する宿主の抵抗性を向上させることが示唆される。

本章では，魚油の過剰摂取がインフルエンザウイルスや *L. monocytogenes* などの病原菌感染に対する宿主の抵抗性減弱を引き起こすこと，魚油に含まれるDHAと飽和酸（およびモノエン酸）の組合せが感染宿主の抵抗性減弱に関与していることについて実験データを提示しながら考察した。この抵抗性減弱は，

感染に伴う細胞性免疫能の促進が，感染初期に抑制されることによると考えられる。一方，魚油の摂取とビタミンE欠乏の組合せは，マラリア感染に対する宿主の抵抗性を強める。食品脂質による病原菌感染に対する抵抗性の変動については，その詳細なメカニズムも含めてさらに研究が進められることが期待される。

文　献

1) Calder P.C., Yaqoob P., Thies F. et al: Fatty acids and lymphocyte functions. Br J Nutr 2002；87（Suppl.1）；S31－S48.
2) Kelley D.S.: Modulation of human immune and inflammatory responses by dietary fatty acids. Nutr 2001；17；669－673.
3) Oarada M., Furukawa H., Majima T. et al: Fish oil diet affects on oxidative senescence of red blood cells linked to degeneration of spleen cells in mice. Biochim Biophys Acta 2000；1487；1－14.
4) Byleveld P.M., Pang G.T., Clancy R.L. et al: Fish oil feeding delays influenza virus clearance and impairs production of interferon-γ and virus-specific immunoglobulin A in the lungs of mice. J Nutr 1999；129；328－335.
5) Byleveld P.M., Pang G.T., Clancy R.L. et al: Fish oil feeding enhances lymphocyte proliferation but impairs virus-specific T lymphocyte cytotoxicity in mice following challenge with influenza virus. Clin Exp Immunol 2000；119；287－292.
6) Fritsche K.L.. Shahbazian L.M., Feng C. et al: Dietary fish oil reduces survival and impairs bacterial clearance in C3H/Hen mice challenged with *Listeria monocytogenes*. Clin Sci 1997；92；95－101.
7) Pablo M.A., Puertollano M.A., Gálvez A. et al: Determination of natural resistance of mice fed dietary lipids to experimental infection induced by *Listeria monocytogenes*. FEMS Immunol Med Microbiol 2000；27；127－133.
8) Fritsche K.L., Byrge M., Feng C.: Dietary omega-3 polyunsaturated fatty acids from fish oil reduce interleukin-12 and interferon-gamma production in mice. Immun Let 1999；65；167－173.
9) Fritsche K.L., Anderson M., Feng C.: Consumption of eicosapentaenoic acid and docosahexaenoic acid impair murine interleukin-12 and interferon-γ production in vivo. J Infect Dis 2000；182（suppl1）；S54－S61.
10) Fritsche K.L., Feng C., Berg J.N.: Dietary fish oil enhances circulating interferon-

γ in mice during listeriosis without altering *in vitro* production of this cytokine. J Interf Cytok Res 1997 ; 17 ; 271—277.
11) Puertollano M.A., Puertollano E., Ruiz-bravo A. et al : Changes in the immune functions and susceptibility to *Listeria monocytogenes* infection in mice fed dietary lipids. Immunol Cell Biol 2004 ; 82 ; 370—376.
12) Puertollano M.A., Pablo M.A., Cienfuegos G.Á. : Anti-oxidant properties of N-acetyl-L-cysteine do not improve the immune resistance of mice fed dietary lipids to *Listeria monocytogenes* infection. Clin Nutr 2003 ; 22 ; 313—319.
13) Puertollano M.A., Pablo M.A., Cienfuegos G.Á. : Immunomodulatory effects of dietary lipids alter host natural resistance of mice to *Listeria monocytogenes* infection. FEMS Immunol Med Mic 2001 ; 32 ; 47—52.
14) Paul K. P., Leichsenring M., Pfisterer M. et al : Influence of n–6 and n–3 polyunsaturated fatty acids on the resistance to experimental tuberculosis. Metabolism 1997 ; 46 ; 619—624.
15) Chang H.R., Dulloo A.G., Vladoianu I.R. et al : Fish oil decreases natural resistance of mice to infection with *Salmonella typhimurium*. Metabolism 1992 ; 41 ; 1—2.
16) Oarada M., Tsuduki T., Suzuki T. et al : Dietary supplementation with docosahexaenoic acid, but not with eicosapentaenoic acid, reduces host resistance to fungal infection in mice. Biochim Biophys Acta 2003 ; 1622 ; 151—160.
17) Ashman R.B., Bolitho E.M., Fulurija A. : Cytokine mRNA in brain tissue from mice that show strain-dependent differences in the severity of lesions induced by systemic infection with *Candida albicans* yeast. J Infect Dis 1995 ; 172 ; 823—830.
18) Lavigne L.M., Schopf L.R., Chung C.L. et al : The role of recombinant murine IL–12 and IFN-γ in the pathogenesis of a murine systemic *Candida albicans* infection. J Immunol 1998 ; 160 ; 284—292.
19) Kohler J., Heumann D., Garotta G. et al : IFN-γ involvement in the severity of gram-negative infections in mice. J Immunol 1993 ; 151 ; 916—921.
20) Kelley D.S., Taylor P.C., Nelson G.J. et al : Docosahexaenoic acid ingestion inhibits natural killer cell activity and production of inflammatory mediators in young healthy men. Lipids 1999 ; 34 ; 317—324.
21) Fevang P., Sääv H., Høstmark A.T. : Dietary fish oils and long-term malaria protection in mice. Lipids 1995 30 ; 437—441.
22) Taylor D.W., Levander O.A., Krishna V.R. et al : Vitamin E-deficient diets en-

riched with fish oil suppress lethal *Plasmodium yoelii* infections in athymic and *scid/bg* mice. Infect Immun 1997 ; 65 ; 197−202.
23) Kumar C.A., Das U.N.: Lipid peroxides, nitric oxide and essential fatty acids in patients with *Plasmodium falciparum* malaria. Prostag Leukotr Ess 1999 ; 61 ; 255−258.

第4編
食品脂質とからだの相互反応

第12章　油脂の味覚と嗜好性
　　　　　　　　　　　　………………………伏木　亨

第13章　食品油脂と体脂肪
　　　　　　　　　　　　………………………柳田 晃良

第14章　脂肪組織とアディポサイトカイン
　　　　　　　　　　　………森山 達哉・河田 照雄

第15章　食品脂質と脳機能
　　　　　　　　　　　　………………………橋本 道男

第16章　生体脂質の過酸化と抗酸化
　　　　　　　　　　　………宮澤 陽夫・仲川 清隆

第12章　油脂の味覚と嗜好性

伏木　亨[*]

1．はじめに

　油脂は食品のおいしさを左右する重要な因子であり，油脂を用いない食生活は今日では考えられない。人間は油脂に対して特別に高い嗜好性があるため，油脂は各国の食文化にとって欠かせないものである。

　このような，嗜好性の高い食材であるにもかかわらず，油脂のおいしさについて明確な説明はなかった。本章では，食品の油脂がなぜこれほど人間の摂食欲を刺激するのかについて，油脂と味覚との関係，内臓からのエネルギー信号の関与も含めた油脂摂取欲のメカニズムについて研究の現状を紹介したい。

2．油脂の口腔内受容機構

（1）油脂は味覚か

　純粋な油脂は少なくとも人間にとって特別な味や匂いは感じられない。特に新鮮な油脂には酸化された匂いもほとんどない。しかし，食品中に油脂を添加すると食品の味わいが格段に増強されることは食品開発研究者ならずとも多くの人が実感している。無味無臭なのにおいしさとして強く好まれることは不思議でもある。脂肪の柔らかいテクスチャーがおいしさの原因であるとする意見が過去には主流であった。実際，高級なステーキなどは豊富な脂肪が柔らかい

---

[*]京都大学大学院農学研究科

という印象に強く繋がっている。しかし，スープなど食感とは無関係な食品でも油脂を添加することによるおいしさの改善効果は顕著であり，食品開発の現場では食感よりももっと直接的な口腔内化学受容の存在が示唆されていた。

（2）口腔—膵酵素分泌反射で見た脂肪の口腔内受容

少なくとも油脂の口腔内刺激が存在し，神経系によって伝達されていることが明らかにされている。Mattesら[1]は，口腔内に投与した油脂が脂肪代謝，特に血中TG濃度を高めることを報告している。油脂が吸収される以前に代謝に影響を及ぼすという知見は，油脂の口腔内刺激の存在を支持するものである。われわれは，膵酵素分泌の頭相を用いて，油脂の口腔内受容を証明した。膵消化酵素の分泌が舌上の味覚刺激で反射的に生じる現象[2]を利用したものである。膵酵素分泌は，膵臓腺房細胞のチモーゲン顆粒に蓄えられているすべての消化酵素がパラレルに分泌されていることが明らかになっているので，個々の酵素活性を測定する代わりに膵液中のタンパク質分泌量を測定した。この反射的な膵応答は甘味によるインスリン分泌のような内分泌側にも共通に起こることも報告されている[3,4]。しかも，好ましい刺激にのみ応答することは味覚嫌悪学習を用いて明らかにされてきた[5]。

食道を切断されたラットの舌上に滴下された油脂は，図12-1に示すように，数分以内に膵外分泌を強く刺激した。舌から延髄を経て膵臓への神経反射を示すものである。しかも，分泌が観察されたのは長鎖の脂肪酸を滴下したときのみであり，中鎖脂肪酸は膵酵素分泌を刺激しなかった。トリアシルグリセロールや脂肪酸のメチルエステルあるいはエチルエステルにもそのような刺激がなかった[6]。この特異性は脂肪関連物質に対するラットやマウスの選択実験と同じである。対照として用いた0.3Mスクロース溶液は膵酵素の外分泌頭相を刺激することも確かめている。

（3）脂肪酸による味細胞内カルシウム動員の検出

河合，西塚らは，ラット有郭乳頭の味蕾細胞塊を用いて味細胞が脂肪酸添加

2. 油脂の口腔内受容機構　165

図12-1　口腔―膵酵素分泌反射で見た脂肪関連物質の口腔内受容[6]

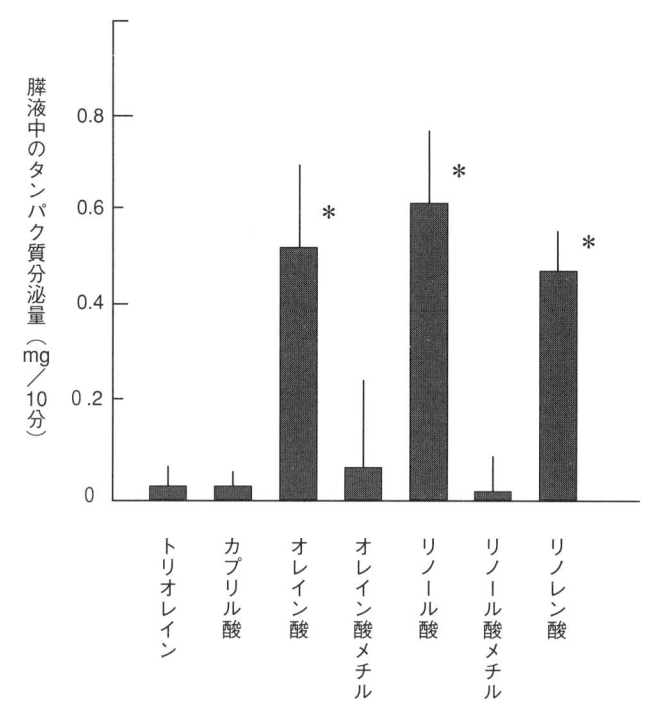

縦軸：膵液中のタンパク質分泌量（mg/10分）
横軸：トリオレイン、カプリル酸、オレイン酸、オレイン酸メチル、リノール酸、リノール酸メチル、リノレン酸

Values are the means ± SEM. n= 7 or 8. Significantly different from 0: * $p<0.05$

ラットの食道を切断し上部を外皮から体外に開口した。食道下部は結紮した。同時に総胆管にカニュレーを挿入し，膵液を採取した。胆汁は小腸へ誘導した。採取した膵液は一部をタンパク質濃度測定に用い，残りはチューブで小腸にもどした。覚醒したラットの舌にそれぞれの試験液を滴下し，10分間に膵液に分泌されるタンパク質量を測定した。対照として生理食塩水を舌に滴下した。図は対照群からの増加量で表している。

によって細胞内カルシウム濃度を高めることを示した（論文投稿中，第14回嗅覚味覚シンポジウム；京都にて発表）。オレイン酸の添加によって味蕾細胞塊の味細胞内カルシウム濃度が上昇したが，脂肪酸に特異的な味細胞が存在するのか，他の味質と共通であるかどうかは明らかではなく，今後の研究課題である。

（4）油脂は鼓索神経応答を惹起しない

　油脂に対するラットの味覚神経応答を記録する試みは最近まで成功しなかった。甘味や酸味など多くの味覚に関与する舌の前半部分について，この部分の

味蕾細胞を支配する鼓索神経の応答を調べると，トリグリセリド，脂肪酸あるいは，無塩バターを溶かした澄ましバターや霜降り肉から採取した牛脂まで，試験したすべての油脂関連物質に対して何らの応答も記録されない[7]。そればかりか，甘味や塩味などの味覚が油脂の共存で変化することも観察されない。油脂は舌前半の味覚とは無関係であると言える。

油脂の味は定義されていない。既存の味覚を飛躍的に増強することも神経応答のレベルでは検出されない。したがって油脂そのものの味わいは，いわゆる古典的な味の範疇には入らないと思われる。味とは異なる刺激として脳に伝わると表現するしかない。

（5）舌咽神経に対しては応答が見られた

下の前半部分からは味覚応答が観察されないが，舌後半を支配する舌咽神経舌枝については，最近，河合らが脂肪酸に対する応答を記録している（未発表データ）。一方，真貝らは，さらに舌の奥の舌咽神経咽頭枝が脂肪酸に応答することを明らかにしている[8]。TGや脂肪酸のエステルには応答しない。真貝らは，レプチンを投与すると脂肪酸に対する舌咽神経系咽頭枝の応答が低下したことを報告している[8]。油脂の口腔内受容が，代謝に影響される可能性を示している。

福渡らは，舌咽神経を両側切断したラットが脂肪に対する強い嗜好を持たないことを2瓶選択実験で明らかにし，舌咽神経の関与を支持している[9]（図12-2）。このマウスは砂糖に対する嗜好を失っていないことも確かめられている。これらの知見から，舌の奥を支配する舌咽神経が味覚とは異なる油脂の刺激を脳に伝えている可能性が高い。

（6）脂肪の口腔内化学受容

油脂の口腔内化学受容の問題に迫る具体的な実験事実が明らかにされたのは1997年以降である。米国のギルバートソンらは，長鎖脂肪酸が味蕾細胞の遅延整流型カリウムチャンネルの応答を阻害し，チャンネル近傍に発現している脂

2．油脂の口腔内受容機構　167

図12-2　舌咽神経遮断によるラットの油に対する嗜好性の変化

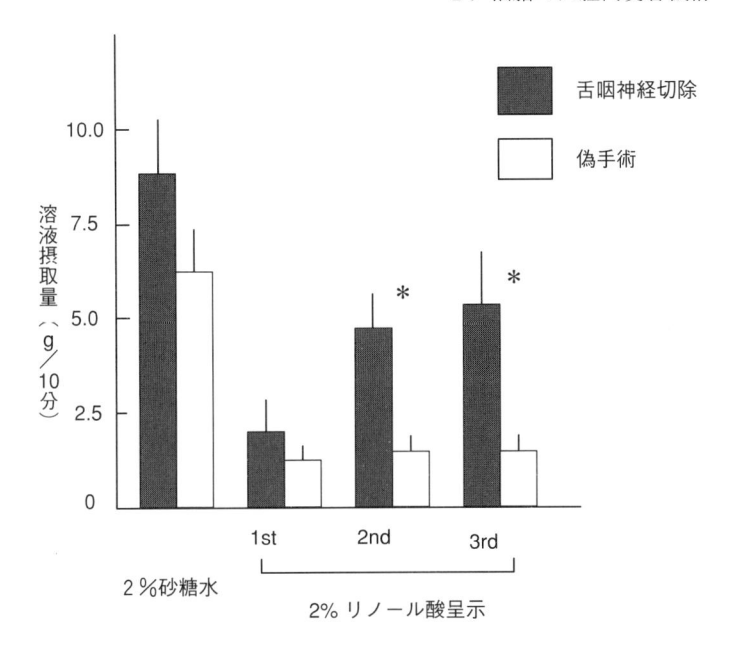

Values are the means ± SEM. n= 6〜7
Significant difference between Sham and GLX: $*p<0.05$

ラットは両側性に舌咽神経を切断した。手術から回復後，2％リノール酸懸濁液またはリノール酸を含まない対照溶液を呈示し10分間の摂取量を測定した。舌咽神経が切断されているかどうかはあらかじめ苦味溶液に対する嗜好性変化で確認している。

肪酸受容タンパク質を受容体タンパク候補とする報告を行った[10]。ただし，この系は舌前半部分の鼓索神経などにも広く存在することなど受容体としての分布にやや疑問が残る。

これと同時期に，福渡らは，舌の奥に分布する有郭乳頭の味蕾細胞のアピカル側に2回膜貫通型構造を持つ脂肪酸結合タンパク質（FAT）が特異的に発現していることを示し，油脂の化学受容との関係を示唆した[11]（図12-3）。ちなみに，油脂分子と細胞との相互作用の研究は最近になって活発になってきた。それまでは，油脂は細胞膜に溶け込みすり抜けると考えられ注目されることはなかった。1980年代になってから，FAT/CD36，FATP，FABPpm など，いくつ

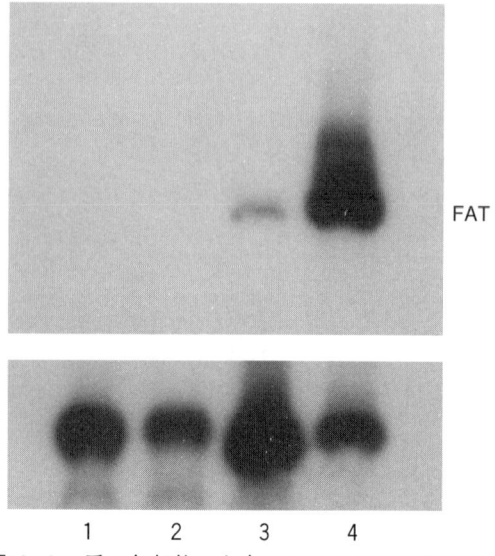

図12-3 舌の各部位の上皮におけるFATの発現量

1；下の前半（舌先）部分の上皮より採取したRNA
2；有郭乳頭付近の乳頭には無関係な部分の上皮から採取したRNA
3；有郭乳頭から採取したRNA
4；対照として用いた脂肪組織RNA

かの脂肪酸結合タンパク質が報告され生理的な作用の解析も進んできた[12]。

　最近，FAT/CD36ノックアウトマウスが作成され，血中遊離脂肪酸濃度の増加が報告された[13]。脂肪組織では，分化のプロセスで脂肪酸の取り込み量とFAT/CD36やFATPの発現が増加する[14,15]。筋肉ではFAT，FATP，FABPpmのいずれもが発現しており，筋肉細胞にFAT/CD36を過剰発現させたマウスでは，血清トリグリセリドと脂肪酸が減少することが報告されている[16]。消化管では，FATが発現しており，高脂肪食で発現が増加する[17]。FABPpmも微絨毛に発現しており，最近では，FATP4が脂肪酸輸送担体の1つであることも報告されている[18]。ラット由来の正常小腸上皮細胞株（幹細胞）であるIEC-6にはFAT/CD36とFATP4の両方が発現している[19]。ヒト結腸癌由来培養細胞のCaco-2では，FABPpmの発現が報告されている。

　河合らは味蕾細胞におけるFATの分布から，油脂の受容にFATが関与して

表12-1 長鎖脂肪酸の輸送に関与すると考えられている膜タンパク質[12]

タンパク質	分子量	主な発現部位
FABPpm(mAspAT)	40kD	肝臓, 小腸, 脂肪組織, 心臓
FAT (CD36)	88kD	脂肪組織, 心筋, 骨格筋, 小腸
FATP	63kD	脳, 脂肪組織, 骨格筋, 心筋, 小腸
Caveolin	22kD	カベオラ

いると考え，FATをノックアウトしたマウスを用いて脂肪酸に対する舌咽神経応答を調べた。脂肪酸に対する舌咽神経の応答は，最初やや急峻な応答があり続いてだらだらと弱い応答が長く続く。最初の急峻な応答は，物理的な刺激に対する非特異的な応答らしく，続いて生じるだらだらとした弱い応答が脂肪酸に対する応答であると考えられる。

FATをノックアウトしたマウスでは脂肪酸特有のだらだら続く応答が出現しないことを明らかにした。また，このノックアウトマウスはワイルドタイプと異なり二瓶選択実験でミネラルオイルと食用油を同程度に摂取することから，動物行動学的な面から見ても食用油を特に好んではおらず，油脂の化学受容が欠損している可能性が強く示唆された（論文投稿中，第14回嗅覚味覚シンポジウム；京都にて発表）。

FATが油脂の化学受容に関与している可能性が示唆されたが，FATとの相互作用以降の細胞内シグナル伝達については何も明らかではない。FATとの相互作用が油脂選択の特異性に関与している可能性はあるが，脂肪酸は細胞内に吸収された後で代謝を受けその結果として信号が発生する可能性も現時点では否定できない。また，FAT以外にも，脂肪酸を認識するタンパク質が油脂の化学受容に同時に関与する可能性もある。さらなる研究が必要とされている。

（7）油脂に対する動物の選択と特異性

これまでの研究では，油脂は脂肪酸の形で認識されることが共通して報告されている。トリグリセリドが化学受容されるという報告はない。細胞と油脂との相互作用に関しては，動物を用いた消化管ホルモン分泌の惹起作用，新谷ら

が腸管細胞および腸管培養細胞を使った研究などがある[20,21]。いずれも，応答は長鎖脂肪酸に特異的で，カルボキシル基がエステルになったものやトリアシルグリセリドには反応しない。

　動物の行動科学的な面からも類似の結果が得られており，鶴田らはラットを用いた油脂の選択実験で，トリアシルグリセロール（TG）よりも脂肪酸が好まれることを示している（図12-4）[22]。

　一方，真貝ら[8]は，舌咽神経咽頭枝に対する神経応答を記録しているが，長鎖脂肪酸に特異的で，TGやエステル体のものには応答しないという。

　食品中の油脂はほとんどがトリアシルグリセロールであり脂肪酸はわずかし

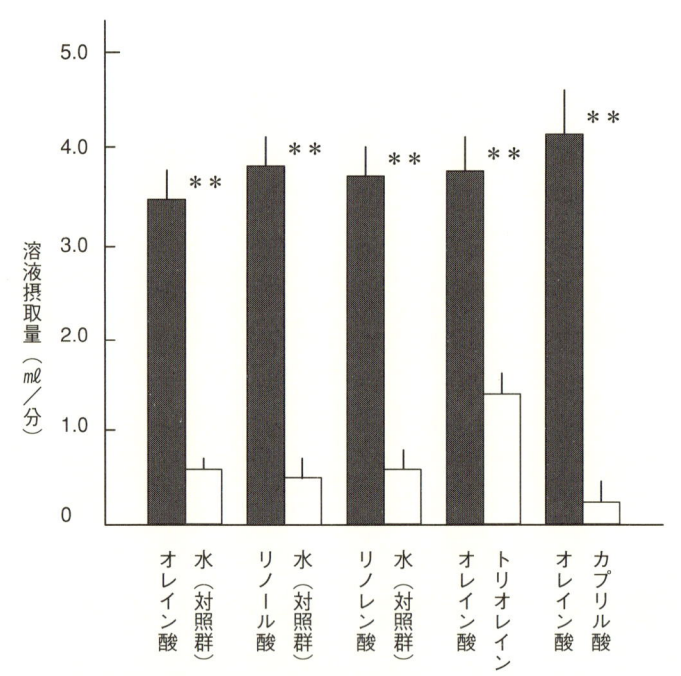

Bottles were offered for 5 min.
Values are the means ± SEM.n =15.
Significant difference between two fluids: **p <0.01, *p <0.05

図12-4　油脂に対する動物の嗜好性

ラットの2瓶選択法によって各組の溶液を呈示し5分間の摂取量を比較した。ラットはあらかじめ5分間で溶液を選択摂取するように訓練してある。

か含まれない。脂肪酸が脂肪を代表する刺激となるのかについては疑問点もあるが，最近では，河合らはラットの有郭乳頭や葉状乳頭近傍に分泌されるリパーゼが数秒である程度の量の脂肪酸を生成すること，このリパーゼを阻害するとラットはTGを選択しなくなることを示した[23]。人間の舌リパーゼ分泌量はラットほど多くないので，人間にも当てはまるかは今後の検討課題であるが，これまでの報告にある脂肪酸が脂肪の認識形態であることに矛盾しない。

3. 油脂に対する嗜好性

（1）動物は油脂に執着する

　今泉らの実験では，短時間二瓶選択を訓練し，5分以内に提示した試料を味わうような行動を学習させたddy系雄マウスを使用している。1％の油脂を0.3％キサンタンガムに懸濁した試料を10分間選択させたところ，コーン油，菜種油，サラダ油（菜種・大豆の混合油）などすべての食用油脂に対して，これを含む試料がコントロール（キサンタンガムのみ）に対し有意に多く摂取された[24,25]。油脂に対する嗜好性は長期間の実験期間中でも低下せず，むしろ，嗜好性が高まる傾向があった。

　条件付け位置嗜好性試験は，特定の物質に対する依存性を簡便に測定できる試験法であり，呈示した食物に対して脳内での報酬作用の高まりを推定することが可能である。ただし報酬効果（依存性）の強さに対する定量的な評価はできない。

　油脂に対する強化効果を検出した今泉らの実験例を図12-5に示す。開閉できるシャッターで仕切られた明暗2つの箱を連結し，その連結部分にマウスを入れ，シャッターを開き自由に20分間往来させたときの各箱における運動量と滞在時間を測定しベースラインとした。翌日より，1日30分間，シャッターを閉じて片方の箱にマウスを入れ，コーン油など油脂を明箱に，水を暗箱で摂取させた。これを6日間繰り返すことによって，明暗の箱と試料との間の条件付

条件付け場所嗜好性試験
（Conditioned Place Preference法；CPP法）

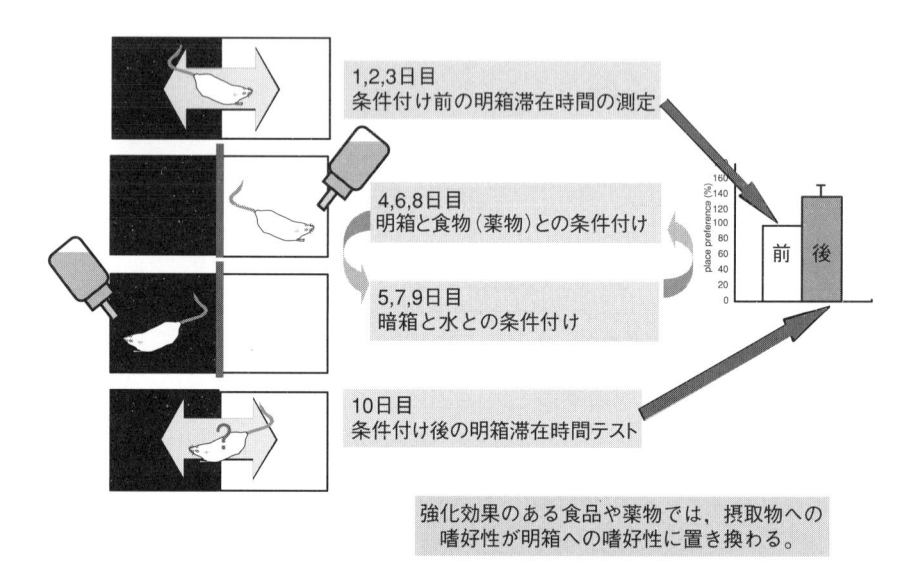

- 1,2,3日目 条件付け前の明箱滞在時間の測定
- 4,6,8日目 明箱と食物（薬物）との条件付け
- 5,7,9日目 暗箱と水との条件付け
- 10日目 条件付け後の明箱滞在時間テスト

強化効果のある食品や薬物では，摂取物への嗜好性が明箱への嗜好性に置き換わる。

図12-5　条件付け位置嗜好試験（CPP法）のプロトコール

けとした。条件付けが終了した翌日に，ベースラインの測定時と同様の方法で測定した結果をベースラインと比較した。実験に先立って，依存性のあることが明らかになっている薬物である diazepam（1 mg/kg）の条件付け15分前腹腔内投与が強化効果をもたらすことを確認した。

　100%コーン油による条件付けによって，コーン油を設置した明箱での滞在時間が有意に増加し，コーン油の強化効果が示唆された[26]（図12-6）。この効果はコーン油摂取15分前に naloxione, 7-benzylidenenaltrexone, naltriben などを腹腔内に投与することによって消失し，コーン油の口腔内刺激による強化効果（報酬効果）の少なくとも一部分にオピオイド μ, δ 受容体が関与することが示唆された[27]。油脂の強化効果は，コーン油のみならず，実験に用いたすべての食用油脂やポテトチップスなどでも観察された。また，脂肪酸に対しても同等の強化効果が観察されたが，消化されにくい糖の脂肪酸エステルでは効

3. 油脂に対する嗜好性　173

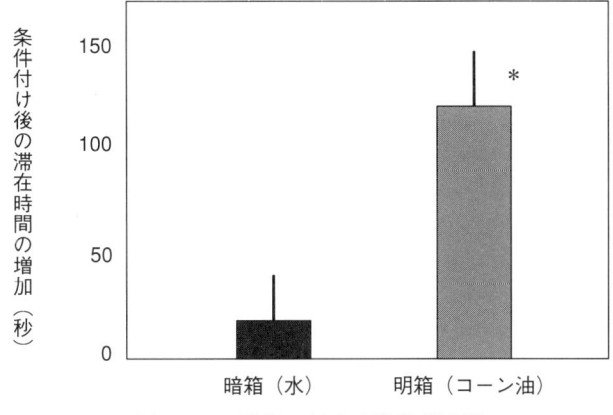

図12-6　油脂に対する強化効果[26]

100%コーン油を明箱に置いてddyマウス（雄）を本文中のプロトコールに従って条件づけした結果，有意に滞在時間の延長が観察された．条件付け前に測定した基準滞在時寛と比較したもの．n＝6，*$p<0.05$．

表12-2　脂肪への執着に関係する受容体関連薬物

報酬効果（強化効果）を阻害した薬物	報酬効果と無関係であった薬物
ナロキソン（オピオイド）	U50488（オピオイドκ，アゴニスト）
BTNX（オピオイドδ1）	L741626（ドーパミンD2）
ナルトリベン（オピオイドδ2）	スルフィリド（ドーパミンD2）
SCH23390（ドーパミンD1）	ハロペリドール（ドーパミンD2）

文献28より改変

果は有意ではなかった．短時間の条件付けのため，消化の影響は除去できると考えているが，なお消化管以降への影響に関して不明な点が多く検討中である．

一方，コーン油の自由摂取による強化効果は，ドーパミンD1拮抗薬であるSCH23390の投与によって消失したが，D2拮抗薬であるsulpirideやL-741,626によっては影響を受けなかった[28]．ドーパミンは，「おいしさ」の感覚の発現に続く「もっと食べたい」という欲求に関与することが示唆されているが，この実験から，油脂に対する執着にドーパミンD1受容体の関与が示唆された（表12-2）．

これらのことは，摂取された油脂はマウスにオピオイドやドーパミン受容体

の関与する報酬効果をもたらし，強い満足感と摂食意欲を発現する可能性を示唆している。

石原，米田らは，レバー押しパラダイムによるオペラント条件付け法によって，油脂に対する強化効果を定量的に示す実験を行った。100％コーン油を強化子としてレバー押しをやめた時点でのレバー押し回数を break-point として評価したところ，油脂は砂糖水よりも遙かに強い強化効果を持つことが明らかになった（未発表データ）。

おいしさは，純粋な「美味しい」という判断と，それによって引き起こされる行動である「欲しい」に分けて考えられる。

ドーパミンは，報酬の感覚に関わると考えられてきた。おいしいという快感が報酬である。しかし，ドーパミン自体は「おいしいという判断」ではなくて，扁桃体の関与する好ましい食物という判断を受けて「欲しい」という感覚に関係していると考えられている。この，「欲しい」という感覚は，おいしい物をもっと食べたいという動機を高めるものであり，食物に対する執着の原因でもある。油脂に対する執着が報酬効果として行動学的に観察されたのは，このようなメカニズムによるものであろう。

（2）脂肪への執着の成立には内臓からのエネルギー信号が必要

油脂に対する高度の嗜好性は口腔内刺激のみならず，摂取後に油脂としての認識が体内で行われることが必要である。鈴木らは非消化性のためカロリーのない油脂として脂肪酸のソルビトールエステルと市販のコーン油とをマウスの2瓶選択実験で比較した。消化吸収されない脂肪酸のソルビトールエステルは実験開始直後はコーン油に匹敵する嗜好性を示したが，60分経過したところで低下しはじめ以後はコーン油に比べて非常に低い嗜好性を示した[29]（図12-7）。

味覚レベルでは普通の油と区別がつかないが，摂取後60分でマウスはこれを察知し，それ以降の油脂の口腔内受容に影響を与えるものと思われる。エネルギーがないことを察知するメカニズムは，代謝とリンクしている可能性が高い。

3. 油脂に対する嗜好性　175

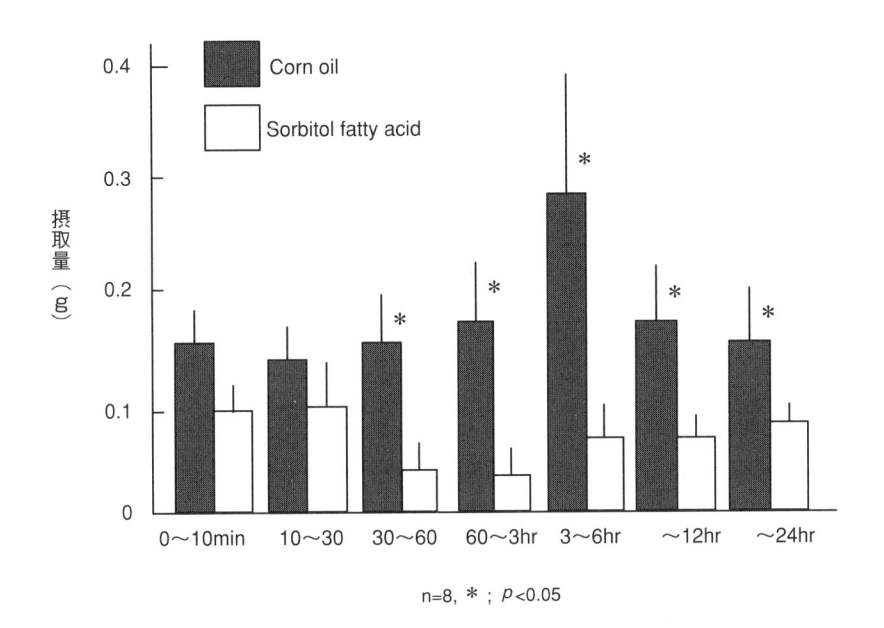

図12-7　コーン油と消化吸収されないソルビトール脂肪酸エステルの摂取量の比較[29]。

摂取開始1時間から両者の摂取量に有意な差が現れた。

　おそらく，内臓からエネルギーになったという信号が神経系を介して脳に伝わるのではないかと想像している。摂取後60分で，マウスはノンカロリー油脂にカロリーがないことを認識し脳が摂食意欲を抑制する判断を行ったと考えられる。

　長期の嗜好が維持されない脂肪酸ソルビトールエステルに対してCPP法による強化効果（報酬効果）が観察されない。コーン油のような油脂に対する執着は，高エネルギーを摂取し続けたいという本能を反映する生理的な行為であると考えられる。摂取後の多方面からの情報を脳がすりあわせた結果，エネルギーが充分得られるという価値の保証がコーン油に対する執着を許しているのであろう。

一方，胃内に投与したコーン油と，口腔内で好ましい刺激を有する脂肪酸ソルビトールエステルとの組み合わせは，CPP法で報酬効果が観察された。口腔内刺激に引き続いて摂取後の効果の両方が同時に必要であることを示している[29]。

これらの結果は，油脂に対する高度の嗜好性に対しては，油脂の口腔内刺激のみならず，摂取後の体内からの情報が強く影響することを示している。したがって，肥満の予防のために全く消化吸収されないカロリーの低い油脂代替物を設計しても，それは，人間に高度な嗜好性をもたらさない可能性がある。

4．おわりに：脂肪のおいしさとは

口腔内で油脂は物理的および化学的に受容され，神経を介して味覚と同様に延髄孤束核に信号が伝達されるものと思われる。味覚ではないが舌を刺激する。この刺激には脂肪酸の形態が重要である。食品中に存在する微量の脂肪酸による刺激か，あるいは舌リパーゼで瞬時に切断された微量の脂肪酸によるものと思われる。トリアシルグリセリドは食感以外に作用がないのか，特異的に化学受容されているのかは明らかではなく今後の検討課題である。

油脂は無味無臭であるが，油脂を添加した食品は著しく嗜好性が高まる。油脂の刺激は存在するが，人間には共存する味覚成分を飛躍的においしく脳に感じさせるという間接的な形でしか実感できない。この高い嗜好性の維持には消化吸収後に現れるエネルギー情報が必須である。舌と内臓からの時間差のある信号が脳で統合されるものと思われる。舌と内臓と脳がネットワークを形成していると言える。

油脂の摂取は報酬の快感を与える。この快感が油脂のおいしさ，すなわち，共存するすべての味覚を次元の違うレベルにまでおいしく感じさせる興奮と同じであるのか，あるいは報酬の快感はその結果であるのか，今後さらに検討する必要がある。油脂の信号が舌から舌咽神経を介して延髄に到達して以降の道筋が明らかになれば，油脂が新しい味として認知される可能性がある。

図表にて紹介したものは京都大学農学研究科食品生物科学専攻栄養化学分野で行われた研究を元にしている。共同実験者である教室員の方々に深く感謝するものである。

文　献

1) Mattes R.D. : Oral fat exposure alters postprandial lipid metabolism in humans. Am J Clin Nutr 1996 ; 63 ; 911－917.
2) Ohara I., Otsuka S., Yugari Y. : Cephalic phase response of pancreatic exocrine secretion in conscious dogs. Am J Physiol 1988 ; 254 ; G424－428.
3) Cephalic phase, reflex insulin secretion, neuroanatomical and physiological characterization. Diabetologia 1981 ; 20 ; 393－410 (Suppl).
4) Abdallah L., Chabert M., Louis-Sylvestre J. : Cephalic phase responses to sweet taste. Am J Clin Nutr 1997 ; 65 ; 737－743.
5) 山本隆：味と味覚．共立出版，1996, 112－115.
6) Hiraoka T., Fukuwatari T., Imaizumi M. et al : Effects of oral stimulation with fats on the cephalic phase of pancreatic enzyme secretion in esophagostomized rats. Physiology & Behavior 2003 ; 79（4－5）; 713－717.
7) 福渡努，河田照雄，伏木亨：食品化学的立場から見た脂肪のおいしさについて．日本味と匂学会誌 1997 ; 4 ; 15－20.
8) 真貝富夫，高橋義弘，北川純一ほか：ラット舌咽神経咽頭枝の味応答性の検討．日本味と匂学会誌 1998 ; 5 ; 471－474.
9) Fushiki T., Kawai T. : Chemical reception of Fats in the oral cavity and the mechanism of addiction to dietary fat. Chem Senses 2005 ; 30(suppl 1) ; 184－185.
10) Gilbertson T.A., Fontenot D.A., Liu L. et al : Fatty acid modulation of K+ channels in taste receptor cells. Am J Phisiol 1997 ; 272 ; C1203－C1210.
11) Fukuwatari T., Kawada T., Tsuruta M. et al : Expression of the putative membrane fatty acid transporter (FAT) in taste buds of the circumvallate papillae in rats. FEBS Letters 1997 ; 414 ; 461－464.
12) 室田佳恵子，河田照雄，伏木亨：膜局在性脂肪酸トランスポーター蛋白，高脂血症（上巻）．日本臨床 2001 ; 59 ; 240－244.
13) Febbraio M., Abumrad N.A., Hajjar D.P. et al : A null mutation in murine CD36 reveals an important role in fatty acid and lipoprotein metabolism. J Biol Chem 1999 ; 274 ; 19055－19062.
14) Zhou S.L., Stump D., Sorrentino D. et al : Adipocyte differentiation of 3T3－L1

cells involves augmented expression of a 43-kDa plasma membrane fatty acid-binding protein. J Biol Chem 1992 ; 267 ; 14456−14461.
15) Schaffer J.E., Lodisch H.F.: Expression cloning and characterization of a novel adipocyte long chain fatty acid transport protein . Cell 1994 ; 79 ; 427−436.
16) Ibrahimi, A., Bonen A., Blinn W.D. et al : Muscle-specific overexpression of FAT /CD36 enhances fatty acid oxidation by contracting muscle, reduces plasma triglycerides and fatty acids, and increases plasma glucose and insulin. J Biol Chem 1999 ; 274 ; 26761−26766.
17) Poirier H., Degrace P., Niot I. et al : Localization and regulation of the putative membrane fatty-acid transporter (FAT) in the small intestine. Eur J Biochem 1996 ; 238 ; 368−373.
18) Stahl A., Hirsch D.J., Gimeno R.E. et al : Identification of the major intestinal fatty acid transport protein. Mol Cell 1999 ; 4 ; 290−308.
19) Murota K., Matsui N., Kawada T. et al : Influence of fatty alchol and other fatty acid derivatives to fatty acid uptake into rat intestinal epithelial cells. Lipids 2001 ; 36 ; 21−26.
20) Shintani T., Takahashi N., Fushiki T. et al : The recognition system of dietary fatty acids by the rat small intestinal cells. Biosci Biotech Biochem 1995 ; 59 ; 479−481.
21) Shintani T., Takahashi N., Fushiki T. et al : Recognition system for dietary fatty acids in the rat small intestine. Biosci Biotech Biochem 1995 ; 59 ; 1428−1432.
22) Tsuruta M., Kawada T., Fukuwatari T.: The orosensory recognition of long-chain fatty acids in rats. Physiology & Behavior 1999 ; 66 ; 285−288.
23) Kawai T., Fushiki T.: Importance of lipolysis in oral cavity for orosensory detection of fat. Am J Physiol 2003 ; 285（2）; R447−R454.
24) Takeda M., Imaizumi M., Fushiki T.: Preference for vegetable oils in the two-bottle choice test in mice. Life Sciences 2000 ; 67 ; 197−204.
25) Takeda M., Sawano S., Imaizumi M. et al : Long-term optional intake of corn oil induced over calorie and obesity in mice. Nutrition 2001 ; 17 ; 117−120.
26) Imaizumi M., Takeda M., Fushiki T.: Effects of oil intake in the conditional place preference test in mice. Brain Res 2000 ; 870 ; 150−156.
27) Imaizumi M., Takeda M., Sawano S. et al : Opioidergic contribution to conditioned place preference induced by corn oil in mice. Behavioural Brain Res 2001 ; 121 ; 129−136.
28) Sawano S., Takeda M., Imaizumi M. et al : Biochemical studies of dopaminergic

activation by stimuli of corn oil in the oral cavity in mice. Methods & Findings in Exp and Clin Pharmacol 2000 ; 22 ; 223−227.
29) Suzuki A., Yamane T., Imaizumi M. et al : Integration of orosensory and post-ingestive stimuli for the control of excessive fat intake in mice. Nutrition 2003 ; 19 ; 36−40.

第13章　食品油脂と体脂肪

柳 田　晃 良*

1. はじめに

　近年，食生活や生活スタイルの変化により生活習慣病が増加しており，肥満は今や日本人の20～30％に達している。高脂血症，高血圧，糖尿病など代表的な生活習慣病の3～6割が肥満に起因していることから，食生活を含めた生活習慣の改善が求められている。食品油脂はエネルギーや必須脂肪酸の供給源の他，多様な生理機能を持ち生命活動にとって必要な食品成分である。一方，生活習慣病の増加の一端は食品油脂の過剰摂取や質に責任があることが示唆されている。したがって，健康の維持・増進や生活習慣病の一次予防に有効な生体調節機能を持ついわゆる機能性脂質の研究開発が盛んに行われている。本稿では，生活習慣病，特に肥満予防との関連で注目されている機能性脂質，共役型リノール酸（CLA）および共役リノレン酸の生理作用について解説し，次に，特定保健用食品油脂として利用されているジアシルグリセロール（DAG）および中長鎖脂肪酸（MLCT）の生理機能について解説する。

2. CLAの生理機能

（1）CLAの特徴[1-6]

　CLAはリノール酸と同じく炭素数18個で二重結合を2個有する脂肪酸であ

---

*佐賀大学農学部応用生物科学科

るが，二重結合が隣り合わせに存在する共役型構造（-c=c-c=c）をとることを特徴とする。それら二重結合の位置および幾何型（c：シス，t：トランス）の違いにより，理論的には28種のCLA異性体が存在することになる。自然界では，CLAは反すう動物の第一胃（ルーメン）に存在する嫌気性細菌のリノール酸イソメラーゼによる生体内水素添加経路において一次中間代謝物として生成する。したがって，食品としてのCLAの供給源は反すう動物由来の乳，乳製品あるいは獣肉類である[5]。食品中のCLA含量は多いものでも10mg/g脂肪程度である。ヒトのCLA摂取量は欧州では約0.5〜1.5g/日，米国では0.2〜0.3g/日，日本では0.2g/日程度である。食品中に含まれるCLAの多くは9c,11t-CLAであるが，サプリメントや研究用として使われているCLAは9c,11t-CLAと10t,12c-CLAが同程度含まれている（図13-1）。最近，各CLA異性体を精製する方法が確立したことから，CLA混合物を用いた研究から各異性体を用いた研究へと進み，各異性体は異なる栄養生理作用を持つことが見いだされている。これまでの研究で，表13-1に示す広範な生理機能が動物実験や培養細胞系で見いだされているが[1-3]，ヒトでの効果が確認されているのは肥満改善作用である。生体内における各CLA異性体の代謝的運命については十分解明されていないが，9c,11t-CLAは共役20：3に代謝されやすく，10t,12c

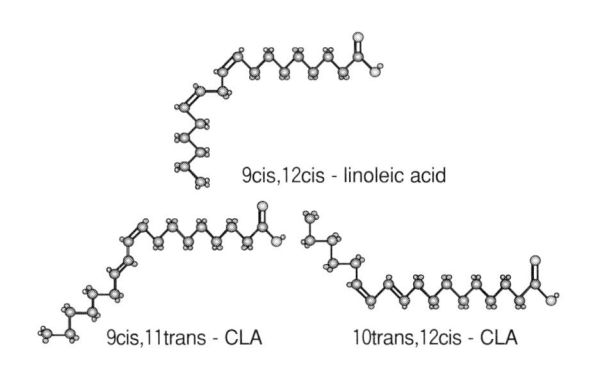

図13-1　リノール酸およびCLA異性体

表13-1 共役リノール酸の広範な生理作用

- 抗肥満作用
- 抗動脈硬化作用
- 糖尿病改善作用
- 血圧上昇抑制作用
- 不飽和化酵素の阻害活性
- エイコサノイドの産生への影響
- 免疫能の改善
- 骨粗鬆症改善
- ガン細胞の増殖・転移抑制

-CLAは共役16：2，共役18：3に代謝されやすいようである[7]。その他，CLAはステアロイル CoA不飽和化酵素の阻害作用を示す[8]。また，リノール酸からアラキドン酸への代謝に干渉し，エイコサノイド産生を抑制する。

（2）CLAの体脂肪低下作用

　CLAの体脂肪低減作用に関する本格的研究は1990年代後半からである。Parizaらのグループは CLAの抗ガン作用を研究中に，CLA添加した飼料ではマウスの体脂肪量が著しく減少することを見いだした[9]。その後の研究では，CLAの体脂肪低下作用はブタ，ニワトリなどで報告されている。その作用の程度は動物種で異なり，齧歯類ではマウスの感受性は非常に高く，ラットは低い。しかし，著者らは肥満モデルラットにおける CLAの脂質代謝への影響を検討し，特に内蔵脂肪量の減少が著しいことを認めている（図13-2）[10]。その作用機序としては，肝，筋肉，脂肪組織中での脂肪酸合成系の抑制と脂肪酸 β

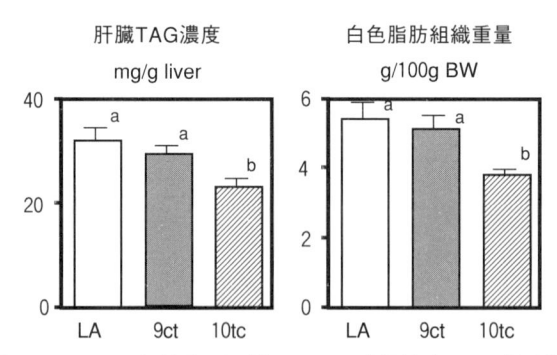

図13-2　CLA異性体が肥満ラットの病態発症に及ぼす影響
$^{ab}p<0.05$で有意差あり
TAG：トリアシルグリセロール

-酸化系の亢進及びエネルギー代謝亢進が関与している。

CLA異性体の作用の違いについても検討されている。リノール酸摂取群（対照群）と比較して，10t, 12c型共役リノール酸摂食群ではOLETFラット内臓脂肪の蓄積が抑制され，肝臓及び血中の脂質濃度が有意に低下する[11-13]（図13-2）。肥満・高インスリン血症を惹起するZuckerラットにおいても，CLA投与は高インスリン血症と高血糖を低下させ，脂肪肝や高TG血症を著しく改善することが認められる[14]。その作用機序として，肝臓における脂肪酸合成系の抑制と脂肪酸β-酸化系の亢進が酵素活性と転写レベルの両方で認められ，その制御機構には脂質代謝関連核内転写因子：ステロール調節因子結合タンパク質（SREBP-1）の関与も示唆される[15]。このような作用は9c, 11t-CLAでは認められないことから，CLAの抗肥満及び抗高脂血症作用の活性本体は，10t, 12c-CLAである可能性が示された。また，CLAによる抗肥満及び抗高脂血症作用の機序として脂肪酸β-酸化系の亢進が示されたことから，肥満モデル動物OLETFラットのエネルギー代謝に与える影響について呼気ガス測定装置を用いて検討した[12]。対照群であるリノール酸摂取群に比べ，CLA異性体混合物摂取群では2週間及び4週間摂食後のエネルギー代謝量が有意に増加していた。これに伴い内臓脂肪の蓄積量も低下しており，CLA異性体混合物の抗肥満作用の一因はエネルギー代謝亢進によるものであることが確認された。また，その作用はCLA摂食後短時間（24時間後）で惹起されることも示された。さらに，9c, 11t-CLAと10t, 12c-CLAを用いて，CLA異性体によるエネルギー代謝亢進作用の違いを検討したところ，後者で高い値が得られた。したがって，CLAのエネルギー代謝亢進作用は10t, 12c-CLAの作用によることが確認された。肝臓からのアポリポタンパク質B100含有リポタンパク質の過剰分泌は動脈硬化症の危険因子の1つであるが，10t, 12c-CLAはヒト肝臓由来HepG2細胞のアポB含有リポタンパク質の合成・分泌を抑制する作用を持つ[13]。

これまでの知見を総合すると，CLAによる体脂肪の低下機序としては，①脂肪細胞の脂質分解の亢進，②肪酸酸化やエネルギー消費量の増加等（β-酸化および非共役タンパク質の活性化），③脂肪細胞の増殖阻害，④脂肪細胞サイ

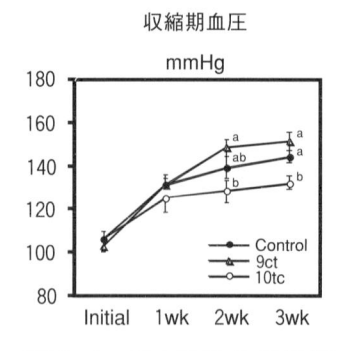

図13-3 CLA異性体が肥満OLETFラットの収縮期血圧に与える影響
$^{ab}p<0.05$で有意差あり

ズの低下、⑤リポタンパク質リパーゼの阻害、⑥アポトーシスなどが考えられている[1,6]。

（3）CLAの血圧上昇抑制作用

　CLAは多彩な生理機能を持つことが知られているが、主要な生活習慣病である高血圧症に及ぼす影響は知られていなかった。著者らは、病態ラット（肥満やSHRラット）の高血圧発症に対してCLAは抑制作用を示すことを最近発見した（図13-3）。CLAによる直接的なアンジオテンシン転換酵素（ACE）活性阻害は認められないことから、他の機序が関与するものと想定し検討した。その結果、CLAによる高血圧抑制の機序は、昇圧性アディポサイトカイン（アンジオテンシノーゲン、レプチン）の産生抑制や[14]、高血圧の危険因子となるインスリン抵抗性を改善するアディポサイトカイン（アディポネクチン）の産生亢進[15,16]などが関与していることが示唆された。

（4）CLAの生理作用評価における問題点

　動物種によってCLAに対する応答性は異なることが認められている。例えば、体脂肪量への影響に関してはマウスや肥満モデルOLETFラットでは顕著な内臓脂肪の減少効果が見られるが、通常のラットでは応答性が低いか効果が認められない場合がある。またマウスでは低脂肪食（4％）にCLAを補足した食餌で長期間飼育すると劇的な体脂肪の減少が見られ、リポジストロフィーに類似した脂肪肝と高インスリン血症が合併する[17]。これらの応答はOLETFラットにおける肝臓脂質濃度低下作用やZuckerラットにおける糖尿病改善作用や脂肪肝の改善とは相反する応答である。最近、低脂肪食（4％）に0.1％CLAを添加した場合、マウスの体脂肪減少効果が発揮されるが、肝肥大やインスリン濃度の上昇は起こらないことが示された[18]。すなわち、マウスにおけるリ

ポジストロフィー様病態はCLA投与量が著しく多すぎることや食事脂肪含量に対するCLAの補足割合が過剰すぎることに起因するようである。しかし，実験条件や動物種によるCLAの応答の違いや機序を知ることは臨床応用にあたって解決すべき課題の1つである。

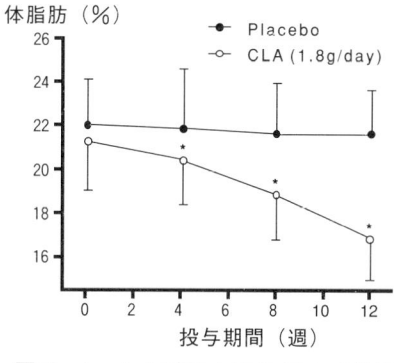

図13-4 ヒト試験おけるCLAの体脂肪低減効果

(5) CLAのヒトでの臨床効果

正常体重や肥満のヒトを対象とした研究において，CLA補足が体脂肪や脂質代謝の改善作用を示すことが認められている(図13-4)。Thomら[19]やVessbyら[20]らは3か月間1.8〜4.2g／日摂取することにより体重，体脂肪または座位腹部厚径が有意に減少することを認めている。しかし，すべての報告でCLAの有効性を認めているわけでなく，投与量，投与期間，投与対象者などについて詳細な検討が必要である。CLAの食品としての安全性についてはほとんどの研究において問題がないことが報告されてきた。BasuらのスウェーデンでのCLAによりCLAは血中インスリン濃度の上昇なしに抗肥満作用を示すことを報告する一方[21]，その後，血中インスリン濃度の上昇が起こる可能性を指摘している[22]。また，彼らはCLAにより非酵素的脂質過酸化の指標である8-iso-prostaglandin (PG) F2aが尿中と血液で増加し，酵素的脂質過酸化の指標である15-keto-dihydro-PGF2aが尿中で増加することを認めている[23]。しかし，他の生体脂質過酸化マーカーである血中マロンジアルデヒド濃度や血清α-トコフェロール濃度への影響は認めていない。プロスタグランジン関連脂質過酸化物の増加がヒトの健康に影響を与える程度であるかは今後の課題である。一方，多くの研究ではCLAの影響の有無にかかわらず肝機能パラメタなどに異常は報告されていない[19]。

3. CLA 以外の共役長鎖脂肪酸の生理機能

（1）共役リノレン酸の生理作用

　一部の植物の種子には，共役二重結合をもつリノレン酸（18：3）の幾何および位置異性体を含有しており，共役リノレン酸（CLNA）と総称している。ザクロ種子にはプニカ酸（9c, 11t, 13c-18：3），ニガウリ種子及び桐油には α-エレオステアリン酸（9c, 11t, 13t-18：3），キササゲにはカタルピン酸（9t, 11t, 13c-18：3），キンセンカにはカレンデン酸（8t, 10t, 12c-18：3）がそれぞれ30-70％と高い割合で含まれている。また，乳酸菌を用いて α-リノレン酸（18：3，n-3）や γ-リノレン酸（18：3，n-6）からの CLNA の生産も可能である。CLNA の生理作用に関しては，主に抗癌作用と脂質代謝調節作用の面から研究が行われている。これまで，α-リノレン酸をアルカリ異性化して調製した CLNA 混合物を摂取したラットで CLA 以上に体脂肪の低下させることがラットやニワトリで観察されている。一方，体脂肪の低下に伴って肝脂質は

表13-2　共役リノレン酸含有種子油の脂肪酸組成

	ザクロ	ニガウリ	キササゲ	キンセンカ
脂質含量（％）	23.3	41.0	21.4	19.6
脂肪酸（％）				
16：0	3.1	1.3	3.0	4.1
18：0	2.0	27.2	2.8	2.1
18：1 n-9	4.5	5.9	6.9	7.4
18：2 n-6	5.1	3.8	43.4	42.5
18：3 n-3	—	—	0.7	1.0
9c, 11t, 13c-18:3	71.7	0.6	0.2	—
9c, 11t, 13t-18:3	2.8	60.2	0.1	—
9t, 11t, 13c-18:3	5.1	—	37.8	—
9t, 11t, 13t-18:3	1.6	0.3	0.8	—
8t, 10t, 12c-18:3	—	—	—	33.4
8t, 10t, 12t-18:3	—	—	—	4.7

増加傾向を示す[24-27]。

一方，ニガウリ種子由来α-エレオステアリン酸を含む食餌をラットに投与すると亜麻仁油（α-リノレン酸）と比較して，飼料効率が良く体重が大きくなり，血清脂質濃度も高くなり，肝臓TG濃度は低下する。サフラワー油と比較して，ザクロ種子由来プニカ酸食ではラットの摂食効率や内臓脂肪組織重量に影響しないが，肝TG濃度を有意に低下する[28]。肝臓リポタンパク質の分泌に関して，α-リノレン酸と比較してプニカ酸はHepG2細胞からのアポリポタンパク質B100の分泌を低下させる[29]。したがって，各CLNA異性体の生理作用の違いを明らかにすることが今後の課題である。

（2）共役テトラエン酸および共役ペンタエン酸

共役二重結合を4つもつパリナリン酸（9c11t13t15t-18：4）や共役二重結合をもつテトラエン酸やペンタエン酸は抗ガン作用をもつことが報告されているが，体脂肪への影響は検討されていない。

4．ジアシルグリセロールおよび中長鎖脂肪酸の生理作用

（1）構造脂質とは

グリセロールの特定に位置に特定の脂肪酸が結合し，生理活性を示す脂質を特に構造脂質と呼んでいる。トリグリセリド（TAG）構成脂肪酸の結合位置は代謝的運命や生理作用に影響を与える。例えば，牛乳に比べ，母乳を飲んだ乳児の脂肪吸収率が高い要因として，母乳では2位にパルミチン酸が多く，1, 3位にオレイン酸が多い構造（OPO）によると考えられている。また，ピーナツ油の脂肪酸のグリセロールへの結合部位をランダム化することで動脈硬化発症への影響は元のピーナツ油とは異なることが示されている。最近，体脂肪低下作用を目的として開発され，特定保健油食品として市場で利用されている2種類の食品油脂，ジアシルグリセロール（DAG）及び中長鎖脂肪酸（MLCT）の

機能について概説する。

(2) DAG の体脂肪低下作用

　DAG は食用油脂源に 1 ～ 10% 含有する天然成分である。DAG には 1, 2-DAG，1, 3-DAG の 2 種類の構造異性体があり，食用油に含まれている比率はおおよそ 3 : 7 である。これまで，おもに 1, 3-DAG の体脂肪代謝に及ぼす影響について検討されている。

　ヒトの脂質代謝への影響を検討した報告では，アメリカ人の過体重／肥満者を対象とした大規模なダブルブラインド 6 か月試験（穏やかなハイポカロリー）での試験では，DEXA（dual-energy X-ray absorptiometry）で測定した体脂肪量が TAG 食と比べて，DAG 食で著しい減少を示した。健常者においても，1 日あたりの脂質摂取量を日本人の平均値 50g に制限し，そのうち 10g を DAG に置き換え 4 か月摂取すると，TAG と比較して BMI（body mass index, 体重 kg／身長×身長 m）と腹部体脂肪量が低減する[30]（図13-5）。このような DAG の効果はとくに肥満／過体重者において顕著であり，肥満や脂質代謝異常を示すヒトに対する有効性が期待されている。

　その機序として，①消化・吸収後に小腸および肝で脂肪酸 β-酸化系を促進する作用と[31]，②食後高トリアシルグリセロール血症の程度を抑制する作用[32,33]が示唆されている。DAG 食は TAG 食に比べ，マウスの小腸や肝臓の

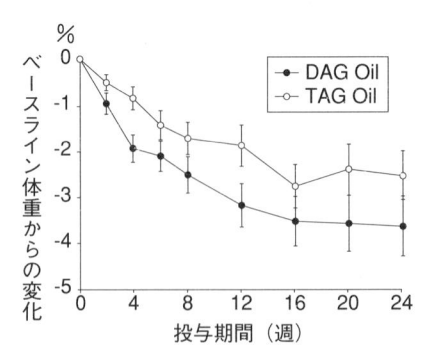

図13-5　ヒト試験おけるジアシルグリセロールの体脂肪低減効果

脂肪酸β-酸化系を亢進し，さらに脂質エネルギーを消費し（RQ値の低下），エネルギー消費量増加させる。一方，食後高脂血症が肥満や生活習慣病の1つの成因であることが最近明らかになりつつあり，その観点からも追究されている。ヒトでの吸収実験では，単回投与した時の血清TAG濃度を経時的に測定すると，TAGに比べてDAGを投与した場合の食後血中TAG濃度の上昇割合は低くなる（投与6時間後）。また，ラットを用いたリンパカニュレーション実験系では，胃内に投与した^{14}Cオレイン酸でラベルした1,3 DAGまたはTAGのリンパ脂質への経時的回収率を比較したところ，初期のリンパ液に回収された放射性ラベルTAGおよびTAG量は，TAG投与群に比べて，DAG群では著しく低いことが認められる。

その作用機序として，TAGはリパーゼにより加水分解され2脂肪酸と2-MGを生成し，吸収後，小腸で2-MG経路でTAGに再合成することができる。一方，1,3-DAGの場合，リパーゼにより脂肪酸とグリセロールまたは1-MGに加水分解されるため，2-MG経路でのTG合成系は利用できず，小腸細胞のTAG de novo合成系で合成する必要がある。de novo合成系は2-MG経路に比べてエネルギーと時間を要する。したがって，DAG投与後では食後高TAG血症の程度が低く，その後の脂質代謝や内臓脂肪への沈着に影響しているものと思われる。

（3）中長鎖脂肪酸の体脂肪低下作用

中鎖脂肪酸（MCT）は炭素数8～10を持つ脂肪酸を指しており，母乳中に1～3％含まれ，牛乳脂肪中には4～5％含まれる。植物油ではパーム油に約7％，ヤシ油には約14％含まれる。日本人のMCT摂取量は1日0.2～0.3g程度である。これまで，ヒトにおいて体脂肪蓄積抑制効果がMCTで認められている。これらの結果をもとに，調理にも利用しやすい食用油としてMCTと長鎖脂肪酸を組み合わせたMLCTが開発された。健常者82名を用いて厳密な食管理下で3か月間ダブルブラインド試験を行い，大豆油と菜種油を単純ブレンドした調合油と比較して，MLCTを摂取した群では体脂肪，内臓脂肪，ウエ

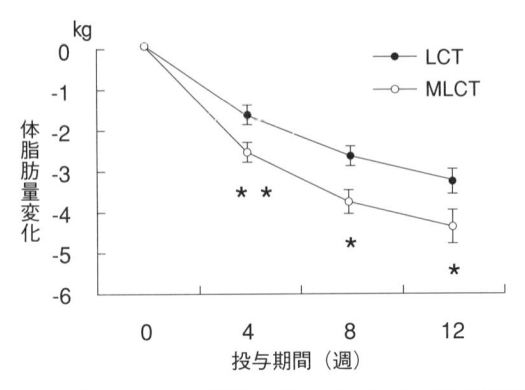

図13-6　ヒト試験おけるMLCTの体脂肪低減効果

スト／ヒップ周辺に有意な低下が見られている（図13-6）[32]。

MCTの代謝的な特徴としては，①MCTは舌リパーゼおよび胃酸での分解を受け，ほとんどが遊離脂肪酸として十二指腸に到達するので膵リパーゼでの分解を必要としない，②MCTは水との親和性が高く，門脈経由で肝臓で素早く代謝されるため，リンパを経由した全身への循環系に行かず，直ちにβ-酸化を受けエネルギー源として使われる，③長鎖脂肪酸と異なり，MCT代謝は肝臓ミトコンドリア膜通過にカルニチンやカルニチンパルミトイルトランスフェラーゼを必要としない。したがって，食後のカイロミクロンTAGの上昇が少ない。④さらに，MCTは長鎖脂肪酸と比較して，人では食事誘発性体熱産生（DIT）の上昇が高い，などの作用も認められている。このような複合的な作用機序によりMLCTは体脂肪低下作用を発揮しているものと考えられる[33]。

5．おわりに

本稿では，現在開発中の機能性脂質としてCLAやCLNAについて概説し，次にジアルグリセロールとMLCTについて解説した。ジアルグリセロールとMLCTは特定保健用食品として許可され利用されている。前者の共役型長鎖脂肪酸は生活習慣病，特に肥満を予防しうる栄養生理機能を備えた機能性食品

素材の候補である。CLA は乳酸菌発酵等を利用して調製する技術も開発されている。CLNA は限られた植物種子中ではあるが含量は高く，その異性体構造も多様である。生理機能も多様であると予想される。今後，これらの共役多価脂肪酸が信頼のもとに人々に活用されるには，安全性を含めたヒトでの臨床研究が必要である。今後の研究の成果が期待される。

文 献

1) 柳田晃良, 永尾晃治：共役リノール酸の体脂肪低下作用, 食品工業 2003；46；25.
2) Yanagita T., Nagao K., Wang Y.-M.: Effects of CLA Isomers on Obesity and Lipid Metabolism in Obese Model Rats. In: Essential Fatty Acids and Eicosanoids, Huang Y.-S., Lin S.-J., Huang P.-C., (eds.), AOCS Press, Champaign, IL (USA), 2003, p348−352.
3) Yanagita T., Nagao K., Wang Y.-M. et al: Conjugated linoleic acid in hypertension. In: Advances in Conjugated Linoleic Acid Research, Vol. 3. Yurawecz Y., Pariza M.W. et al (eds.), in press, AOCS Press, Champaign, IL (USA), 2005.
4) Pariza M.W., Park Y., Cook M. E.: The biologically active isomers of conjugated linoleic acid. Prog Lipid Res 2001；40；283−298.
5) Beruly M.A.: Dietary conjugated linoleic acid in health: physiological effects and mechanisms of action. Annu Rev Nutr 2002；22；505−531.
6) Atkinson R.L.: Advances in Conjugated Linoleic Acid Research Vol. 1. In: Advances in Conjugated Linoleic Acid Research, Vol. 1. Yurawecz M.P., Mossoba M.M., Kramer J.K.G. et al (eds.), Champaign, IL (USA), AOCS Press. Chapter 27, 1999, 348−353.
7) Banni S.: Conjugated linoleic acid metabolism. Curr Opin Lipidol 2002；13；261−266.
8) Ntambi J.M., Choi Y., Park Y. et al: Effects of conjugated linoleic acid (CLA) on immune responses, body composition and stearoyl-CoA desaturase. Can J Appl Physiol 2002；27；617−628.
9) Park Y., Albright K.J., Pariza M.W. et al: Effect of conjugated linoleic acid on body composition in mice. Lipids 1997；32；853−858.
10) Rahman S.M., Wang Y.M., Yanagita T. et al: Effect of conjugated linoleic acid on serum leptin concentrations, body fat accumulation and beta-oxidation of fatty acid in OLETF Rats. Nutrition 2001；17；385−390.

11) Nagao K., Inoue N., Yanagita T. et al : Dietary conjugated linoleic acid alleviates nonalcoholic fatty liver disease in Zucker diabetic fatty rats. Journal of Nutrition 2004 ; 135 ; 9 −13.
12) Nagao K., Wang Y.M., Yanagita T. et al : The 10trans, 12cis isomer of conjugated linoleic acid promotes energy metabolism in OLETF rats. Nutrition 2003 ; 19 ; 652−656.
13) Yotsumoto H., Hara E., Yanagita T. et al : 10trans, 12cis-linoleic acid reduces apoB secretion in HepG2 cells. Food Res Int 1999 ; 31 ; 403−409.
14) Nagao K., Inoue N., Yanagita T. et al : The 10trans, 12cis Isomer of Conjugated Linoleic Acid Suppress the Development of Hypertension in Otsuka Long-Evans Tokushima Fatty Rats. Biochemical Biophysical Research Communications 2003 ; 306 ; 134−138.
15) Nagao K., Inoue N., Yanagita T. et al : Enhanced plasma adiponectin level alleviates hyperinsulinemia and hypertension in conjugated linoleic acid fed Zucker diabetic fatty (fa/fa) rats. Biochemical Biophysical Research Communications 2003 ; 310 ; 562−566.
16) Inoue N., Nagao K., Yanagita T. et al : Conjugated linoleic acid prevents the development of essential hypertension in spontaneously hypertensive rats. Biochemical Biophysical Research Communications 2004 ; 323 ; 679−684.
17) Tsuboyama-Kasaoka N., Takahashi M., Tanemura K. et al : Conjugated linoleic acid supplementation reduces adipose tissue by apoptosis and develops lipodystrophy in mice. Diabetes 2000 ; 49 ; 1534−1542.
18) Tsuboyama-Kasaoka N., Miyazaki H., Kasaoka S. et al : Increasing the amount of fat in a conjugated linoleic acid-supplemented diet reduces lipodystrophy in mice. J Nutr. 2003 ; 133 ; 1793−1799.
19) Thom E., Wadstein J., Gudmundsen O. : Conjugated linoleic acid reduces body fat in healthy exercising humans. J Int Med Res 2001 ; 29 ; 392−396.
20) Smedman A., Vessby B. : Conjugated linoleic acid supplementation in humans- Metabolic effects. Lipids 2001 ; 36 ; 773−781.
21) Basu S., Riserus U., Turpeinen A. : Conjugated linoleic acid induces lipid peroxidation in men with abdominal obesity. Clin Sci 2000 ; 99 ; 511−516.
22) Riserus U., Basu S., Jovinge S. et al : Supplementation with conjugated linoleic acid causes isomer-dependent oxidative stress and elevated C-reactive protein − A potential link to fatty acid-induced insulin resistance. Circulation 2002 ; 106 ; 1925 −1929.

23) Riserus U., Berglund L., Vessby B. : Conjugated linoleic acid (CLA) reduced abdominal adipose tissue in obese middle-aged men with signs of the metabolic syndrome : a randomised controlled trial. Int J Obesity 2001 ; 25 ; 1129−1135.
24) Koba K., Akahoshi A., Yamasaki M. et al : Dietary conjugated linolenic acid in relation to CLA differently modifies body fat mass and serum and liver lipid levels in rats. Lipids 2002 ; 37 ; 343−350 ; 631.
25) Dhar P., Bhattacharyya D.K. : Nutritional Charactevistics of oil containing conjugated octadecatrienoic fatty acid. Ann Nutr Metab 1998 ; 42 ; 290−296.
26) Arao K., Yotsumoto H., Yanagita T. et al : The 9 cis,11trans,13cis isomer of conjugated linolenic acid reduces apolipoprotein B100 secretion and triacylglycerol synthesis in HepG2 cells. Biosci Biotech Biochim. 2004 ; 68 ; 2643−2645.
27) Arao K., Wang Y.-M., Inoue N. et al : Dietary effect of pomegranate seed oil rich in 9 cis,11trans,13cis conjugated linolenic acid on lipid metabolism in obese, hyperlipidemic OLETF Rats, Lipids in Health and Disease, 2004 ; 3(24) ; 1−7.
28) Murase T., Mizuno T., Omachi T. et al : Dietary diacylglycerol suppresses high fat and high sucrose diet-induced body fat accumulation in C57BL／6 J mice. J Lipid Res 2001 ; 42 ; 372−378.
29) Tada N., Watanabe H., Matsuo N. et al : Dynamics of postprandial remnant-lipoprotein particles in serum afater loading of diacylglycerols. Clin Chem Acta 2001 ; 311 ; 109−117.
30) Yanagita T., Ikeda I., Wang Y.-M. et al : Comparison of the Lymphatic Transport of Radiolabeled 1,3 -Dioleoylglycerol and Trioleoylglycerol in Rats, Lipids 2004 ; 39(9) ; 827−832.
31) Yasukawa T., Katsuragi Y. : Diacylglycerols. In : Diacylglycerol Oil, Katsuragi Y. et al (eds.), AOCS Press, Champaign, IL (USA) 2004, p 1−15.
32) Kasai M., Nosaka N., Maki H. et al : Effect of dietary medium- and long-chain triacylglycerols (MLCT) on accumulation of body fat in healthy humans. Asia Pac J Clin Nutr 2003 ; 12 ; 151−60.
33) 青山敏明：中長鎖脂肪酸トリアシルグリセロールの栄養生理機能．機能性脂質のフロンティア(佐藤清隆，柳田晃良，和田俊監修)，CMC出版，2004, p115−119.

第14章　脂肪組織とアディポサイトカイン

森山　達哉[*]
河田　照雄[*]

1．食品脂質と脂肪組織・肥満

　食事成分として腸管（小腸）から吸収された食品脂質はリポタンパク質（カイロミクロン）にアッセンブルされ，リンパから血管を介して肝臓やその他あらゆる末梢組織に運ばれる。そして余剰の脂質成分は脂肪組織に取り込まれ貯蔵エネルギー源となる。糖質などの他の余剰エネルギーも中性脂肪へと変換された後，脂肪組織に蓄積される。脂肪組織にはトリグリセリド（中性脂肪）の形で大量の脂質が蓄積される。脂肪組織を構成する脂肪細胞には特徴的な性質があることが近年の研究で明らかにされてきた。

（1）脂肪細胞とは

　脂肪細胞には白色脂肪細胞と褐色脂肪細胞があり，単に脂肪細胞といえば前者を意味する。両細胞は生体の特徴的な部位で発生・分化し組織を形成する。脂肪細胞は少なくとも代謝制御的な脂肪の合成と分解の両能力を同時に有する細胞と定義される。

　白色脂肪組織は全身に広く分布し，食物摂取後の余剰エネルギーを中性脂肪の形で貯め込み，必要に応じて分解し脂肪酸とグリセロールの形で全身に再供給するために特化した器官である。白色脂肪組織は，単なる脂肪の貯蔵庫であり，代謝的に不活発な組織と見なされていた。しかし最近では交感神経系や内

---

[*]京都大学大学院農学研究科

分泌系の制御下で褐色脂肪も含めた脂肪組織の営む活発な代謝制御機構が認識され，脂肪組織が脂質代謝や糖代謝の接点となって生体全体のエネルギーバランスの要となっていることが明らかとなってきた。成熟脂肪細胞の数は，以前は乳幼児期や思春期など限られた時期にしか増加せず，その時期に生涯の数（およそ300億個）が決定されると考えられていたが，近年の注意深い研究によって成人になっても過剰のエネルギー摂取や運動不足などによって脂肪細胞の数が増加し，肥満者では400〜600億個にも達することが明らかとなっている[1]。成人の軽度の肥満では，個々の脂肪細胞の脂肪含量が増加し，細胞が肥大化（hypertrophy）する。脂肪細胞の肥大化は，病態発症と深く関連することが次第に明らかになりつつある。また脂肪細胞の大きさには限界があるため，さらに過剰の食物をとると脂肪細胞数の増加（hyperplasty）を引き起こすことによって獲得したエネルギーを逃すことなく迅速に貯蔵する。また，白色脂肪細胞は脂肪を溜め込むだけではなく，それらの貯蔵エネルギーをアドレナリン受容体を介した神経系・内分泌系の制御下に脂肪酸とグリセロールの形態で全身に再供給し，生体の恒常性を維持している。

　脂肪組織は一連の脂肪細胞の増殖と分化の過程を介して極めて効率的にエネルギーを脂肪の形態で貯蔵する。動物は本来生存のためにエネルギーを脂肪として体内に保持しやすく，かつ放出しにくいという生理的特徴がある。このような本質的な特性がヒトの肥満発症と深く関わっていると考えられる。現在，このような脂肪細胞の生物学的特性の深い理解と共にアディポサイトカインの分泌と肥満に伴う糖尿病，高血圧や動脈硬化症など，いわゆるメタボリックシンドロームの発症との関わりを理解することが極めて重要となってきている。

（2）脂肪細胞の分化制御

　脂肪細胞の形成過程は，大まかに分けて6つのプロセスがある（図14-1）。①まず幹細胞が脂肪細胞としての素地を獲得した脂肪芽細胞に決定される過程，②次にこの脂肪芽細胞が増殖する過程，③この脂肪芽細胞が増殖を停止し，前駆脂肪細胞に決定（コミットメント）される過程，④ホルモンや血中遊離脂

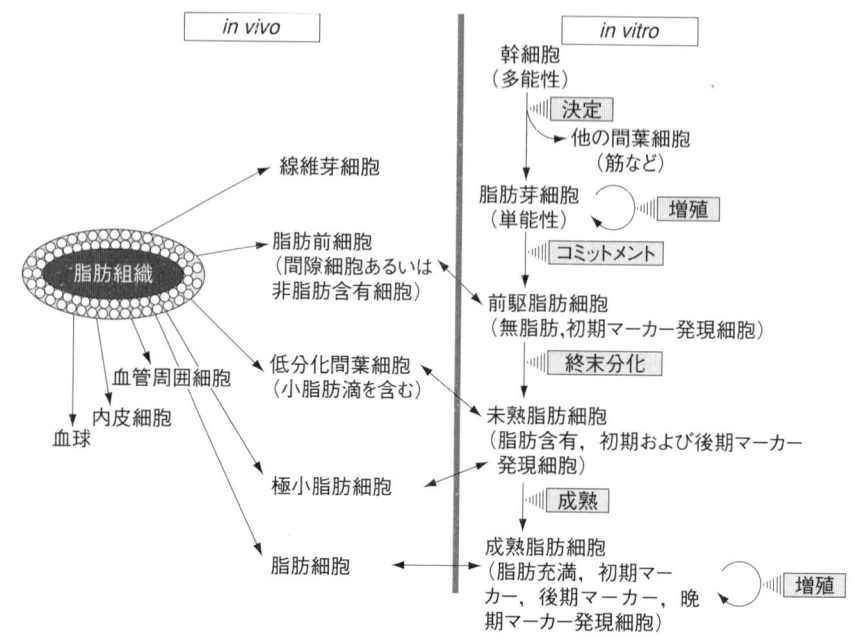

図14-1 脂肪組織の細胞形態学的特徴と in vitro 細胞分化ステージの関連

肪酸などにより脂肪細胞に終末分化する過程，⑤脂肪細胞が過剰エネルギーを脂肪として蓄積していき成熟脂肪細胞となる過程，⑥成熟脂肪細胞が増殖する過程，である．従来は脂肪滴を保持した成熟脂肪細胞は増殖しないと考えられていたが，出芽や分裂といった様々な形式で増殖することが明らかとなっており，新たな脂肪組織の増大を引き起こす要因として極めて重要である[2]．

脂肪細胞分化に関わる遺伝子の主要な転写調節機構に関して次のようなモデルがコンセンサスを得ている．すなわちロイシンジッパー型転写因子であるC/EBPs（CCAAT/enhancer binding proteins）とリガンド依存型の受容体型転写因子であるPPARs（peroxisome proliferator-activated receptors, ペルオキシソーム増殖剤応答性受容体）が，相互作用しポジティブフィードバックループを形成しながらマスターレギュレーターとして機能し脂肪細胞分化に関わる遺伝子群の転写調節を行うものである（図14-2）[3-5]．特にPPARγ_2は脂肪細胞における脂質・糖質代謝を制御する因子として位置づけられている．サルで最近γ_{4-7}型が見

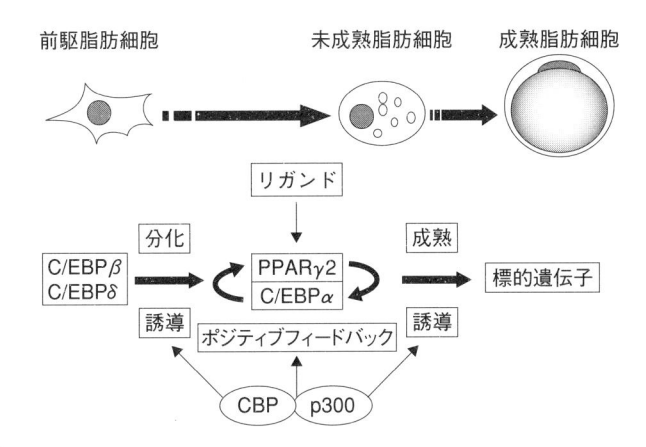

図14-2 CBP/p300依存性 PPARγ2・C/EBPα ポジティブフィードバックループを介した脂肪細胞分化の制御機構

出され，脂肪組織では6，7型が発現していた[6]。新しいアイソフォームの機能は今後の解析に待たねばならない。

　糖尿病患者やその予備軍の大部分を占める2型糖尿病に対する新規薬剤（インスリン抵抗性改善剤）であるチアゾリジン誘導体は，γ型リガンドとして知られているが，もともとは遺伝性肥満動物における血糖降下作用を指標に見出された化合物である。その作用機構は当初不明であった。その後研究が進むにつれて，チアゾリジン誘導体が血糖降下，血中脂質低下作用だけでなく，脂肪細胞分化誘導作用をもち，これが前二者の作用の主要因であることが明らかとなった[7,8]。チアゾリジン誘導体とプロスタグランジン代謝物の一種である15-deoxy-12,14-prostaglandin J2（15d-PGJ2）が，脂肪細胞分化に重要な PPARγ へリガンドとして直接結合することによって脂肪細胞の分化が惹起されることが細胞系で示された[9]。また，これらのプロスタグランジン合成系の律速酵素であるシクロオキシゲナーゼ（COX）2遺伝子の発現が PPARγ によりフィードバック制御されていることが報告され，PPAR とそのリガンド生成の巧妙な調節機構が明らかとなっている[10]。さらに，γ型の内因性リガンドとして酸化 LDL 由来のリノール酸酸化代謝物（9-および13-ヒドロキシオクタデカジ

エン酸）が同定され，泡沫細胞における遺伝子発現制御のキーレギュレーターとしても PPARγ が注目されはじめている[11]。循環器研究領域においても PPARs は重要な位置づけとなってきた。

食事から由来するポピュラーな長鎖脂肪酸が，程度の差はあるものの直接 PPARs 全てのサブタイプのリガンドとして作用する[12]。また，長鎖脂肪酸は PPARs への結合能は弱いものの生体内にはかなり豊富（ヒトでは0.4〜0.6mEq/l）に存在し，いわゆるナチュラルリガンドとして機能している可能性は高い。さらに，表14-1に示したように PPARs は広く脂質代謝系遺伝子の発現調節を

表14-1　PPARs の主な標的遺伝子

遺伝子	関与する反応・機能
リポプロテインリパーゼ（LPL）	脂肪酸の取り込み
CD36（脂肪酸トランスポーター，FAT）	〃
アシル CoA シンテターゼ	脂肪酸合成
リンゴ酸酵素（ME）	〃
ホスホエノールピルビン酸カルボキシキナーゼ	〃
腸/肝脂肪酸結合タンパク質（FABP）	脂肪酸・脂質輸送
aP2/脂肪細胞 FABP	〃
ApoAI,AII,CIII	〃
アシル CoA オキシダーゼ	β酸化
3-ケトアシル CoA チオラーゼ	〃
エノイル CoA ヒドラターゼ/3-ヒドロキシアシル CoA デヒドロゲナーゼ	〃
ミトコンドリア3-ヒドロキシ-3-メチルグルタリル CoA シンテターゼ	肝臓ケトン体生成
シトクロム P450（CYP）4A1,CYP4A6,CYP4A11	脂肪酸のω酸化
ヒドロキシメチルグルタリル CoA（HMG-CoA）シンターゼ	コレステロール，胆汁酸代謝
コレステロール7αヒドロキシラーゼ（CYP7A1）	〃
プラスミノーゲンアクチベーターインヒビタータイプ-1（PAI-1）	〃
レプチン（ob 遺伝子）	飽食因子
脱共役タンパク質（UCP）1,2,3	熱産生
Glut2	糖輸送
レジスチン	インスリン抵抗性？

PPAR 応答配列を有することが確認されているもの，および PPAR を介したシグナルに発現量が変化するものを示した。

行うことから，脂質代謝における長鎖脂肪酸をシグナル素子としたPPARsの分子センサーとしての新たな生理機能が注目される

(3) 肥満とは

肥満とは，「体脂肪（脂肪組織）が過剰に蓄積した状態」と定義されている。一方，「肥満症」とは，肥満に起因ないし関連する健康障害を合併するか，臨床的にその合併が予測される場合で，医学的に減量を必要とする病態（疾患単位）を言う。日本肥満学会は1999年に肥満症の基準をまとめた。体重（kg）を身長（m）の二乗で割った「BMI（Body Mass Index）値」が25以上でかつ，高血圧などの症状がある人や特に内臓脂肪の多い人を，治療の必要な「肥満症」と定義づけた[13]。国内では2,000万人程度が対象になると見られている。肥満症は高血圧や高脂血症，糖尿病などの危険因子となるほか，脳卒中などに至る危険性もある。しかし，体重を10％程度減らすことでそうしたリスクを大幅に減らせるという。日本でもすでに摂食抑制に基づいた肥満症治療薬が1種類販売されているが，「BMI値が35以上」などの条件を満たす患者にしか投与されないため普及が遅れている。重要な点は，肥満に関する医学的治療の目標は，標準体重まで減量させることではなく，「肥満症」から単なる「肥満」にすることである。

(4) 肥満の成因

肥満が発症するには，現在のところ主に次の5つの因子が考えられている。①過食，②摂食パターンの異常，③遺伝，④運動不足，⑤熱産生障害であるが，実際にはこれらの因子が複雑に絡み合って肥満が起こると考えられている。

人間では未だ過食が起こる詳しいメカニズムはわかっていないが，食欲調節機構に問題が生じた場合に過食や拒食症などの摂食障害が起こることが予想されている。ここには様々な神経伝達物質やレプチン（食欲抑制：後述する），グレリン（食欲亢進）[14]，ニューロメジンU[15]といった新規ペプチドホルモンが分子レベルで関わっていることが明らかになりつつある。脳内の低次中枢であ

る視床下部には，摂食抑制機構（満腹中枢）と摂食促進機構（摂食中枢）が存在し，これらは末梢や中枢内の代謝産物などの種々の化学物質の濃度変化を検知し，それらの情報を処理することによって，満腹や空腹を感じ摂食行動をコントロールしている。摂食パターンについては，例えば1日の食事回数が2～6回の間では，男女とも食事回数が少ないほど肥満の程度が増す。また，朝食を抜いて夜に多量に食べるといった「かため食い」も肥満につながると言われている。食事時刻も重要である。1日の食事量の半分以上を夜に食べる「夜食症候群」も，肥満につながる摂食パターンである。

（5）肥満と遺伝

遺伝因子も肥満発症に深く関わることはもちろんであるが，これは肥満体という形質が遺伝するということではなく，体脂肪をある一定量まで貯えうる能力が遺伝する，ということである。現在までに肥満発症に関わると推定されている遺伝子は40種類以上に上る。これらの遺伝子が単独で原因となる場合は限られ，複数の遺伝子が重なり合って肥満発症に至る。「太りうる」という能力（これは飢餓時には有利に働き，このような遺伝子群は倹約遺伝子と呼ばれている）をもった人が，過食などで栄養を摂りすぎてしまったり，運動不足で消費エネルギーが減少するような生活環境におかれて初めて，肥満体になるのである。倹約遺伝子の代表的なものとしては，$\beta 3$アドレナリン受容体の遺伝子変異が知られている。この遺伝子変異は，日本人の3人に1人がもっており，過食状態のもとでは肥満や糖尿病を引き起こす確率が高いことが知られている[16]。

肥満の成因は，おおまかには「遺伝30％，環境70％」と言われ，ライフスタイルなど環境因子が大きな比率を占める。運動不足は，単に消費エネルギーが低下するということだけではなく，エネルギーが体に溜まりやすくなるという体の代謝的状態（体質）の変化が問題となる。また，近年ではファーストフードなど子どもの食嗜好性や家庭でのライフスタイルも小児肥満発症の大きな要因となっており経済先進国ではすでに社会問題化しつつある。

2. 脂肪組織とからだの相互作用，疾患との関わり

(1) 体脂肪の必要性

　ほ乳動物にとって最も一般的なエネルギー源は，グルコースと脂肪酸であり，それぞれグリコーゲンと脂肪（中性脂肪）という形で体内に蓄えられている。動物は，いつでも食べ物にありつけるわけではなく，常に食べ物を探すために動き回っている。また逆に，えじきとなる危険から逃れねばならない。このようなエネルギーの蓄えをもつことで，長時間の活動と生存が可能になったと考えられる。一旦獲得した食べ物の栄養素をすばやく自分の体に同化する能力が優れている生物種が進化の過程で選抜され生き残ってきたと考えられる。ヒトも例外ではない。つまり，ヒトは本来生き残るために脂肪を体に溜めやすく，むだには放出しにくい体質をもっているのである。このようなヒトの体質（遺伝的素因）を背景として，さらに現代人をとりまく様々な社会的環境因子（食事やライフスタイルなど）が肥満の発生や助長原因となっている。

(2) 肥満と疾患発症

　体脂肪が蓄積することは，生体にとって生存のために極めて合目的な現象である。これが，どのようにして疾患（肥満症）とつながるのかは，医学上たいへん重要な問題である。最近，肥満度だけでなく体脂肪の分布（脂肪の蓄積している身体の部位が内臓脂肪なのか皮下脂肪なのか）の違いによって，合併症の起こる度合いに差があることがわかってきた。内臓脂肪の蓄積が，高血圧，インスリン抵抗性，耐糖能異常，高脂血症などの「生活習慣病」を誘発することが明らかにされてきている。つまり，同じような肥満度を示す肥満の中でも，内臓脂肪型肥満は各種合併症のリスクが高いのである。見かけ上肥満していなくても内臓脂肪の蓄積は疾患発症に直結しやすい。さらに，体脂肪のもととなる脂肪細胞についての研究が進み，その新しい働きが次第に明らかとなってきた。

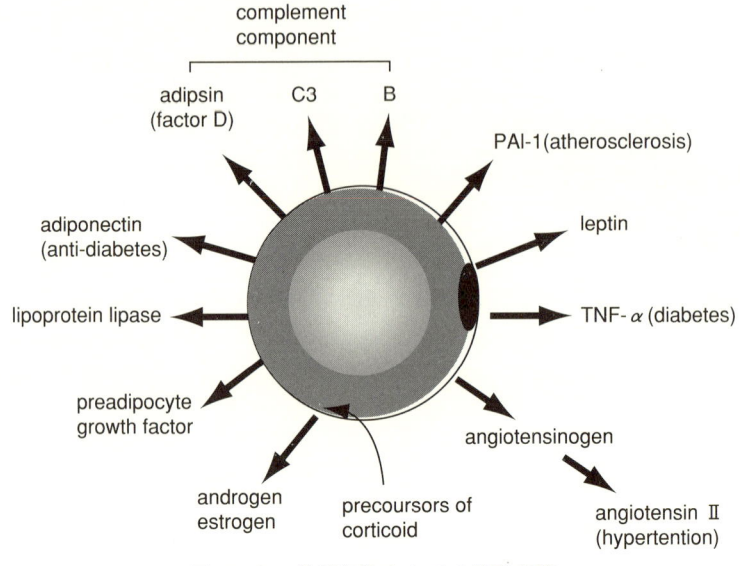

図14-3　分泌細胞としての脂肪細胞

とりわけ注目される点は「分泌細胞」としての脂肪細胞である（図14-3）。細胞内に脂肪が充満し肥大化した脂肪細胞からはサイトカインなどの様々な化学因子が細胞外に分泌される。このように成熟脂肪細胞は，様々な化学因子を細胞外に分泌し，脂肪組織内あるいは全身に強く影響し疾患の発症と深く関わっていることが明らかとなってきた。

（3）メタボリックシンドローム

　内臓脂肪蓄積やインスリン抵抗性，高脂血症，高インスリン血症，高血圧などの病態は合併して発症しやすく，これら1つ1つの症状は軽くても，これらの症状が組み合わさることによって動脈硬化性の虚血性心疾患を発症しやすくなることが知られている。このような病態群（マルチプルリスクファクター症候群）は様々な表現で報告されているが（表14-2），それらの本質はほぼ同じであり，近年は肥満や運動不足などの代謝障害がその根幹にあるという認識から「メタボリックシンドローム」と名付けられている。メタボリックシンドロー

表14-2 メタボリックシンドロームの概念（マルチプルリスクファクター症候群とも言う）

シンドロームX	死の四重奏	インスリン抵抗性症候群	内臓脂肪症候群
インスリン抵抗性	耐糖能異常	高インスリン血症	耐糖能異常
高インスリン血症	高TG血症	インスリン依存性糖尿病	高脂血症
耐糖能異常	高血圧	脂質代謝異常	高血圧
高TG血症	上半身肥満	高血圧	内臓脂肪蓄積
低HDL血症		肥満	
高血圧		動脈硬化性疾患	

ムにおいては，肥満，特に内臓脂肪型の肥満がその中心的な要因の1つと考えられている。まさに「肥満は万病の元」と言える。内臓脂肪型の肥満が様々な病態を引き起こすメカニズムとして，脂肪組織から分泌される様々な化学因子や生理活性物質の質的・量的な変動が深く関与している。次項では，これらの脂肪細胞から分泌される生理活性物質およびその生理作用と関連する病理・病態について述べる。

3．脂肪組織由来アディポサイトカインの生理・病理

脂肪細胞は，内分泌細胞であるとの認識が定着してきた。表14-3にまとめたように脂肪細胞から分泌される生理活性物質の多くは，サイトカインやケモカインに属し，アディポサイトカイン[17]というすばらしいネーミングがなされ，今や我が国から世界へ発信された概念として定着しつつある。サイトカインは，拡散性と流動性に富み，多彩な作用を有する液性因子と理解される。アディポサイトカインの中には，PAI-1やTNFαのように病態発症を惹起，増悪化されるものや，逆にアディポネクチンのように病態発症の抑制に関わるものも知られるようになってきた。また，ケモカインは，細胞遊走性（ケモタキシス）のサイトカインで主に炎症部位やリンパ組織の免疫担当細胞で産生され

表14-3 脂肪細胞が産生する主なサイトカイン，生理活性物質と関連病態のまとめ

サイトカイン，生理活性物質	生理機能と関連病態
レプチン	摂食・生殖，耐糖能異常
アディポネクチン	動脈硬化，耐糖能異常
PAI-1	動脈硬化
HB-EGF	動脈硬化
LPL	脂質代謝異常
コレステリルエステル転送タンパク質	脂質代謝異常
TNFα	耐糖能異常，脂質代謝異常
レジスチン	耐糖能異常
FFA	耐糖能異常
アンジオテンシノーゲン	高血圧
エストロゲン	性機能
アンドロゲン	性機能
IL-6	免疫異常
アディプシン	免疫異常
プロペルジン	免疫異常
MIP-1	TNFα産生増強，インスリン抵抗性
MRP-2	前駆脂肪細胞化学誘因，分化抑制

る。白血球やリンパ球の遊走を誘導し，急性あるいは慢性の炎症性疾患における病態形成プロセスに重要な役割を果たしている。ごく最近脂肪細胞が複数のケモカインを産生・分泌していることが明らかにされ，これらが肥満やその関連病態の発症に関わる可能性が指摘されてきている。アディポサイトカインの生理・病理学的重要性は，肥満により種々のアディポサイトカインの生成・分泌バランスの乱れが生じることであり，ここに新たな治療法や薬剤開発の視点が生まれることであろう。ここでは，脂肪細胞をめぐる生理活性物質，特に脂肪細胞が産生するサイトカイン，ケモカインとその役割について概説する。

(1) レプチン

レプチンは，肥満の遺伝的基盤を解明するためにFriedmanらにより1994年にob遺伝性肥満マウスの責任遺伝子，ob遺伝子としてクローニングされた。ob遺伝子はマウスでは第6染色体に，ヒトでは第7染色体にマッピングされ

た[18]）。マウスレプチンは，167個のアミノ酸からなるが細胞外へ分泌される際に21個のアミノ酸からなるシグナルペプチドが除かれる。レプチンは主に白色脂肪細胞で産生，分泌されるまさに代表的なアディポサイトカインの1つである。白色脂肪組織以外にも，胃，胎盤，乳腺，骨格筋での産生も知られている。レプチンは視床下部に作用し，摂食抑制，交感神経を介する体熱産生亢進を惹起し，体重減少をもたらす。脂肪細胞からのレプチン分泌量を反映する血中レプチン濃度は，体重，体脂肪量に比例すると共に，長期的なエネルギー摂取状態，すなわち絶食状態では減少し，一方過食状態では増加する。これらは脂肪組織と視床下部間でのフィードバック調節ループとなっている[19,20]。つまりこのことは，レプチンが脂肪組織量すなわち貯蔵エネルギー量のモニター分子として生理的に機能していることを意味している。白色脂肪組織でのレプチンの産生は，インスリンやグルココルチコイドなどで増加し，アドレナリン（ノルアドレナリン），甲状腺ホルモンや性ホルモンなどによって減少することが報告されている。

　レプチンはレプチン受容体を介して細胞内へ情報が伝達される。レプチン受容体には6種類のアイソフォームが知られ，主に視床下部で発現しているが，脂肪組織，骨格筋，膵β細胞，肝臓でも少量発現していることから，レプチンの末梢への直接的な作用経路が存在することが指摘されている。特に，骨格筋におけるAMPキナーゼを介する直接的作用は，新しいエネルギー代謝調節機構として興味深い[21]。

　脂肪萎縮性糖尿病モデルである脂肪組織特異的SREBP1cトランスジェニックマウスは，白色脂肪組織の欠損，高中性脂肪血症，高度脂肪肝，高度インスリン抵抗性などを示す。このマウスは白色脂肪組織が欠損しているためレプチンが産生されない。そこでこのマウスにレプチンを投与したところ，劇的に上記の諸症状が改善した[22]。さらにこの成績に基づいて行われたヒト脂肪萎縮性糖尿病患者へのレプチン投与は顕著な治療効果をもたらし，注目すべきものであった[23]。

(2) アディポネクチン

アディポネクチンは，松澤らが脂肪蓄積による病態発症の分子機構を解明するために，Body map projectの一環として脂肪組織発現遺伝子の大規模シーケンス解析を行った際，最も発現率の高い遺伝子，adipose most abundant gene transcript 1 (apM 1)の転写産物として見出された[24]。N末からシグナル配列，66アミノ酸からなるコラーゲンドメイン，グロブラードメインを含む244アミノ酸からなる。ヒト血漿からゼラチンアフィニティークロマトグラフィーにより単離されたgelatin-binding protein of 28kD (GBP28)はアディポネクチンと同一分子であり，またマウスadipocyte complement-related protein of 30kD (Acrp 30)やadipoQは，アディポネクチンのマウス・カウンターパートである。

アディポネクチンの立体構造はきわめて特徴的である。アディポネクチン3分子 (trimer) が1ユニットとなり複数集合し，それぞれ花束状 (bouquet formation) で存在していると考えられている[25,26]。血液中ではtrimer, hexamerや最高約400kDの分子サイズ (high molecular weight ; HMW) を示す高分子体など複数の形態で存在している。また，アディポネクチンはグリコシル・ガラクトシル化などの糖鎖の修飾を受けている[27]。それらの血中半減期はマウスHMW複合体で約9時間，5量体では約4.5時間であると推定されている[26]。最近，アディポネクチン受容体がクローニングされ，主に骨格筋に発現するAdipoR 1と主に肝臓に発現するAdipoR 2の2種類のサブタイプが明らかとなった[28]。この成果によりアディポネクチン研究がさらに加速されるであろう。

アディポネクチンの特徴の1つは，脂肪組織特異的な分泌タンパク質でありながら，血中濃度がBMIと逆相関を示し，肥満者では低いことである[29]。脂肪組織での発現量が，肥満マウスやヒト肥満者で低下していることから，脂肪細胞自体の肥大化がアディポネクチンの発現量を減少させているものと考えられる。またインスリン感受性の低下もアディポネクチンの発現減少をもたらす。冠動脈疾患患者では，通常認められるアディポネクチン血中濃度がBMIと逆相関を示さず，有意に低値となることが知られている[30]。血管壁構成細胞な

どの細胞レベルでは,アディポネクチンはいわゆる抗動脈硬化作用をもつことが示唆されている。実際,アディポネクチン遺伝子欠損マウスでは血管内皮傷害に対して,血管内膜肥厚が強力に惹起される[31]。また,アディポネクチン過剰発現マウスでは,逆に内膜肥厚が抑制された[31]。これらの実験結果は,アディポネクチンが生理的に動脈硬化を防御する因子となっていることを裏付けている。これはまさに脂肪細胞の驚くべき有用な機能である。

アディポネクチン遺伝子欠損マウスは,正常食摂取においては血糖値もインスリン感受性も,正常である。しかし,高脂肪・高ショ糖食摂取においては,野生型に比べてよりインスリン抵抗性が生じるという報告[32]と否定的な報告がある[33]。Pima Indianでの2型糖尿病発症の臨床的リスクパラメーター解析では,有意なネガティブ・リスクとなることが示されていることから[34],食事などの生活習慣に強く依存したリスクファクターであることは事実であろう。

このようにアディポネクチンの臨床的意義は急速に明らかとなってきたわけであるが,今後の研究課題は,アディポネクチンの臨床応用であろう。受容体側からのアプローチもさることながら,その遺伝子発現調節機構の解明は,動脈硬化や2型糖尿病などの病態発症の解析や新規治療薬の開発に直結する可能性が高い。アディポネクチンの転写や翻訳に関わる因子を表14-4にまとめた。

表14-4 アディポネクチンの転写・翻訳に関わる因子

内臓脂肪由来未知因子	mRNA安定性低下
TNFα	転写抑制,mRNA安定性低下,
cAMP	分泌低下
βアドレナリンアゴニスト (PKA活性化)	mRNA発現抑制
インスリン(短時間刺激)	分泌促進
インスリン(4時間以上の刺激)	発現レベル低下
チアゾリジン誘導体	転写活性化
寒冷暴露	血中濃度増加
四塩化炭素	肝細胞での発現
IL-6	肝細胞(HepG2)での発現

(3) PAI-1

　線溶活性の中心的役割を果たすプラスミンは，プラスミノーゲンからプロテアーゼの一種であるプラスミノーゲンアクチベーター (plasminogen activator) の作用により生成される。この酵素は複数の plasminogen activator inhibitor によって調節されており，その中で plasminogen activator inhibitor 1 (PAI-1) が最も重要である。ヒト PAI-1 は402アミノ酸からなり分子サイズは45kDa である。血中 PAI-1 の増加は線溶活性を低下させ，血栓形成を招来すると考えられている。実際，血中 PAI-1 濃度は心筋梗塞患者，肥満者や2型糖尿病患者で高値を示す。ヒト血中 PAI-1 濃度と脂肪分布の関係は，血中 PAI-1 濃度は内臓脂肪面積と正の相関が認められるが，皮下のそれとは相関しないことが明らかとなっている[17]。血中 PAI-1 はまさに内臓脂肪のバイオマーカーと言える。

(4) HB-EGF

　ヘパリン結合性上皮増殖因子様細胞増殖因子 (heparin-binding EGF-like growth factor: HB-EGF) は，マクロファージにおいて血管平滑筋細胞の増殖因子として見出され，骨格筋や心筋，そして脂肪組織において強い発現が認められる[35]。HB-EGF は，208アミノ酸からなる膜貫通型 (proHB-EGF) として合成された後，酵素によりプロセシングを受け遊離型 HB-EGF となる。遊離型 HB-EGF は EGF 受容体を介してチロシンキナーゼを活性化し，細胞増殖や遊送などの生理活性を発現する。ヒトでは血中 HB-EGF 濃度は，BMI や体脂肪量と有意な正の相関を示す[36]。このことは，肥満に伴い脂肪組織で生成した HB-EGF が血中 HB-EGF の増加につながっていることを示している。HB-EGF が血管平滑筋細胞の増殖と遊送の機能を有することから，このように肥満状態で増加した血中の HB-EGF が，傷害を受けた血管壁の血管内膜肥厚を惹起し，動脈硬化などの血管病変の発症と進展に深く関与していることが推察される。また HB-EGF の病態学的諸性質が，アディポネクチンの場合と対照的であることは興味深い。

(5) TNFα

肥満し脂肪が多く蓄積した場合，インスリン抵抗性が生じる分子機構の全貌は未だ明らかではない。しかし，有力な候補として代表的なサイトカインの1つである tumor necrosis factor (TNF) α が肥満糖尿病におけるインスリン抵抗性に関与していることは以前から指摘されている。TNFα は腫瘍壊死惹起物質で，病原体などに対する宿主の防御機構として作用する。また，ある種の感染や火傷などではインスリン抵抗性が生じることや，動物への TNFα の投与が骨格筋などでの糖利用を抑制することも知られていた。Spiegelman らのグループは，脂肪細胞の分化過程で発現してくるサイトカインに着目し，遺伝性肥満動物の脂肪組織について遺伝子発現を検討した。その結果 db/db マウスでは正常マウスに比べ，TNFα 遺伝子の発現量が約10倍増加していた[37]。さらに，肥満動物に IgG-TNF レセプタータンパクをインジェクションして TNFα の作用を抗体中和するとインスリン抵抗性が改善することを示した[37]。興味深いことに感染や悪性腫瘍などでは IL-1 や IFN-γ などの他のサイトカインも同時に増加するが，肥満動物の脂肪組織では TNFα のみ増加が認められた。また，肥満のヒトでも腹壁皮下脂肪組織の TNFα mRNA および TNFα タンパク質が増加していた。さらに，TNFα を欠損した *ob/ob* マウスでは肥満によるインスリン抵抗性が誘導されなかった。したがって，TNFα の産生亢進はインスリン抵抗性を惹起し，2型糖尿病など生活習慣病の発症に深く関与するものと考えられる。また最近，TNFα などの炎症性サイトカインや遊離脂肪酸など2型糖尿病発症に関わる因子が，c-Jun アミノ末端キナーゼ (JNK) を活性化し，このことがインスリンの働きを阻害する直接的な原因であるとの報告がなされた[38]。JNK は，肥満 TNFα・遊離脂肪酸—インスリン抵抗性の発症ルートのキーメディエーターである可能性がある。

(6) レジスチン

ヒトレジスチンはシステインに富むアミノ酸配列を有する108アミノ酸から

なる比較的小さな分泌タンパクである。レジスチンはチアゾリジン誘導体によって脂肪細胞での発現が変化する遺伝子としてクローニングされたが[39]，既知の Found in Inframmatory Zone 3（Fizz 3）と同一であった[40]。レジスチンは C 端のシステインを介して homodimer となって分泌される。

　レジスチンは脂肪細胞に特異的に発現しており，3T3-L1細胞の脂肪細胞への分化に伴って発現が増加し，チアゾリジン系薬剤の刺激によって発現が顕著に減少する。グルココルチコイド刺激によって発現が顕著に増加するが，イソプロテレノールでは発現が減少する。すなわち，レジスチンの発現は種々のホルモンや生体内の状態によって調節を受ける。Lazar らのグループはチアジリジン誘導体によってインスリン感受性が改善することと，脂肪細胞でのレジスチンの発現抑制の関連性を検討した[39]。その結果，肥満糖尿病動物に抗レジスチン抗体を注入すると血糖が低下すること，逆にレジスチンを投与すると耐糖能が悪化することが認められた。さらに in vitro では，レジスチンは3T3-L1脂肪細胞のインスリン依存性の糖取りこみを抑制することからレジスチンはインスリン抵抗性惹起物質の1つであると結論付けられた。また，レジスチンは3T3-L1細胞の脂肪細胞への分化を抑制することも報告されている。しかしながら現在ではレジスチンの糖尿病におけるインスリン抵抗性への関与は議論の分かれるところである[41]。Lazar らは，高脂肪食負荷マウスや肥満マウスでレジスチンの発現が増加することを報告したが，Hotamisligil らは，数種類の肥満モデルマウスでむしろ発現量は減少しておりチアゾリジン誘導体投与でレジスチンの発現量が増加するとの全く逆の結果を報告した[42]。著者らはレジスチンに対する特異的抗体を作製し，これを用いてサンドイッチ ELISA 系を構築した。この方法によってタンパク質レベルでレジスチン量を解析した結果，数種類の肥満モデルマウスではやはりむしろレジスチンタンパク質量は著しく減少しており，また高脂肪食による肥満誘発状態においても本分子の低下が観察された[43]。さらに，ヒト2型糖尿病患者の脂肪細胞を検討したところ，レジスチン mRNA の発現量に変化を認めなかったとの報告もある。したがって，レジスチンがインスリン感受性を調節する可能性はさらなる

慎重な検討が必要であろう。また，このような劇的な発現変動から，複雑な発現制御機構の存在が示唆される。最近の研究では，レジスチンは空腹時の肝臓における糖新生を亢進させることが報告されている[44]。

(7) MIP-1

ケモタクティック・サイトカイン（ケモカイン）の研究は，近年急速な高まりを見せている。ケモカインは，細胞遊走性（ケモタキシス）のサイトカインで50種類以上発見されている。アミノ酸配列中の最初の2つのシステイン残基の存在形式によりCXCケモカイン，CCケモカイン，Cケモカイン，CX3Cケモカインの4つのサブファミリーに分類される。CXCケモカインにはIL-8などが，CCケモカインにはMonocyte chemoattractant protein-1 (MCP-1), MCP-2, regulated upon activation normal T expressed and presumably secreted (RANTES), macrophage inflammatory protein-1 (MIP-1) α などがあり，主に炎症部位やリンパ組織の免疫担当細胞で産生される。白血球やリンパ球の遊走を誘導し，急性あるいは慢性の炎症性疾患における病態形成プロセスに重要な役割を果たしている。ごく最近脂肪細胞が複数のケモカインを産生・分泌していることが明らかにされ，これらが肥満症関連病態の発症に関わる可能性が指摘される。

MIP-1は，走化性とシステインの連鎖構造を有する特徴などによりCCケモカインに分類される。ヒトMIP-1にはαとβの2種類のサブタイプが知られ，それぞれ66アミノ酸，69アミノ酸よりなり，それぞれの分子サイズは，7.5 kDa，7.8kDaである。最近ヒト培養脂肪細胞系を用いて，前駆脂肪細胞のステージではMIP-1αがIL-8などと共に産生されること，分化して脂肪細胞になるとそれらは減少してしまうこと，さらにMIP-1とTNF-αは相互に発現増強し脂肪蓄積を抑制することなどが明らかとなった[45]。つまり，MIP-1は，インスリン抵抗性に関与すると考えられているTNF-αの産生相互作用を介して糖代謝に影響する可能性がある。また，MIP-1は中枢，特に前視床下部視索前野への投与が，摂食抑制作用を示すことの報告もある[46]。

(8) MRP-2

　Macrophage inflammatory protein-related protein-2（MRP-2）は，CCケモカインファミリーの新規メンバーであり，マウスマクロファージRAW264.7細胞から見出された[47]。MRP-2は，122アミノ酸からなり21個のシグナル配列を含む。分泌型MRP-2は，分子量11,600，MRP-1とMIP-1αとタンパク質レベルでそれぞれ，50.8％および46.3％の相同性を示す。MRP-2は単球，Bリンパ球，好中球，好酸球に対して化学誘因を引き起こす。MRP-2は，白血球のリクルートメントや前炎症性サイトカインの生成による炎症性疾患の1つである動脈硬化発症に関わることが示されている。最近筆者らは，MRP-2が白色脂肪組織で発現すると共に，前駆脂肪細胞の化学誘因を引き起こし，かつ前駆細胞の分化を抑制することを明らかにした[48]。また，MRP-2は肥満モデル動物や高脂肪負荷動物の脂肪組織で顕著な発現増強を認めた。すなわち，MRP-2は肥満状態が進行するに連れて既存の脂肪組織に前駆細胞を集合・スタンバイさせ組織の構築・発達に深く関わることが示唆された。

(9) その他の生理活性因子

　これまでに挙げた因子の他にも多くの生理活性因子が脂肪細胞から分泌される。CETP（コレステロールエステル転送タンパク質）は脂肪細胞からも分泌され，血管内でHDLとVLDLの間でコレステロールエステルやトリグリセリドを交換する作用がある。このタンパク質が過剰に働くとHDLコレステロールの低下などのリポタンパク質の脂質バランスの変調が起こる。また，アンジオテンシノーゲンも脂肪細胞から分泌されるが，これはアンジオテンシンに変換され，血圧上昇に関わるので過剰な分泌は高血圧を引き起こすこととなる。また，近年，皮下脂肪に比べて内臓脂肪（Visceral fat）に多く発現している遺伝子産物として同定されたアディポサイトカインとしてビスファチンがある[49]。これは，内臓脂肪の蓄積に伴い内臓脂肪での発現・産生が亢進し，その血中濃度は内臓脂肪蓄積と強く相関する。生理作用としては前駆脂肪細胞から成熟脂肪細

胞への分化誘導作用および成熟脂肪細胞での中性脂肪蓄積作用を有しているという。この因子も疾病の発症に関わっていることが示唆され，大変興味深い。

さらに，ペプチド性の因子ではないが，肥大化した脂肪細胞からは遊離脂肪酸（FFA）が分泌される。これはTNFαと同様に，インスリンシグナルを阻害することによってインスリン抵抗性を引き起こし，ひいては高インスリン血症や耐糖能異常などをもたらす。このような状態が進み膵臓のインスリン分泌不全が起こると糖尿病（2型）が発症することになる。

文　献

1) Bray G.A., Bouchard C., James W.P.T.: Handbook of obesity. Mercel Dekker, Inc. New York, 1998.
2) 杉原甫ほか：肥満についての新しい細胞生物学的分類の提唱．肥満研究 2002；8；125-130.
3) Gregoire F.M., Smas C.M., Sul H.S.: Understanding adipocyte differentiation. Physiol Rev 1998；78；783-809.
4) Spiegelman B.M.: PPARγ: Adipogenic regulator and thiazolidinedione receptor. Diabetes 1998；47；507-514.
5) 河田照雄：脂肪細胞分化におけるPPARおよびコアクチベーター系．Mol Med 1999；36；252.
6) Zhou J., Wilson K., Medh J.: Genetic analysis of four novel peroxisome proliferator activated receptor-gamma splice variants in monkey macrophages. Biochemical Biophysical Research Commun 2002；293；274-283.
7) Hiragun A., Sato M., Mitsui H.: Preadipocyte differentiation *in vitro*: identification of a highly active adipogenic agent. J Cell Physiol 1988；134；124-130.
8) Lehmann J.M., Noore L.B., Smith-Oliver T.A. et al: An antidiabetic thiazolidinedione is a high affinity ligand for peroxisome proliferator-activated receptorγ (PPARγ). J Biol Chem 1995；270：12953-12956.
9) Forman B.M., Tontonoz P., Chen J. et al：15-deoxy-12,14-prostaglandin J2 is a ligand for the adipocyte determination factor PPARγ. Cell 1995；83；803-812.
10) Inoue H., Tanabe T., Umesono K.: Feeback control of cyclooxygenase-2 expression through PPARγ. J Bio Chem 2000；275；28028-28032.
11) Nagy L., Tontonoz P., Alvarez J.A. et al: Oxidized LDL regulates macrophage gene expression through ligand activation PPARγ. Cell 1998；93；229.

12) Forman B.M., Chen J., Evans R.M.: Hyperlipidemic drugs, polyunsaturated fatty acids, and eicosanoids are ligands for peroxisome proliferator-activated receptors α and δ. Proc Natl Acad Sci USA 1997 ; 94 ; 4312−4317.
13) 松澤佑次, 井上修二, 池田義雄ほか：新しい肥満の判定と肥満症の診断基準. 肥満研究 2000 ; 6 ; 18−28.
14) Kojima M., Hosoda H., Date Y. et al: Ghrelin is a growth-hormone-releasing acylated peptide from stomach. Nature 1999 ; 402 ; 656−660.
15) Hanada R., Teranishi H., Pearson J.T. et al: Neuromedin U has a novel anorexigenic effect independent of the leptin signaling pathway. Nature medicine 2002 ; 10 ; 1067−1073.
16) 吉田俊秀：肥満に弱い日本人. 日経サイエンス 2002 ; 32 ; 26−432.
17) Shimomura I., Funahashi T., Takahashi M. et al: Enhanced expression of PAI-1 in visceral fat: possible contributor to vascular disease in obesity. Nat Med 1996 ; 2（7）; 800−803.
18) Zhang Y., Proenca R., Maffei M. et al: Positional cloning of the mouse obese gene and its human homologue. Nature 1994 ; 372（6505）; 425−432.
19) Pelleymounter M.A., Cullen M.J., Baker M.B. et al: Effects of the obese gene product on body weight regulation in ob/ob mice. Science 1995 ; 269 (5223) ; 540−543.
20) Halaas J.L., Gajiwala K.S., Maffei M. et al: Weight-reducing effects of the plasma protein encoded by the obese gene. Science 1995 ; 269（5223）; 543−546.
21) Minokoshi Y., Kim Y.B., Peroni O.D. et al: Leptin stimulates fatty-acid oxidation by activating AMP-activated protein kinase. Nature 2002 ; 415 (6869) ; 339−343.
22) Shimomura I., Hammer R.E., Ikemoto S. et al: Leptin reverses insulin resistance and diabetes mellitus in mice with congenital lipodystrophy. Nature 1999 ; 401 (6748) ; 73−76.
23) Oral E.A., Simha V., Ruiz E. et al: Leptin-replacement therapy for lipodystrophy. N Engl J Med 2002 ; 346（8）; 570−578.
24) Maeda K., Okubo K., Shimomura I. et al: cDNA cloning and expression of a novel adipose specific collagen-like factor, apM 1（AdiPose Most abundant Gene transcript1）. Biochem Biophys Res Commun 1996 ; 221（2）; 286−289.
25) Shapiro L., Scherer P.E.: The crystal structure of a complement−1q family protein suggests an evolutionary link to tumor necrosis factor. Curr Biol 1998 ; 8（6）; 335−338.
26) Nakano Y., Tobe T., Choi-Miura N.H. et al: Isolation and characterization of GBP

28, a novel gelatin-binding protein purified from human plasma. J Biochem (Tokyo) 1996 ; 120（4）; 803−812.
27) Pajvani U.B., Du X., Combs T.P. et al : Structure-function studies of the adipocyte-secreted hormone Acrp30/adiponectin. Implications fpr metabolic regulation and bioactivity. J Biol Chem 2003 ; 278（11）; 9073−9085.
28) Yamauchi T., Kamon J., Ito Y. et al : Cloning of adiponectin receptors that mediate antidiabetic metabolic effects. Nature 2003 ; 423（6941）; 762−769.
29) Arita Y., Kihara S., Ouchi N. et al : Paradoxical decrease of an adipose-specific protein, adiponectin, in obesity. Biochem Biophys Res Commun 1999 ; 257（1）; 79−83.
30) Kumada M., Kihara S., Sumitsuji S. et al : Association of hypoadiponectinemia with coronary artery disease in men. Arterioscler Thromb Vasc Biol 2003 ; 23（1）; 85−89.
31) Matsuda M., Shimomura I., Sata M. et al : Role of adiponectin in preventing vascular stenosis. The missing link of adipo-vascular axis. J Biol Chem 2002 ; 277（40）; 37487−37491.
32) Kubota N., Terauchi Y., Yamauchi T. et al : Disruption of adiponectin causes insulin resistance and neointimal formation. J Biol Chem 2002 ; 277（29）; 25863−25866.
33) Ma K., Cabrero A., Saha P.K. et al : Increased beta-oxidation but no insulin resistance or glucose intolerance in mice lacking adiponectin. J Biol Chem 2002 ; 277（38）; 34658−34661.
34) Lindsay R.S., Funahashi T., Hanson R.L. et al : Adiponectin and development of type 2 diabetes in the Pima Indian population. Lancet 2002 ; 360（9326）; 57−58.
35) Maeda K., Okubo K., Shimomura I. et al : Analysis of an expression profile of genes in the human adipose tissue. Gene 1997 ; 190（2）; 227−235.
36) Matsumoto S., Kishida K., Shimomura I. et al : Increased plasma HB-EGF associated with obesity and coronary artery disease. Biochem Biophys Res Commun 2002 ; 292（3）; 781−786.
37) Hotamisligil G.S., Shargill N.S., Spiegelman B.M. : Adipose expression of tumor necrosis factor-alpha : direct role in obesity-linked insulin resistance. Science 1993 ; 259（5091）; 87−91.
38) Hirosumi J., Tuncman G., Chang L. et al : A central role for JNK in obesity and insulin resistance. Nature 2002 ; 420（6913）; 333−336.
39) Steppan C.M., Bailey S.T., Bhat S. et al : The hormone resistin links obesity to

diabetes. Nature 2001 ; 409 (6818) ; 307-312.
40) Holcomb I.N., Kabakoff R.C., Chan B. et al : FIZZ1, a novel cysteine-rich secreted protein associated with pulmonary inflammation, defines a new gene family. EMBO J 2000 ; 19 (15) ; 4046-4055.
41) Hotamisligil G.S. : The irresistible biology of resistin. J Clin Invest 2003 ; 111 (2) ; 173-174.
42) Way J.M., Gorgun C.Z., Tong Q. et al : Adipose tissue resistin expression is severely suppressed in obesity and stimulated by peroxisome proliferator-activated receptor gamma agonists. J Biol Chem 2001 ; 276 (28) ; 25651-25653.
43) Maebuchi M., Machidori M., Urade R. et al : Low resistin levels in adipose tissues and serum in high-fat fed mice and genetically obese mice : development of an ELISA system for quantification of resistin. Arch Biochem Biophys 2003 ; 416 (2) ; 164-170.
44) Banerjee R.R., Rangwala S.M., Shapiro J.S. et al : Regulation of fasted blood glucose by resistin. Science 2004 ; 303 (5661) ; 1195-1198.
45) Gerhardt C.C., Romero I.A., Cancello R. et al : Chemokines control fat accumulation and leptin secretion by cultured human adipocytes. Mol Cell Endocrinol 2001 ; 175 (1-2) ; 81-92.
46) Myers R.D., Paez X., Roscoe A.K. et al : Fever and feeding : differential actions of macrophage inflammatory protein-1 (MIP-1), MIP-1 alpha and MIP-1 beta on rat hypothalamus. Neurochem Res 1993 ; 18 (6) ; 667-673.
47) Youn B.S., Jang I.K., Broxmeyer H.E. et al : A novel chemokine, macrophage inflammatory protein-related protein-2, inhibits colony formation of bone marrow myeloid progenitors. J Immunol 1995 ; 155 (5) ; 2661-2667.
48) Kim C.S., Kawada T., Yoo H. et al : Macrophage inflammatory protein-related protein-2, a novel CC chemokine, can regulate preadipocyte migration and adipocyte differentiation. FEBS Lett 2003 ; 548 (1-3) ; 125-130.
49) 下村伊一郎：脂肪細胞の機能と制御―アディポサイトカインと転写因子―肥満の科学．第124回日本医学会シンポジウム，2004, p101-109.

第15章　食品脂質と脳機能

橋本 道男＊

1. はじめに

　高齢化社会を迎えるにあたり，我々が克服しなければならない疾患の1つに老人性痴呆症がある（厚生労働省は2005年から「痴呆」を「認知症」に改名することを提示している）。老人性痴呆症は，大きく分けて脳血管性痴呆症とアルツハイマー型痴呆症の2つに分けられる。前者は血管性疾患に由来することから，高血圧，糖尿病，肥満などの生活習慣病を予防し，血栓や動脈硬化を防ぎ，健康な血管を維持するような適正な食生活を営めば，脳血管性痴呆症への罹患率は非常に低下する。一方，後者については食事栄養との関連性はあまり知られていなかったが，最近になり，欧米の研究者から縦断的疫学調査や5～10年にわたる大規模な追跡調査の研究成果が相次いで発表され，痴呆の発症に食品成分が関係することが明らかにされた[1,2]。我が国でも，平成13年度から厚生科学研究費補助金による「痴呆の予防・治療と食事栄養」に関する疫学調査が開始され，我が国での調査結果も明らかになりつつある。これら国内外の調査結果を集約すると，アルツハイマー型痴呆症の発症を予防しうる食品としては，欧米と日本との区別なく，魚油，野菜，果実が有力視されている。その中でも特に，魚油の摂取量とアルツハイマー型痴呆症との関連性が注目され，国内外での多くの研究成果が蓄積されつつある。

　魚油には，他の食用油脂にはほとんど含まれないn-3系多価不飽和脂肪酸（PUFA）である，ドコサヘキサエン酸（DHA，22：6n-3）とエイコサペンタ

＊島根大学医学部医学科

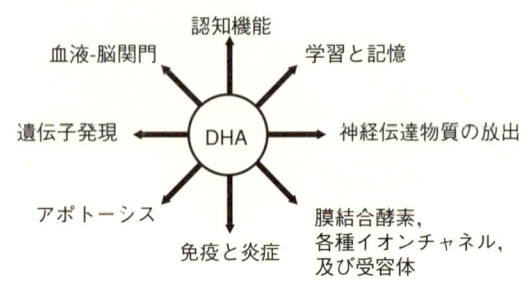

図の中の語（DHAを中心に）：
認知機能、学習と記憶、神経伝達物質の放出、膜結合酵素，各種イオンチャネル，及び受容体、免疫と炎症、アポトーシス、遺伝子発現、血液-脳関門

図15−1　脳の神経科学領域におけるドコサヘキサエン酸（DHA）の役割[34]

文献34の原図を改変した。

エン酸（EPA, 20：5n−3）が多く含まれている。我々動物はパルミチン酸（16：0）やオレイン酸（18：1n−9）などの飽和脂肪酸と1価不飽和脂肪酸を生体内で作ることはできるが，DHAなどの多価不飽和脂肪酸は必須脂肪酸であり，それ単独では作ることはできない。そのため我々は，これらn−3系PUFAを体内で増やすためにDHAやEPAを多く含む魚介類や，それらの前駆物質であるα−リノレン酸（18：3n−3）を比較的多く含むシソ油（エゴマ油）やナタネ油などの植物油などから，食事栄養としてとらなければならない。図15−1には，最近までに報告されているDHAによる脳の神経機能への作用が示されている。「魚を食べると頭が良くなるか？」との問いへの答は「イエス」である。本章では，「イエス」である理由についてDHAとEPAにスポットをあて，最初に記憶・学習のメカニズムとシナプス機能について簡単に解説し，これら脳機能に及ぼすn−3系不飽和脂肪酸とその他の主要な脳機能作用脂質の効果について解説し，最後にヒトの脳機能に及ぼすn−3 PUFAの効果について記述し，食品脂質と脳機能について最近の報告を紹介しながら概説したい。

2．脳の脂質成分

表15−1にはヒト脳の脂質組成が示されている。ヒト全脳の乾燥組織重量の約30〜50％は脂質であり，その内訳は，灰白質（gray　matter：主に神経細胞体や

表15-1 ヒト脳組織の脂質組成[3]

	重量%/乾燥組織	
	灰白質	白質
全脂質	32.7	54.9
コレステロール	7.2	15.1
糖脂質	2.4	14.5
セレブロシド	1.8	10.9
スルファチド	0.6	3.0
リン脂質	22.7	25.2
dPE	3.1	1.8
pPE	4.1	6.4
PC	8.7	7.0
PS	2.8	4.3
PI	0.9	0.5
Sph	2.3	4.2

dPE：ジアシル型ホスファチジルエタノールアミン，pPE：プラズマローゲン型ホスファチジルエタノールアミン，PC：ホスファチジルコリン，PS：ホスファチジルセリン，PI：ホスファチジルイノシトール，Sph：スフィンゴミエリン

樹状突起からなる部分）では32.7％，白質（white matter：主に神経線維からなり，神経細胞体や樹状突起をほとんど含まない部分）では54.9％である。灰白質ではリン脂質が一番多く含まれ22.7％であり，コレステロールと糖脂質はそれぞれ，7.2％と2.4％である。一方，白質では，リン脂質は灰白質とほぼ同量の25.2％であるが，コレステロールと糖脂質は増加し，それぞれ15.1％と14.5％である[3]。脳に豊富に含まれているとされているDHAはリン脂質，特にホスファチジルエタノールアミンやホスファチジルセリンにエステル結合して存在することから，リン脂質の30～40％はDHAと結合していることになる[4]。

　ヒト脳のリン脂質の脂肪酸組成は加齢に伴い変化すると思われるが，食餌の影響もあり，定かなデータはない。図15-2には，著者等の実験系で得られた，同一飼料で飼育したときの若・加齢ラットの大脳皮質と海馬での多価不飽和脂肪酸量の変化が示されている。後述解説するが，記憶・学習機能との関連性が深い海馬のDHA量，ならびに，DHAとアラキドン酸（20：4n-6）の比は加

図15-2 ラット大脳皮質・海馬での不飽和脂肪酸組成の加齢の影響[39,42]

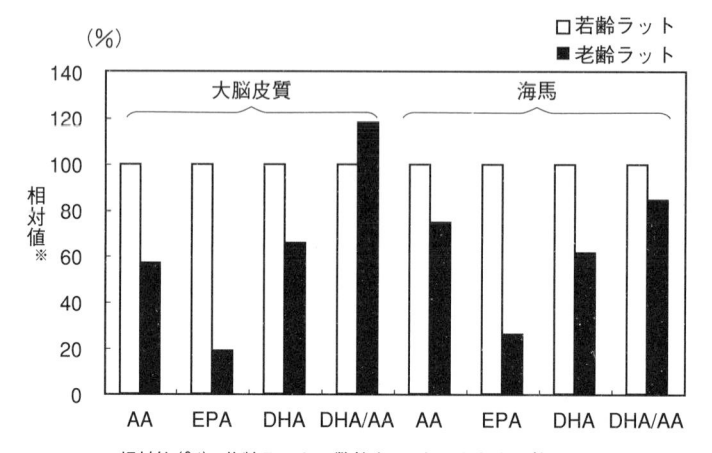

※相対値(%):若齢ラットの数値を100としたときの値
AA:アラキドン酸,EPA:エイコサペンタエン酸,DHA:ドコサヘキサエン酸

3世代にわたり魚油抜き飼料で飼育したWistar系若齢雄ラット(15週齢,n=8)と老齢雄ラット(110週齢,n=8)から測定された。文献39,42の表を改変した。

齢により減少する。

3. 記憶・学習のメカニズムとシナプス機能

(1) シナプスの可塑性と長期増強作用

　記憶・学習は,脳内ではどのように捉えられているのであろうか? 神経細胞と神経細胞をつなぐシナプスを信号が伝わる場合,その伝達効率は,固定している場合と,成長や神経細胞の活動などにより変わる場合とがある。いったん変わるとそれが長時間持続する場合がシナプスの可塑性である。例えば,反復学習によって,ある神経細胞の活動が繰り返されたとすると,その細胞の神経終末は成長し他の細胞とのシナプス結合が増加したり(シナプスの発芽),反対に今まで使われていたシナプスが消失したりする。その結果,学習により新たな神経回路ができ上がる。このように,シナプスの可塑性により神経回路網

3. 記憶・学習のメカニズムとシナプス機能　221

における信号の伝わり方が変わることが学習であり，記憶とは，神経の可塑性により組み直された神経回路網ができ上がることであると考えられている[5]。神経の可塑性は長期増強（long-term potentiation：LTP），長期抑制（long-term depression：LTD）に代表される電気生理的機能変化と，神経発芽による新規シナプスの形成等の形態的変化の2つに大別される。

　記憶の形成に深く関わるLTPとはいかなるものであろうか？　大脳皮質，海馬は記憶情報を処理する重要な部位であるが，これら部位でのシナプスのLTP形成の分子メカニズムは精力的に研究されて，図15-3のようなスキームが考えられている。海馬では，LTPを起こす分子（伝達物質）として，グルタミン酸が良く知られている[6]。LTPが起こるには，まず，シナプス前部のシナプス小胞内のグルタミン酸が放出され，シナプス後部膜のNMDA（N-methyl-

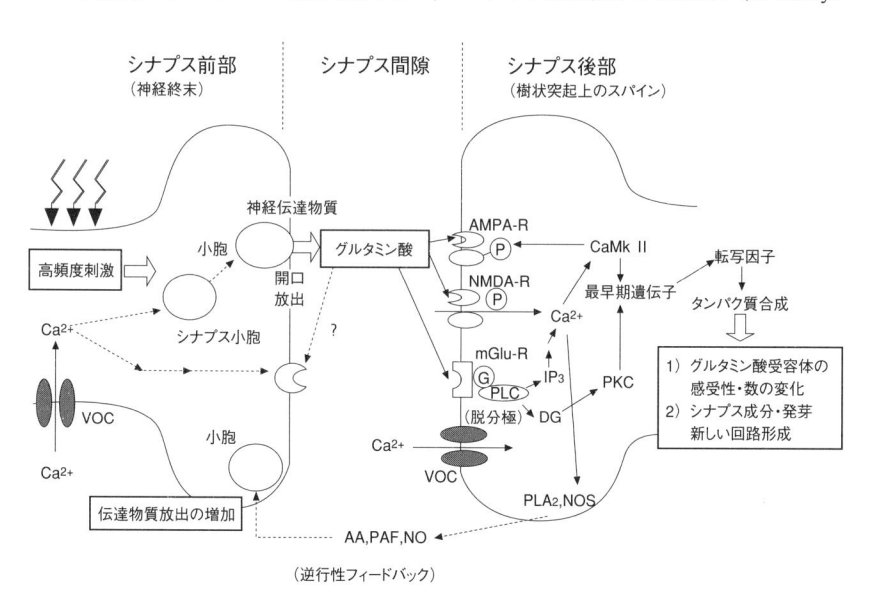

図15-3　海馬CAI領域における長期増強の分子機構の一部

-R：受容体，-P：タンパクのリン酸化，G：Gタンパク，VOC：電位依存性Ca^{2+}チャネル，AMPA-R：α-amino-3-hydroxy-5-methylisoxazole-4-propionic acid受容体，NMDA-R：N-methyl-D-aspartate受容体，mGlu-R：代謝性グルタミン酸受容体，CaMK II：Ca^{2+}/calmodulin dependent kinase II，PLC：phospholipase C, PLA_2：phospholipase A_2, NOS：nitric oxide 合成酵素, PKC：diacylglycerol-dependent protein kinase, AA：アラキドン酸, PAF：血小板活性化因子, NO：nitric oxide, IP_3：イノシトール-3リン酸, DG：diacylglycerol　文献79の原図に筆者の考え方を加えて示した。

D-aspartate）受容体と結合し，Ca^{2+}がシナプス後部に流入することが1つの重要な要因である。流入したCa^{2+}は各種タンパク質のリン酸化酵素を活性化し，一連の反応が起こる。その後，シナプス後部からある物質（逆行性メッセンジャー）が放出されてシナプス前部に作用し，伝達物質の放出をさらに増加させる。また，シナプス後部ではグルタミン酸受容体の1つである AMPA（α-amino-3-hydroxy-5-methylisoxazole-4-propionic acid）受容体の数が増加することから，伝達を効果的に持続させることができる。この一連の反応の結果，グルタミン酸受容体の感受性または密度（数）が変化し，さらには新しい回路が形成され，シナプスの伝導効率の変化が起こり LTP が形成される，と推察されている。逆行性メッセンジャーとしては，アラキドン酸などがよく知られている[7]。

（2）シナプスの可塑性と神経細胞膜流動性

神経細胞からの神経伝達物質の放出（開口分泌）と，節後神経細胞膜上のその伝達物質の受容体活性や神経発芽などの機能的変化や形態的変化には，神経細胞膜のダイナミックな変化を伴うこと，すなわち細胞膜の物理化学的性質が密接に関与する。細胞膜を構成するリン脂質の規則正しい配列は，神経細胞のような活発に情報を伝達する細胞では必要である。生体膜において，DHA を含有するリン脂質分子は，他の脂肪酸を含有する分子と比べて，極めて規則正しく配位していることから[8]，DHA を多く含む生体膜からなる神経細胞は，他組織に比べ膜流動性に富み，より活発に情報を伝達できるものと思われる。

生体膜流動性の代表的な影響因子としては，構成脂肪酸の不飽和度，コレステロールとリン脂質の比，ガングリオシド含量などがある。ラット毛細胆管の場合[9]と同様に，DHA 投与ラットでは，シナプトゾーム膜の DHA 量の増大と共に，脳の細胞膜機能（Na^+, K^+-ATPase 活性，アセチルコリン放出活性など）も，神経細胞膜の流動性変化により影響を受ける[10]。マウスでは，加齢に伴いシナプス膜のホスファチジルコリン含量が減少し，シナプス膜の興奮性が低下する[11]。また，重要な神経伝達物質の1つであるアセチルコリンの放出は，

シナプス小胞膜とシナプス膜との融合の容易さ，すなわち膜流動性と相関する[12]。放出されたアセチルコリンを分解する膜結合型酵素のアセチルコリンエステラーゼの活性は，膜流動性により強く影響を受ける[13]。よって，神経細胞膜のDHA含量の変化は，シナプスの可塑性とシナプス形成，さらにはシナプス機能に強く影響を及ぼすものと考えられる。

4．n-3系多価不飽和脂肪酸と脳機能

（1）n-3系多価不飽和脂肪酸の消化吸収と脳内移行

　魚油のDHAやEPAはトリグルセロールやリン脂質と結合しており，小腸内で膵リパーゼにより遊離脂肪酸やモノアシルグリセロールに分解されたのち，胆汁酸と混合ミセルを形成し，小腸栄養上皮細胞の微絨毛膜より吸収される。吸収されたDHAやEPAは再合成され，カイロミクロン（乳状脂粒）や超低比重リポタンパク（very low density lipoprotein : VLDL）の構成脂肪酸となり，リンパ管に運ばれ，静脈に流れ込み全身に運搬され，それぞれの臓器に取り込まれる。このとき，ヒトでのDHAエチルエステルの吸収率は約20％程度である[14]。また，EPAエチルエステルの吸収は，胆汁が多く分泌される摂食時または食直後のほうが，空腹時よりも吸収がよい[15]。また，グルセロールのSn-2位に結合したものは，1，3位に結合したものに比べ，よりよく吸収される[16]。

　肝臓から血中に分泌されたDHAは，脳に転送され，リン脂質画分に取り込まれる。取り込まれたDHAは，敏速にシナプス，ミトコンドリア，小胞体に運ばれる。DHAの取り込み量は，リン脂質中のホスファチジルエタノールアミンやホスファチジルセリンに多く，ホスファチジルコリン，ホスファチジルイノシトールには少ない[17]。脳のリン脂質へのDHAの取込みは，同じn-3 PUFAであるα-リノレン酸やEPAを摂取した時にも見られる。しかし，脳では，Δ4不飽和化酵素の存在は未だ定かではなく[18]，DHAがα-リノレン酸

表15-2 若齢ラットの血漿，肝臓および脳組織の不飽和脂肪酸組成に及ぼすDHA長期投与の影響

		C20:4n-6 AA	C20:5n-3 EPA	C22:6n-3 DHA	DHA/AA
血 漿	Control群	54.8±1.9	1.8±0.1	8.0±0.3	0.1±0.0
	DHA群	30.6±1.6*	5.6±0.5*	18.3±0.7*	0.4±0.0*
肝 臓	Control群	34.6±1.5	0.7±0.1	10.0±0.5	0.3±0.0
	DHA群	27.0±1.8*	2.6±0.2*	18.5±1.2*	0.7±0.0*
大脳皮質	Control群	36.1±1.5	1.7±0.1	41.4±1.8	1.1±0.0
	DHA群	35.6±1.4	1.8±0.1	48.2±2.0*	1.4±0.0*
海 馬	Control群	29.3±1.1	1.2±0.1	38.4±1.4	1.3±0.0
	DHA群	32.5±2.7	1.5±0.1	49.7±4.0*	1.6±0.0*
小 脳	Control群	23.5±1.2	1.7±0.1	45.1±2.1	1.9±0.1
	DHA群	23.1±0.6	1.6±0.0	47.9±1.3	2.1±0.1

3世代にわたり魚油抜き試料で飼育された若齢Wistar系雄ラット(5週齢)に，10週間のDHA(300mg/kg/day)の経口投与が行われた。AA：アラキドン酸，EPA：エイコサペンタエン酸，DHA：ドコサヘキサエン酸，各値は平均値±標準誤差で示している。脂肪酸量はmg/dℓ(血漿)，またはμg/mgタンパク(組織)で示している。
DHA：DHA投与群(n=8)，Control：対照群(n=8)。*$p<0.05$ vs. Control群。

から合成される系は考えにくく，一般的には脳神経細胞で見出されるDHAの多くは肝臓由来であると考えられている。

表15-2には，著者らが若齢ラットにDHAの長期経口投与を行ったときの，血漿，肝臓，および脳の不飽和脂肪酸量が示されている。DHA投与ラットでは，血漿と肝臓のDHA量の増加に伴いアラキドン酸量が減少した。肝臓において，アラキドン酸とDHA生成の律速段階酵素は共にΔ6不飽和酵素(Δ6 desaturase)であるが，n-3 PUFAの方がn-6系列よりも親和性は高いので，高濃度のDHAの存在下では，アラキドン酸の合成は阻害される[19]。そのため，DHA投与ラットでは，血漿と肝臓のアラキドン酸量が共に低下したものと思われる。10年ほど前までは，成熟ラットの脳内脂肪酸量は食品脂質では変わらない，と考えられていた。しかし前述(表15-2)のように，著者らの検討結果では組織局在性があるものの，脳内脂肪酸組成は食餌性DHAやEPAの影響を受けることが明らかにされている。DHAを12週間投与した110週齢老齢ラ

4. n-3系多価不飽和脂肪酸と脳機能

表15-3 若齢ラットの血漿, 脳のn-3系多価不飽和脂肪酸と過酸化脂質(LPO)に及ぼすEPA長期投与の影響

	血漿		大脳皮質		海馬	
	Control群 (n=7)	EPA群 (n=7)	Control群 (n=7)	EPA群 (n=7)	Control群 (n=7)	EPA群 (n=7)
EPA	4.1±0.7	60.9±6.7*	0.21±0.02	0.39±0.02*	0.20±0.01	0.39±0.01*
DHA	39.0±3.7	32.3±2.9	51.1± 3.4	51.8± 3.7	44.0± 1.5	48.9± 1.5*
LPO	—	—	1.0± 0.1	0.9± 0.0	1.0± 0.1	0.8± 0.0*

*$p<0.05$;Mean±SE ※血漿EPAおよびDHA μg/mℓ, 組織EPAおよびDHA μg/mg protein, LPO : nmol/mg protein

ットでも同様に, 血中DHA量の増加と共に大脳皮質, 海馬でのDHA含量の増加が見られた[20]。このとき若・老齢ラットいずれの場合でもDHA投与ラットの小脳, 脳幹のDHA量には有意な変化が認められなかった。この組織局在性は, DHAによる記憶・学習機能への役割を検討する上で意義あるものと考えている。

EPAの場合, その脳内含量はDHAやアラキドン酸に比べるとごくわずかであり (表15-2), 血漿中EPA量が多量に存在する時にでも, 脳内EPA量はほとんど変化がなく, 一般的にはEPAは脳内に取り込まれないと考えられてい

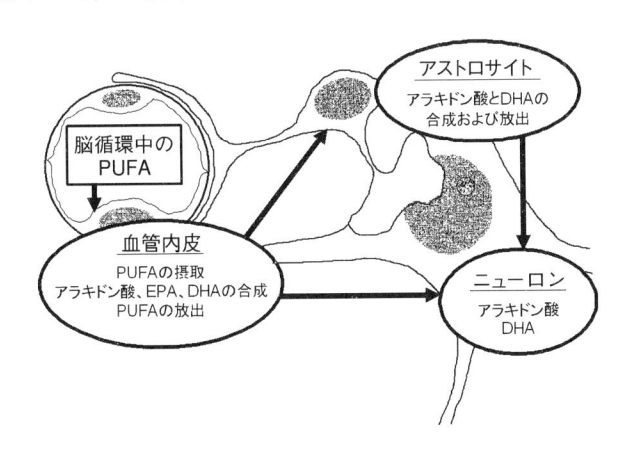

図15-4 脳循環血中多価不飽和脂肪酸 (PUFA) の脳内移行[23]
文献23の原図を改変した。

る。また前述（4-（1））のように，神経細胞（ニューロン）では，Δ4不飽和化酵素のないために脳内ではPUFAは合成されないと推察されている[18]。しかしながら，著者らの最近の研究結果では，EPA投与ラットでは，血漿中EPAの増加と共に大脳皮質・海馬のEPAさらにはDHA量が有意に増加することが見出された（表15-3）[21]。ラットに^{14}CでラベルしたEPAを経口投与すると，1時間後には^{14}C-EPAは脳内で検出され，その後，時間経過と共に減少するが，EPAの代謝産物である^{14}C-ドコサペンタエン酸（DPA）と^{14}C-DHAは時間経過と共に増加する[22]。Mooreはde novoの系で検討を行ない，PUFAは血液-脳関門（blood-brain barrier）の構成細胞である血管内皮細胞とグリア細胞に取り込まれた後，各々で代謝され，DHAなどの代謝産物が両細胞から遊離され，神経細胞（ニューロン）に取り込まれることで，神経機能に影響を及ぼすことを示唆している（図15-4）[23]。事実，血漿中のDHA・EPAの増加は，ラット尾動脈の脂肪酸不飽和度を増加させる[24]。また，血液-脳関門におけるDHAの運搬体として，リゾホスファチジルコリンの可能性が示されている[25]。

（2）DHAとシナプス機能

DHAは生体内では特に，大脳皮質，網膜，精子に多く含まれるが，神経細胞内では特に，シナプトゾーム膜，シナプス小胞，ならびに成長円錐に多く含まれる[26]。また脳内のDHAの半減期は比較的短く，結合したDHAの2～8％は，毎日血漿のDHAと置き換わる[27]。5週齢ラットに12週間DHAを投与すると，血漿DHA量の増加と共に大脳皮質シナプトゾーム膜のDHA量は，狭い範囲内（17～29％）ながら，有意に増加する[10]。このことから，胎児・新生児ラットのみならず，成熟ラットにおいても，脳組織やシナプトゾーム膜のDHA量は，血漿DHA量変化により影響を受けると思われる。神経細胞のDHA量の増加はシナプス機能にいかなる影響をもたらすであろうか？

神経細胞の活動性指標であるLTPやLTD（前述3-（1）参照）に対するDHAの影響に関しては，矛盾する報告がある。DHAはLTPの誘導には必須であり[28]，DHA存在下では，幼若ラットの大脳皮質錐体細胞のNMDA受容体応答

が増強され[29]，海馬CA1領域のスライス標本のLTDの誘導が抑制される[30]。反対に，DHAやEPAは海馬CA1領域のLTPを抑制する[31]，との報告もある。LTPが誘導されるには，シナプス後部細胞へのCa^{2+}の流入が引き金となる。神経細胞のモデル細胞として汎用されているラット副腎髄質由来のPC12細胞にDHAを添加すると，神経突起の形成と共に細胞内Ca^{2+}濃度の増加が認められる[32]ことから，DHAの神経細胞活性化機序の1つとして，神経細胞内Ca^{2+}への関与が推定される。これらの報告はいずれも，培養神経細胞，あるいは脳のスライス標本にDHAを直接作用させた時に得られた結果であり，生体反応をより正確に反映した実験結果が待たれる。より生体反応に近い検討として，加齢により低下したラット海馬LTPや神経伝達物質の遊離能が，DHA摂取後の海馬では若齢ラットレベルまで改善する，とのMcGahonらによる報告[33]がある。

神経ネットワークレベルでは，DHAが各種受容体と神経伝達物質の産生能ならびにその受容体活性[34]，さらには，神経突起の成長[35]，などに影響を及ぼす。その他DHAは脳のレチノイドX受容体の内在性のリガンドであり[36]，またPPARα受容体のリガンドである[37]，との報告がある。さらには，DHA投与若齢ラットの海馬では，最早期遺伝子の1つであるFosタンパクの発現が増加する[38]。これらの結果から，DHAは直接的あるいは間接的に様々な遺伝子の発現を調節して，脳機能の改善効果を発揮する可能性がある。

（3）DHA・EPAによる学習機能向上効果

脳内n-3 PUFAの増加は，実際に記憶・学習機能に影響を及ぼすであろうか？　著者らの実験結果では，3世代にわたり魚油抜き飼料で飼育した若齢Wistar系雄ラットに，DHAの経口投与（300mg/kg/day，10週間）を行うと，大脳皮質，海馬でのDHA量の増加と共に，放射状迷路学習課題試行により評価された参照記憶エラー数が有意に低下し，この参照記憶エラー数と大脳皮質と海馬におけるDHAとアラキドン酸の比（DHA/AA）との間には有意な負の相関が見られた[39]。参照記憶エラー数とは，ラットが誤って報酬ペレットの置

$y = 1.108x + 1.081$　$r = 0.862$
$p < 0.05$

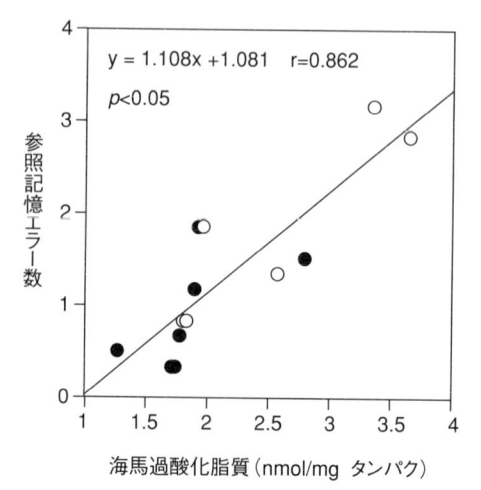

図15-5　ラット海馬過酸化脂質量と空間認知機能との相関[42]
○：対照群（n＝6），●：DHA（300mg/kg/day）経口投与群（n＝7）
文献42の原図を改変した。

いていない走路を選択した回数であり，比較的長期にわたり保持される記憶を反映すると考えられている。DHAとアラキドン酸は脳の主要な不飽和脂肪酸であり，共にLTP形成に関与し，シナプス機能に強く影響を及ぼすと思われることから[29]，DHAとアラキドン酸の比と空間認知機能評価との有意な相関は，中枢での各不飽和脂肪酸の役割を考える上で，興味が持たれるところである。若・加齢マウスの場合でも，ラット同様にDHAの摂取4～7か月後に記憶学習能が向上する，との報告がある[40]。

　脳内での過酸化脂質量の増加は神経細胞を障害し，脳機能の低下をもたらすことが推察されている[41]。DHAを100週齢老齢ラットに12週間投与したところ，大脳皮質・海馬のDHA量の増加と過酸化脂質量の低下と共に，参照記憶・作業記憶エラー数が低下し，海馬の過酸化脂質量と参照記憶エラー数との間には，有意な正の相関が見られた（図15-5）[42]。老人性痴呆症の発症は海馬の萎縮から始まることが多く，DHAが海馬の過酸化脂質量を低下させたことは，DHAによる老人性痴呆症の予防・治療効果が示唆される。

　EPAの脳機能に及ぼす影響に関しては，血中EPA量の増加は脳内EPAに影

響を及ぼさない，との観点から，今までほとんど検討されていなかった。しかし著者らの最近の検討では，EPA（300mg/kg/day）を6週間経口投与したラットでは，血中EPA量の増加と共に，海馬のEPA・DHA量の増加と過酸化脂質量の減少が見られ（表15-3），放射状迷路課題法で評価できる短期記憶機能が向上することが見出された。さらに，DHA chipによる海馬の発現遺伝子を解析したところ，EPA投与ラットでは，Gamma-aminobutyric acid（GABA）B受容体と代謝性グルタミン酸受容体（mGlu-R，図15-3参照），さらにはシナプス小胞の膜結合タンパク（Syntaxin 1 a等）の発現が見出され，EPAによる記憶・学習機能向上効果には，グルタミン酸受容体を介したLTP誘導作用が関与することが推察される[21]。このEPAによる向上作用は海馬でのDHA量の増加を伴うことから，DHAを介した向上作用とも思われるが，今後さらなる検討が待たれる。

(4) DHAによる脳内抗酸化作用とその意義

DHAなどの多価不飽和脂肪酸は二重結合が多く，空気中では過酸化を受け過酸化脂質の生成が高まり，活性酸素やフリーラジカルを生じる。そのためDHAを摂取すると，脳組織の過酸化脂質量が増加し，神経細胞障害が増大すると推察されていた[43]。しかし，生体内ではDHAはn-6系多価脂肪酸より安定であり，脂質過酸化を受けにくく，むしろラジカルスカベンジャーとして働くことで，過酸化脂質量を低下させることが報告されている[44]。著者らの研究でも，DHAを投与した若・加齢ラットの大脳皮質・海馬のシナプトゾーム膜では，DHA量の増加と共に過酸化脂質が有意に減少すること[12]，さらに，これら組織での抗酸化酵素の活性が増大していることを見出した[45]。Greenらも，食餌性DHAによる，ラット脳組織でのラジカル消去作用と脂質過酸化減少効果を報告している[46]。これらの結果は，DHAが豊富に存在する脳組織，特に大脳皮質・海馬領域では，DHAは酸化ストレスから神経組織を保護し，かつその機能を維持する作用を持つことを示唆している。

DHAによる抗酸化作用は脳機能にいかなる影響を及ぼすであろうか？ 欧

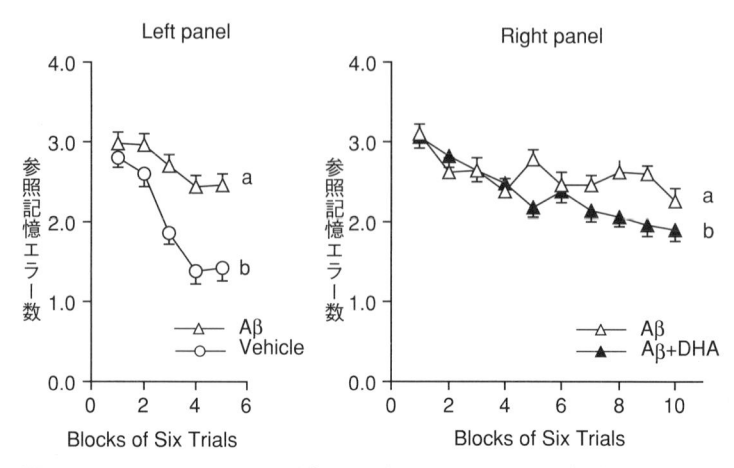

図15-6 アルツハイマー型痴呆モデルラットの空間認知機能障害に及ぼす DHA の影響[50]

左図はβ-アミロイドタンパクのラット脳室内注入による空間認知機能の低下を示している。右図はアルツハイマー型痴呆モデルラットの空間認知機能障害への DHA による改善効果を示している。
Aβ：アルツハイマー型痴呆モデルラット群，Aβ＋DHA：DHA 投与アルツハイマー型痴呆モデルラット群，横軸は6試行を1ブロックとした時の試行回数を表す。a, b は2群間の統計学的有意差を示す（$p<0.05$）。文献50の原図を改変した。

　米での大規模な疫学調査結果では，抗酸化物質の摂取量の増加はアルツハイマー病の発症と進展を抑えることが報告されている[47]。また，アルツハイマー病の発症原因タンパクの1つであるβ-アミロイドタンパクの蓄積の促進に脂質過酸化反応も関与することから[48]，DHA の抗酸化作用による神経細胞保護作用はアルツハイマー病を予防・治療できる可能性が示唆される。著者らは，β-アミロイドタンパクを脳室内に持続注入することにより空間認知機能が低下するラット（アルツハイマー型痴呆モデルラット：AD モデルラット）を作製し，DHA 摂取によるこれらラットの認知機能への影響について検討を行った。その結果，予め DHA を12週間経口投与したのち作製した AD モデルラットでは，β-アミロイドタンパクの沈着による過酸化脂質量とアポトーシスの増加が抑制され，さらにはその沈着に伴う認知機能の低下が予防されることを報告した[49]。さらに最近では，AD モデルラットに12週間にわたり DHA を投与する

と，海馬の抗酸化作用の増加と共に β-アミロイドタンパクの沈着により低下した認知機能が改善すること，等を見出した（図15-6）[50]。同様な結果として最近，アミロイド β タンパクが過剰発現するトランスジェニックマウスを用いた検討では，DHA 摂取により海馬でのアミロイド β タンパクの沈着が40-50%減少することが報告されている[51]。また，興味ある結果として，β-アミロイドタンパクは，その前駆タンパク質である APP に分解酵素である β-や γ-セクレターゼが作用して作られるが，DHA はこれら分解酵素を阻害することにより海馬での β-アミロイドタンパクの沈着を防ぐことが報告されている[52]。DHA によるアルツハイマー病予防・治療効果の詳細なメカニズムの解明は，今後の検討が待たれるところである。

5．その他の脂質と脳機能

(1) グリセロリン脂質

グリセロリン脂質は，親水性基，リン酸基，およびグリセロールと脂肪酸(疎水性基)が結合した分子構造をもつ（図15-7）。この親水性基に，セリン，コリン，ならびにエタノールアミンが結合したリン脂質を各々，ホスファチジルセリン，ホスファチジルコリン（別名レシチン），ならびにホスファチジルエタノールアミンと呼び，リン脂質は，脂質二重膜構造を形成して生体の細胞膜基質を作り，この中へタンパク質や他の膜構成成分を取り込み保持する。これらのリン脂質は神経細胞膜では，エネルギーや各種イオンの出し入れ，神経伝達物質の放出やシナプスの活動などによる情報伝達に関与して，神経細胞の機能発現と密接な関連性をもつことが考えられる。

１）ホスファチジルセリン

ホスファチジルセリン(PS)は，発見当初より脳機能との関連性が注目され，欧米での臨床試験結果では，PS 投与を行ったアルツハイマー型痴呆症や脳血管性痴呆症の患者の認知機能が改善することが報告されている[53]。この改善

効果機序は不明であるが、脳グルコース代謝機能の促進[53]、シナプトゾームからのアセチルコリン放出の促進[54]、脂質過酸化反応の抑制[55]、加齢による神経細胞の突起物（スパイン）の低下への抑制効果[56]、などが報告されている。従来、牛脳には多くのPSが含まれることから、牛脳由来のPS製品が用いられていたが、狂牛病による食品安全性の観点から、新たに大豆由来交換PSが開発され[57]、このPSと脳機能との関連性が検討されている。

2）ホスファチジルコリン（別名レシチン）

大豆や卵に多く含まれるホスファチジルコリン（PC）を、記憶学習能の低下したラットやマウスに投与すると記憶学習能が改善する[58]。この改善効果はコリンによるものなのか、PCに含まれる脂肪酸によるものなのかは不明である。コリン単独投与では、吸収の際分解されることから、血中アセチルコリン濃度の上昇は認められない。しかし、PC投与マウスでは血中のコリン濃度、さらには脳内アセチルコリン濃度が上昇し、記憶学習能の改善が見られる[59]。また、老齢マウスにPCを与えたところ、学習機能は改善するが、脳内DHA

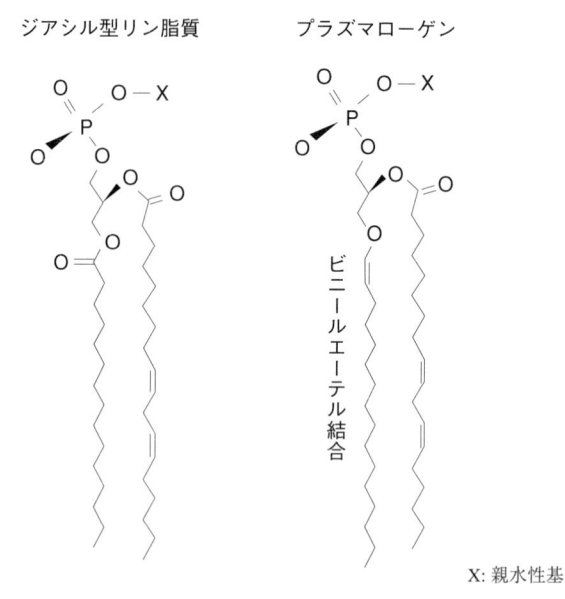

図15-7　グリセロリン脂質の構造

やアラキドン酸含量には変化が認められない[60]。これらの結果から，PCの記憶・学習機能改善効果は，PCの脂肪酸部分でなく，コリン部分に起因すると思われる。

3）プラズマローゲン

プラズマローゲンは動物界のほとんどの組織に存在する。中枢神経系や心筋，骨格筋に多く，特にミエリンではリン脂質の1/3をエタノールアミン型プラズマローゲンが占める。1位にビニールエーテル結合を持つことから（図15-7），ラジカル消去作用を有する[61]。また，エタノールアミン型プラズマローゲンは特殊な膜形態であるヘキサゴナールII構造を形成しやすく，細胞融合や細胞間の連絡の中心的働きを担っていると考えられている[62]。近年，宮澤らのグループにより神経細胞死（アポトーシス）抑制作用があることが見出された（特許取得）。2位にアラキドン酸やDHAなどのPUFAが多いことから膜の安定化やシグナル伝達に関わり[63]，さらには，アルツハイマー病患者では脳内エタノールアミン型プラズマローゲン量が低下する，との報告もあり[64]，エタノールアミン型プラズマローゲンは，脳機能の維持・向上に効果的であることが推察される。

（2）アラキドン酸

アラキドン酸は，DHAと共に，神経細胞膜の構成リン脂質の脂肪酸として脳内に多く含まれる。脳内のアラキドン酸は，いわゆるアラキドン酸カスケードの諸酵素により代謝され，その結果プロスタグランジン系，ロイコトリエン系，エイコサトリエン系の各種代謝産物が生成されるが，脳では特にPGD_2が主要産物である。脳の記憶学習機能への作用は不明であるが，前述のようにアラキドン酸が逆行性メッセンジャーとしてLTPを増強し[9]，またDHAと同様にNMDA受容体の反応性を増強する[29]，などの報告がある反面，神経突起の成長に関してDHAはその成長を促進し，アラキドン酸は抑制する，との報告もあり[65]，アラキドン酸と記憶学習機能との関連性は，今後の研究成果が待たれるところである。

(3) コレステロール

脳の発達期には脳内コレステロールの生合成がピークに達することから，コレステロールは神経細胞機能の発現に重要な働きを持つことが推察される。しかし，血液－脳関門により脳内コレステロール合成系は体循環系からは隔絶されていることから，必要なコレステロールは脳内で生合成され，脳内コレステロール量は食餌中のコレステロールによる影響は受けないものと思われる。しかるに高コレステロール食負荷のAPPトランスジェニックマウスを用いた動物実験結果[66]やヒトの疫学調査結果[67]から，高コレステロール血症がアルツハイマー病を含めた痴呆の発症に関与している可能性が指摘されていること，また最近の報告では，老化とApoE 4というAD発症の二大危険因子は共通してシナプス膜内のコレステロール分布を変化させ，細胞膜脂質二重膜の外葉中のコレステロール量を増加させることで，β－アミロイドタンパクの重合を促進させる可能性が考えられている[68]。今後の研究成果が待たれるところである。

6．ヒトの脳機能とn-3系脂肪酸摂取

(1) 脳の発達とDHA

未熟児・正常出産児での研究成果から，子どもの脳の発達や脳機能の維持向上にはDHAが必要不可欠であると思われる。例えば，DHA入り人工乳を摂取した未熟児では，DHAを添加していない人工乳を摂取した未熟児と比べて，脳の発達や機能が良く[69]，さらには，知能指数(IQ)を検討した研究では，DHA入り人工乳を与えた早産児の方が与えない早産児に比べて，8歳でのIQが高い[70]，との報告がある。また，乳児の脳内DHA量は，妊婦の魚油摂取量の増加に伴い増加し，脳機能の発達に有利であることも明らかにされている[69]。

（2）老人性痴呆の予防・改善と DHA・EPA

前述のように，欧米[1,2)]や本邦[71)]での疫学的調査研究では，魚肉を多く摂取している高齢者の方が，ほとんど摂取していない高齢者に比べて，アルツハイマー型痴呆症になりにくいことが明らかにされている。本邦での介入試験結果でも，DHA を 6 か月間服用した脳血管性痴呆患者では改善傾向があり，アルツハイマー型痴呆患者ではやや改善したとの報告がある[72)]。また最近では，EPA をアルツハイマー病患者に投与すると，治療薬剤服用患者に比べて，痴呆症状改善効果が見られたとの臨床報告がある[73)]。今後，老人性痴呆に対する DHA・EPA 摂取の有効性については，ヒトを対象としたコホート研究や介入試験により，詳細に検討されると思われる。

（3）精神活動と DHA・EPA

精神活動や精神疾患の症状改善効果などと，DHA や魚油との関係についても明らかにされつつある。うつ病発症率と魚摂取量との間では負の相関があり[74)]，うつ症状の程度と赤血球膜リン脂質の AA/EPA 比との間では正の相関がある[75)]，こと等が報告されていることから，うつ病と n-3 系脂肪酸摂取量とはなんらかの関係があるものと思われる。また，ヒトの敵意性（他人に対する攻撃性）は，DHA 摂取により抑制されること[76)]，等が報告されている。

7. おわりに

近年，消費者の健康志向から，様々な機能性食品が市場に出回っているが，脳機能改善効果の本質に迫る機能性物質は皆無であり，その開発が切望されている。最近の脳機能研究の発展には目覚しいものがあるが，脳機能性物質を探索する観点から特に注目すべきは，ヒトを含めた成熟動物脳での神経幹細胞の存在である。従来，神経細胞には分裂能がないために，成体中枢神経は障害を受けると二度と再生しないと信じられていた。しかし，Weiss らにより，神経

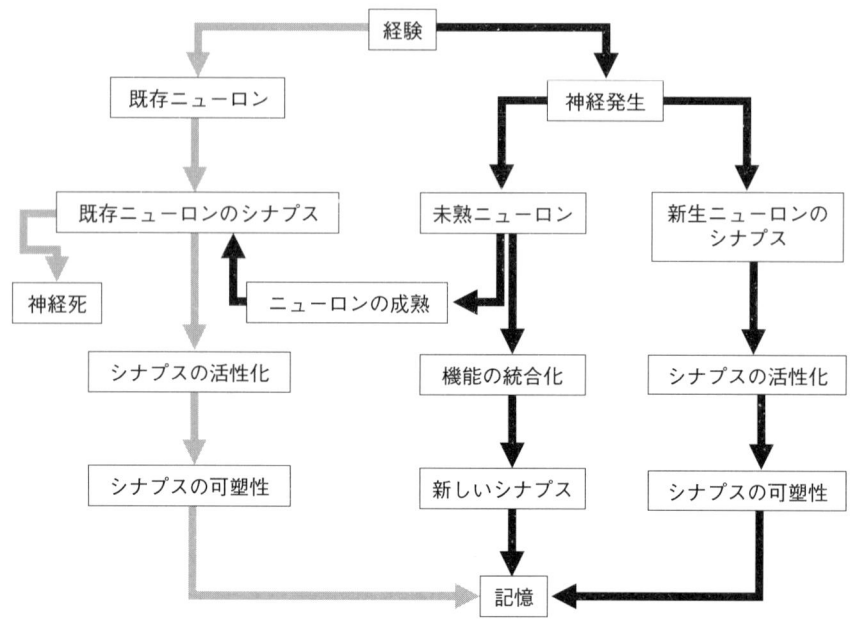

図15-8 神経幹細胞の関与をふまえた記憶形成仮説[78]
文献78の原図を改変した

　幹細胞は神経成長因子存在下で増殖し，さらにはニューロン等の神経細胞に分化することが報告された[77]。この神経幹細胞は主に海馬歯状回や側脳室に局在することから，神経幹細胞による記憶のメカニズムへの関与（図15-8）[78]，さらには脳機能の活性化と保護作用，ならびに痴呆改善効果などへの関与が期待できるものと推察される。将来，神経幹細胞などをターゲットとした，痴呆症のみならず，再生医療にも貢献できる新規な医薬品や機能性食品が開発されることを期待して止まない。

文　献

1) Barberger-Gateau P., Letenneur L., Deschamps V. et al : Fish, meat, and risk of dementia : cohort study. BMJ　2002 ; 325 : 932−933.
2) Morris M.C., Evans D.A., Bienias J.L. et al : Consumption of fish and n−3 fatty acids and risk of incident Alzheimer disease. Arch Neurol 2003 ; 60 ; 940−946.

3) 日本生化学会編：生化学データブック[I]．東京化学同人，1979，p1796-1825．
4) 小林哲幸：脂質栄養学シリーズ1　脳の働きと脂質（日本脂質栄養学会監修／奥山治美，安藤　進編），学会出版センター／学会センター関西，1997，p7-25．
5) 伊藤正男：脳の不思議．岩波書店，1999，p58-74．
6) Bliss T.V., Lomo T.: Long-lasting potentiation of synaptic transmission in the dentate area of the anaesthetized rabbit following stimulation of the perforant path. J Physiol 1973 ; 232 ; 331-356.
7) 田淵貞治，清水孝雄：逆行性情報伝達物質と脳可塑性．蛋白質・核酸・酵素 1995 ; 40 ; 673-681．
8) K.R., Glomset J.A.: Computer-based modeling of the conformation and packing properties of docosahexaenoic acid. J Lipid Res 1986 ; 27 ; 658-680.
9) Hashimoto M., Hossain M.S., Shimada T. et al: Effects of docosahexaenoic acid on annular lipid fluidity of the rat bile canalicular plasma membrane. J Lipid Res 2001 ; 42 ; 1160-1168.
10) Hossain S., Hashimoto M., Shimada T. et al: Synaptic plasma membrane-bound acetylcholinesterase activity is not affected by docosahexaenoic acid-induced decrease in membrane order. Life Sci 2004 ; 74 ; 3009-3024.
11) Tanaka Y., Ando S.: Synaptic aging as revealed by changes in membrane potential and decreased activity of Na+,K（+）-ATPase. Brain Res 1990 ; 506 ; 46-52.
12) Urano S., Asai Y., Makabe S. et al: Oxidative injury of synapse and alteration of antioxidative defence systems in rats, and its prevention by vitamin E. Eur J Biochem 1997 ; 245 ; 64-70.
13) Foot M., Cruz T. F., Clandinin M.T.: Effect of dietary lipid on synaptosomal acetylcholinesterase activity. Biochem J 1983 ; 211 ; 507-509.
14) Lawson L.D., Hughes B.G.: Absorption of eicosapentaenoic acid and docosahexaenoic acid from fish oil triacylglycerols or fish oil ethyl esters co-ingested with a high-fat meal. Biochem Biophys Res Commun 1988 ; 156 ; 960-963.
15) 内田智信，坂田正樹：DI室　エパデールカプセル．治療学 1991 ; 25 ; 133-134．
16) Christensen M.S., Hoy C.E., Becker C.C. et al: Intestinal absorption and lymphatic transport of eicosapentaenoic (EPA), docosahexaenoic (DHA), and decanoic acids : dependence on intramolecular triacylglycerol structure. Am J Clin Nutr 1995 ; 61 ; 56-61.
17) Philbrick D.J., Mahadevappa V.G., Ackman R.G. et al: Ingestion of fish oil or a derived n-3 fatty acid concentrate containing eicosapentaenoic acid (EPA) affects fatty acid compositions of individual phospholipids of rat brain, sciatic nerve and

retina. J Nutr 1987 ; 117 ; 1663-1670.
18) Lauritzen L., Hansen H.S., Jorgensen M.H. et al : The essentiality of long chain n -3 fatty acids in relation to development and function of the brain and retina. Prog Lipid Res 2001 ; 40 ; 1 -94.
19) Rodriguez A., Sarda P., Nessmann C. et al : Delta6- and delta5-desaturase activities in the human fetal liver : kinetic aspects. J Lipid Res 1998 ; 39 ; 1825-1832.
20) Hossain S., Hashimoto M., Masumura S. : Influence of docosahexaenoic acid on cerebral lipid peroxide level inaged rats with and without hypercholesterolemia. Nurosci Lett 1998 ; 244 ; 157-160.
21) Hashimoto M., Yano T., Tanabe Y. et al : An improvement effect of spatial cognitive functions with dietary eicosapentaenoic acid in young rats. J Nutr Health Ageing 2004 ; 8 ; 430.
22) 石黒淳三, 多田俊人, 荻原琢男ほか：エイコサペンタエン酸（EPA-E）のラットおよびイヌにおける体内動態. 薬物動態 1987 ; 2 ; 99-118.
23) Moore S.A. : Polyunsaturated fatty acid synthesis and release by Brain-derived cells in vitro. J Mol Neurosci 2001 ; 16 ; 195-200.
24) Hashimoto M., Shinozuka K., Gamoh S. et al : The hypotensive effect of docosahexaenoic acid is associated with the enhanced release of ATP from the caudal artery of aged rats. J Nutr 1999 ; 129 ; 70-76.
25) Spector A.A. : Plasma free fatty acid and lipoproteins as sources of polyunsaturated fatty acid for the brain. J Mol Neurosci 2001 ; 16 ; 159-165.
26) Scott B.L., Bazan N.G. : Membrane docosahexaenoate is supplied to the developing brain and retina by the liver. Proc Natl Acad Sci USA 1989 ; 86 ; 2903-2907.
27) Rapoport S.I., Chang M.C., Spector A.A. : Delivery and turnover of plasma-derived essential PUFAs in mammalian brain. J Lipid Res 2001 ; 42 ; 678-685.
28) Fujita S., Ikegaya Y., Nishikawa M. et al : Docosahexaenoic acid improves long-term potentiation attenuated by phospholipase A(2)inhibitor in rat hippocampal slices. Br J Pharmacol 2001 ; 132 ; 1417-1422.
29) Nishikawa M., Kimura S., Akaike N. : Facilitatory effect of docosahexaenoic acid on N-methyl-D-aspartate response in pyramidal neurones of rat cerebral cortex. J Physiol 1994 ; 475 ; 83-93.
30) Young C., Gean P.W., Chiou L.C. et al : Docosahexaenoic acid inhibits synaptic transmission and epileptiform activity in the rat hippocampus. Synapse 2000 ; 37 ; 90-94.
31) Itokazu N., Ikegaya Y., Nishikawa M. et al : Bidirectional actions of docosahex-

aenoic acid on hippocampal neurotransmissions in vivo. Brain Res 2000 ; 862 ; 211−216.
32) 高畑京也, 物部啓一, 多田幹郎：脂質生化学 1994 ; 3 ; 90.
33) McGahon B.M., Martin D.S., Horrobin D.F. et al : Age–related changes in synaptic function : analysis of the effect of dietary supplementation with omega–3 fatty acids. Neuroscience 1999 ; 94 ; 305−314.
34) Horrocks L.A., Farooqui A.A. : Docosahexaenoic acid in the diet : its importance in maintenance and restoration of neural membrane function. Prostag Leukot Essent Fatty Acids 2004 ; 70 ; 361−372.
35) Calderon F., Kim H.Y. : Docosahexaenoic acid promotes neurite growth in hippocampal neurons. J Neurochem 2004 ; 90 ; 979−988.
36) de Urquiza A.M., Liu S., Sjoberg M. et al : Docosahexaenoic acid, a ligand for the retinoid X receptor in mouse brain. Science 2000 ; 290 ; 2140−2144.
37) Diep Q.N., Touyz R.M., Schiffrin E.L. : Docosahexaenoic acid, a peroxisome proliferator-activated receptor-alpha ligand, induces apoptosis in vascular smooth muscle cells by stimulation of p38 mitogen-activated protein kinase. Hypertension 2000 ; 36 ; 851−855.
38) Tanabe Y., Hashimoto M., Sugioka K. et al : Improvement of spatial cognition with dietary docosahexaenoic acid is associated with an increase in Fos expression in rat CA1 hippocampus. Clin Exp Pharmacol Physiol 2004 ; 31 ; 700−703.
39) Gamoh S., Hashimoto M., Sugioka K. et al : Chronic administration of docosahexaenoic acid improves reference memory-related learning ability in young rats. Neuroscience 1999 ; 93 ; 237−241.
40) Lim S.Y., Suzuki H. : Intakes of dietary docosahexaenoic acid ethyl ester and egg phosphatidylcholine improve maze−learning ability in young and old mice. J Nutr 2001 ; 130 ; 1629−1632.
41) Yatin S., Aksenov M., Butterfield D.A. : The antioxidant vitamin E modulates amyloid beta-peptide-induced creatine kinase activity inhibition and increased protein oxidation : implications for the free radical hypothesis of Alzheimer's disease. Neurochem Res 1999 ; 24 ; 427−435.
42) Gamoh S., Hashimoto M., Hossain S. et al : Chronic administration of docosahexaenoic acid improves the performance of radial maze task in aged rats. Clin Exp Pharmacol Physiol 2001 ; 28 ; 266−270.
43) Eddy D.E., Harman D. : Free radical theory of aging : effect of age, sex and dietary precursors on rat-brain docosahexanoic acid. J Am Geriatr Soc 1977 ; 25 ;

220−229.

44) Sosenko I.R. : Do polyunsaturated fatty acids protect against oxidant-induced lung damage? J Nutr 1995 ; 125 ; 1652S−1656S.

45) Hossain S., Hashimoto M., Gamoh S. et al : Antioxidative effects of docosahexaenoic acid in the cerebrum versus cerebellum and brainstem of aged hypercholesterolemic rats. J Neurochem 1999 ; 72 ; 1133−1138.

46) Green P., Glozman S., Weiner L. et al : Enhanced free radical scavenging and decreased lipid peroxidation in the rat fetal brain after treatment with ethyl docosahexaenoate. Biochim Biophys Acta 2001 ; 1532 ; 203−212.

47) Grant W.B. : Dietary links to Alzheimer's disease. Alzheimer's disease Review 1997 ; 2 ; 42−55.

48) Pratico D., Uryu K., Leight S. et al : Increased lipid peroxidation precedes amyloid plaque formation in an animal model of Alzheimer amyloidosis. J Neurosci 2001 ; 21 ; 4183−4187.

49) Hashimoto M., Hossain S., Shimada T. et al : Docosahexaenoic acid provides protection from impairment of learning ability in Alzheimer's disease model rats. J Neurochem 2002 ; 81 ; 1084−1091.

50) Hashimoto M., Tanabe Y., Fujii Y. et al : Chronic administration of docosahexaenoic acid ameliorates impairment of spatial cognition learning ability in amyloid beta-infused rats. J Nutr 2005 ; 135 ; 549−555.

51) Calon F., Lim G.P., Yang F. et al. : Docosahexaenoic acid protects from dentritic pathology in an Alzheimer's disease mouse model. Neuron 2004 ; 43 ; 633−645.

52) de Wilde M.C., Leenders I., Broersen L.M. et al : The omega−3 fatty acid docosahexaenoic acid (DHA) inhibits the formation of beta amyloid in CHO7PA2 cells. Soc Neurosci Abstracts 2003 ; Program No. 730. 11.

53) Heiss W.D., Kessler J., Mielke R. et al : Long-term effects of phosphatidylserine, pyritinol, and cognitive training in Alzheimer's disease. A neuropsychological, EEG, and PET investigation. Dementia 1994 ; 5 ; 88−98.

54) Mantovani P., Pepeu G., Amaducci L. : Investigations into the relationship between phospholipids and brain acetylcholine. Adv Exp Med Biol 1976 ; 72 ; 285.

55) Yoshida K., Terao J., Suzuki T. et al : Inhibitory effect of phosphatidylserine on iron-dependent lipid peroxidation. Biochem Biophys Res Commun 1991 ; 179 ; 1077−1081.

56) Nunzi M.G., Milan F., Guidolin D. et al : Dendritic spine loss in hippocampus of aged rats. Effect of brain phosphatidylserine administration. Neurobiol Aging

1987 ; 8 ; 501-510.
57) 工藤　聡, 黒田彰夫：BIOINDUSTRY 1990 ; 7 ; 494.
58) Bartus R.T., Dean R.L., Goas J.A. et al : Age-related changes in passive avoidance retention : modulation with dietary choline. Science 1980 ; 209 ; 301-303.
59) Chung S.Y., Moriyama T., Uezu E. et al : Administration of phosphatidylcholine increases brain acetylcholine concentration and improves memory in mice with de mentia. J Nutr 1995 ; 125 ; 1484-1489.
60) Lim S.Y., Suzuki H. : Dose-response effect of egg-phosphatidylcholine on maze-learning ability and fatty acid composition of plasma and brain in aged mice fed an n-3 fatty acid-deficient diet. Ann Nutr Metab 2002 ; 46 ; 215-221.
61) Reiss D., Beyer K., Engelmann B. : Delayed oxidative degradation of polyunsaturated diacyl phospholipids in the presence of plasmalogen phospholipids in vitro. Biochem J 1997 ; 323 ; 807-814.
62) Han X., Ramanadham S., Turk J. et al : Reconstitution of membrane fusion between pancreatic islet secretory granules and plasma membranes : catalysis by a protein constituent recognized by monoclonal antibodies directed against glyceraldehyde-3-phosphate dehydrogenase. Biochim Biophys Acta 1998 ; 1414 ; 95-107.
63) Yavin E., Gatt S. : Oxygen-dependent cleavage of the vinyl-ether linkage of plasmalogens. 1. Cleavage by rat-brain supernatant. Eur J Biochem 1972 ; 25 ; 431-446.
64) Han X., Holtzman D.M., McKeel Jr D.W. : Plasmalogen deficiency in early Alzheimer's disease subjects and in animal models : molecular characterization using electrospray ionization mass spectrometry. J Neurochem 2001 ; 77 ; 1168-1180.
65) Ikemoto A., Kobayashi K., Emoto M. et al : Efects of docosahexaenoic and arachidonic acids on the synthesis and distribution of aminophosphlipids during neuronal differentiation of PC12cells. Arch Biochem Biophys 1999 ; 364 ; 67-74.
66) Refolo L.M., Malester B., LaFrancois J. et al : Hypercholesterolemia accelerates the Alzheimer's amyloid pathology in a transgenic mouse model. Neurobiol Dis 2000 ; 7 ; 321-331.
67) Notkola I.L., Sulkava R., Pekkanen J. et al : Serum total cholesterol, apolipoprotein Eepsilon 4 allele, and Alzheimer's disease. Neuroepideminology 1998 ; 17 ; 14-20.
68) Hayashi H., Igbavboa U., Hamanaka H. et al : Cholesterol is increased in the exofacial leaflet of synaptic plasma membranes of human apolipoprotein E 4 knock-in mice. Neuroreport 2002 ; 13 ; 383-386.
69) van Houwelingen A.C., Sorensen J.D., Hornstra G. et al : Essential fatty acid status

in neonates after fish-oil supplementation during late pregnancy. Br J Nutr 1995; 74; 723-731.
70) Lucas A., Morley R., Cole T.J. et al : Breast milk and subsequent intelligence quotient in children born preterm. Lancet 1992; 339; 261-264.
71) Ueki A., Otsuka M., Sato T. et al : Nutritional approach for prevention and treatment of Alzheimer's disease -The Japanese study-. J Nutr Health Aging 2004; 8; 432 S 3-5.
72) 宮永和夫, 米村公江, 高木正勝ほか : 痴呆症疾患に対する DHA の臨床的検討. 臨床医薬 1995; 11; 881-889.
73) 大塚美恵子, 植木 彰 : 痴呆患者の食事因子の解析およびエイコサペンタエン酸 (EPA) による認知機能改善効果の検討. Dementia Japan 2001; 15; 21-29.
74) Hibbeln J.R. : Fish comsumption and major depression. Lancet 1998; 351; 1213.
75) Adams P.B., Lawson S., Sanigorski A. et al : Arachidonic acid to eicosapentaenoic acid ratio in blood correlates positively with clinical symptoms of depression. Lipids 1996; 31; S157-161.
76) Hamazaki T., Sawazaki S., Itomura M. et al : The effect of docosahexaenoic acid on aggression in young adults. A placebo-controlled double-blind study. J Clin Invest 1996; 97; 1129-1133.
77) Reynolds, B.A., Weiss S. : Generation of neurons and astrocytes from isolated cells of the adult mammalian central nervous system. Science 1992; 255; 1707-1710.
78) Schinder A.F., Gage F.H. : A hypothesis about the role of adult neurogenesis in hippocampal function. Physiology 2004; 19; 253-261.
79) 黒田洋一郎 : 記憶のメカニズム—ニューロン回路とシナプス可塑性. イラスト医学&サイエンスシリーズ わかる脳と神経 (石浦章一編). 羊土社, 1999, p38-45.

第16章　生体脂質の過酸化と抗酸化

宮澤　陽夫*
仲川　清隆*

1. はじめに

　生体内の脂質過酸化は抗酸化酵素や抗酸化成分によって巧妙に制御されていて，通常，食品で見られるような油脂の酸化劣化ほどには強く進行しない。しかし，体内に酸化ストレスが生じると，過酸化と抗酸化のバランスが崩れ，抗酸化防御系が脆弱化して，生体脂質の過酸化が亢進する場合がある。臓器，組織，細胞のレベルにおける過酸化脂質の蓄積は，細胞内のシグナル伝達を改変し，細胞機能の障害を招き，動脈硬化や痴呆などの疾病の発症と進展に深く関わる。本章では，はじめに過酸化脂質の生成に関する基礎を述べ，ついでヒトの過酸化障害の実態と抗酸化機構の役割を，最近の分子レベルの研究を踏まえて紹介する。

2. 脂質の過酸化

　好中球，マクロファージ，遷移金属などの作用で生じた活性酸素やフリーラジカル（O_2^-, HO・ HOO・ H_2O_2, NO など）は，脂質を酸化修飾し過酸化脂質を生成する[1-5]（図16-1）。脂質過酸化の第一次生成物は，脂肪酸（L-H）の不飽和部分に酸素分子が結合した脂質ヒドロペルオキシドである。例えば，アラキドン酸（20:4, n-6, Δ5, 8, 11, 14）の場合，二重結合にはさまれた活性メチ

---

*東北大学大学院農学研究科

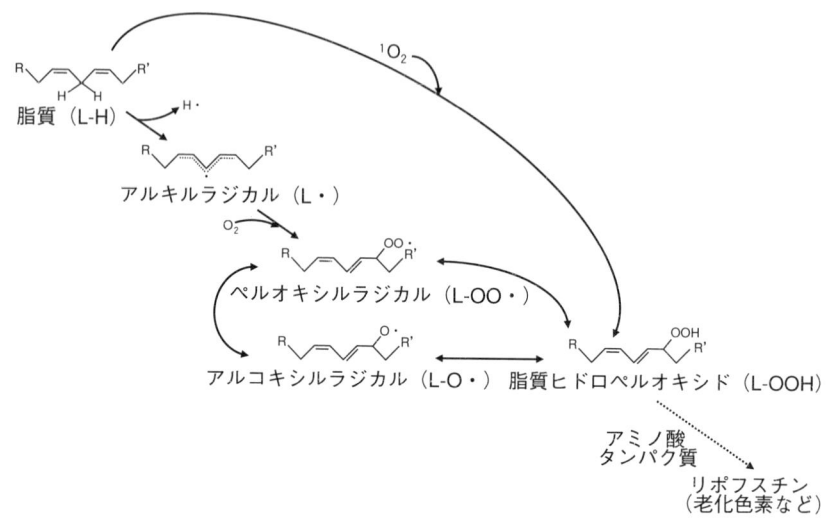

図16-1　過酸化脂質の生成機構

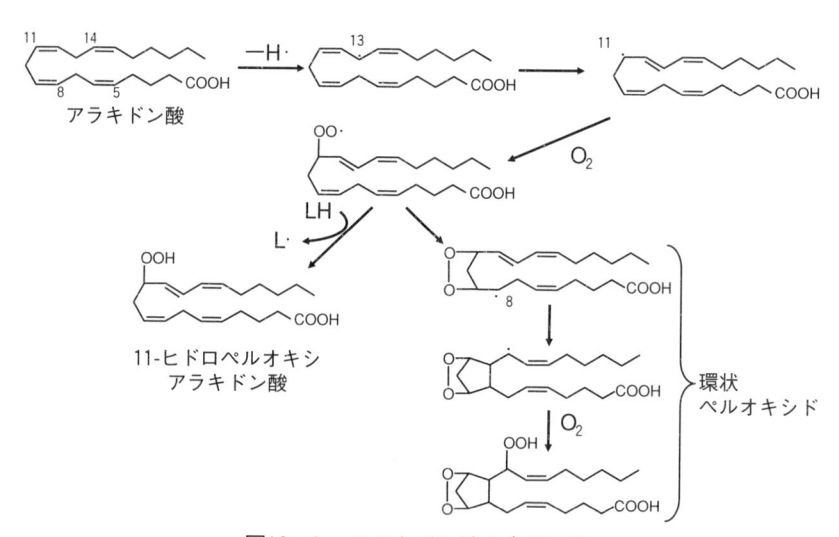

図16-2　アラキドン酸の自動酸化

レン基のビスアリル水素（例えば13位の水素）がフリーラジカルにより引き抜かれる（図16-2）。二重結合の共鳴に伴い，ラジカルが11位に移動し，これに分子状酸素が付加してペルオキシルラジカル（L-OO・）になる。ペルオキシルラジカルは他の脂肪酸のアリル水素を引き抜きアラキドン酸ヒドロペルオキシ

ド（例えば，11-ヒドロペルオキシアラキドン酸）になる。この反応で新たな脂肪酸ラジカル（炭素ラジカル）が生じ，反応が繰り返され酸化が進み，ヒドロペルオキシドが蓄積する。さらに過酸化が進むと環状ペルオキシドを生じる場合がある。また，光増感反応で生じる一重項酸素（$^1O_2$）は，脂肪酸の二重結合部分に直接付加して，ヒドロペルオキシドを生成する。リポキシゲナーゼやシクロオキシゲナーゼなどの酸素添加酵素の反応によっても脂質ヒドロペルオキシドは生じる。脂質ヒドロペルオキシドは比較的安定であり，生体中の過酸化脂質の大部分はヒドロペルオキシドである。その一部は，遷移金属が共存すると分解して，アルデヒドなどの二次生成物を生じる。

3．生体膜脂質の過酸化

　生体脂質ではリン脂質やコレステロールなどが過酸化を受ける。中でも，生体膜を構成するリン脂質の酸化変性は細胞障害と密接に関係するので，重要である。例えば，ヒト血漿の低密度リポタンパク質（LDL）粒子の表面はリン脂質（ほとんどがホスファチジルコリン，PC）で覆われ，そこにアポタンパク質（アポB）がはりついている（図16-3）。LDLリン脂質の構成脂肪酸はリノール酸やアラキドン酸などの不飽和脂肪酸が多く，血流中で血管内壁と接触することで過酸化される。したがって，LDL表面のリン脂質は，内部のコレステロー

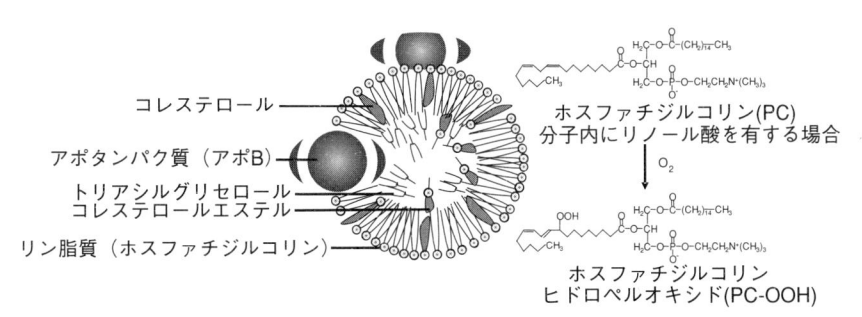

図16-3　LDLリン脂質（ホスファチジルコリン）の過酸化

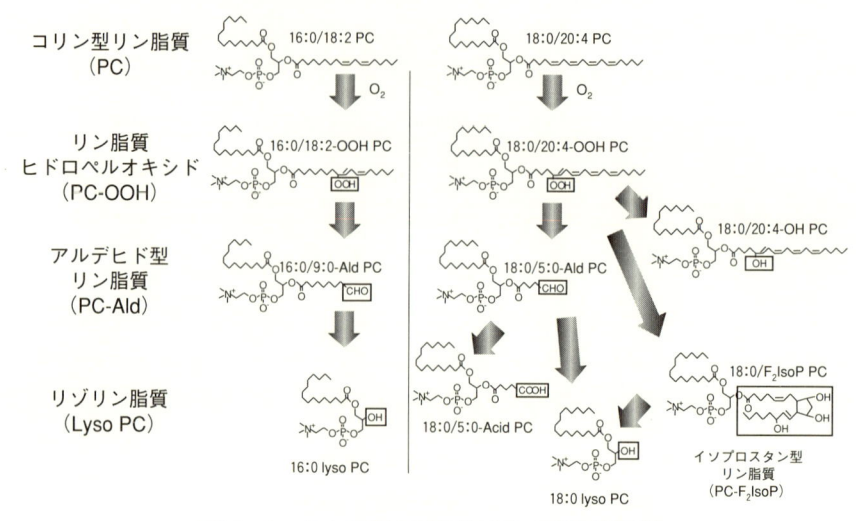

図16-4 リン脂質の過酸化産物（試験管実験）

ルエステルやトリアシルグリセロールなどの中性脂質に比べ，過酸化されやすい。LDL リン脂質の76％は PC である。LDL リン脂質が過酸化されると，PC からホスファチジルコリンヒドロペルオキシド（PC-OOH）が生じる。PC-OOH は，グリセロール骨格の sn－2位にヒドロペルオキシド型の不飽和脂肪酸を持つ。LDL の過酸化は，PC-OOH の蓄積とともに，アポ B の断片化や架橋反応を招く[6]。その結果，LDL レセプターへの結合能を改変し，末梢組織や細胞への脂質輸送に支障を来す。

試験管実験で LDL を強く過酸化すると，PC-OOH の急激な生成蓄積が認められる。その一部は分解して，マロンジアルデヒドや PC コアアルデヒド（PC-Ald；短鎖脂肪酸アルデヒドがグリセロールの sn－2位にエステル結合）などの酸化二次生成物が生じる（図16-4）。試験管実験では，短鎖アルデヒドの反応性は高く，近傍のタンパク質と反応する。PC-Ald は白血球の遊走，好中球と血管内皮細胞の接着促進など，血小板活性化因子（PAF）様作用を示す。このように LDL を強制酸化した時に生じる PC-OOH 由来の酸化二次生成物は多岐にわたり，一部のものには生理活性が見出されている[7]。しかし，生体内の脂質過酸化は，こうした試験管実験ほどには強く進行しない。酸化二次生成物が試験

管実験や培養細胞試験で強い生理活性を示しても，これらの生体内における存在量が考慮された実験系でなければ意味が薄れてしまう。したがって，生体内にどのような構造の過酸化脂質がどの程度生成蓄積しているのかを理解することが重要である。実際には，後述するように，生体内の主要な過酸化脂質は一次生成物である脂質ヒドロペルオキシド（PC-OOH）であり，二次生成物の存在量は少ない。生体内の脂質過酸化の進行を知るには，脂質ヒドロペルオキシドの測定が望ましく，このための分析技術が必要である。

4．過酸化脂質の分析法

　脂質過酸化の進行を知る目的で多くの分析法が開発され，実験系と分析対象に応じて利用されている。しかし，極度に過酸化を亢進させる試験管試験は別にして，生体試料の分析では過酸化の進行を十分に把握できない場合が多い。その理由の1つは，従来から過酸化脂質分析に用いられてきたチオバルビツール酸(TBA)法の非特異性にある。TBAは過酸化脂質以外の成分とも反応する。一方，食品油脂の酸化劣化は過酸化物価（POV）で評価されるが，感度の問題から生体試料の測定は難しい。そこで脂質ヒドロペルオキシドを超高感度かつ

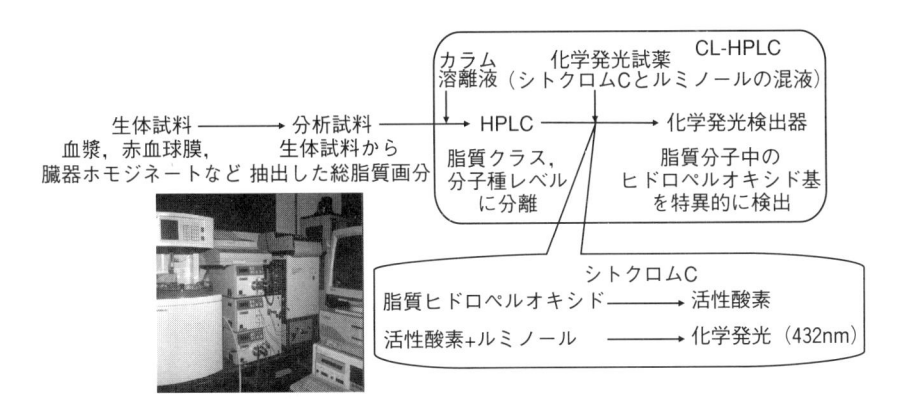

図16-5　化学発光―高速液体クロマトグラフ（CL-HPLC）による脂質ヒドロペルオキシド分析

特異的に定量できる分析法が必要とされ，化学発光検出－高速液体クロマトグラフ（CL-HPLC）法が開発された[8-11]（図16－5）。

CL-HPLC装置は，HPLCで脂質クラスを分別し，それぞれの脂質クラス中のヒドロペルオキシド（-OOH）基をシトクロムCとルミノールの混液から成る発光試薬と反応させ，ポストカラムの化学発光検出器で検出する。この化学発光法は理論感度が極めて高く，吸光分光（UV）法の10^9倍，蛍光分光法の10^4倍に相当するので，生体微量分子の超高感度分析が可能である。CL-HPLC法により，ヒト体内の過酸化脂質の存在がはじめて明らかにされ，例えばヒト血漿における主要な過酸化脂質はPC-OOHであることが見出された[12]（図16－6）。

近年，LC-MSやNMR技術の進歩により，これらとCL-HPLCを併用して，PC-OOHの生成蓄積を構造化学的に取り扱えるようになった。例えば，PC-OOHの脂肪酸内のヒドロペルオキシド基の位置と立体を特定することで，生体内の膜脂質過酸化反応は酵素的か，あるいは非酵素的か，また，どのような活性酸素種が過酸化に関与したのかを解析できる。これらの最新の手法によって得ら

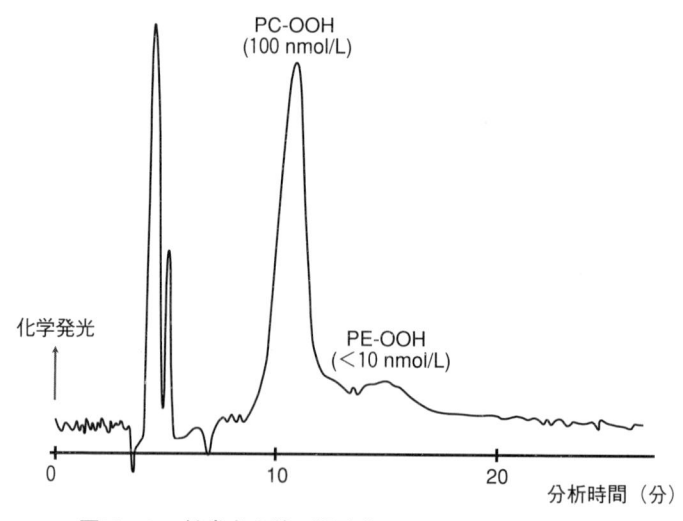

図16－6 健常者血漿の過酸化リン脂質（CL-HPLC法）

れたヒト体内の脂質過酸化の実態を以下に述べる。

5．ヒト血中の過酸化脂質

　健康なヒトの血漿にはPC-OOHが存在し，その濃度は50〜150nMである。血漿PC-OOHの起源は，上述したように，血管内皮下で酸化修飾されたLDL粒子である。血漿にはPC-OOHの他に，エタノールアミンリン脂質（PE）のヒドロペルオキシド（PE-OOH）が少量（＜10nM）存在する。また，12nMのコレステロールエステルヒドロペルオキシドが存在するとの報告がある[13]。トリグリセリドヒドロペルオキシドの報告例はない[14]。したがって，血漿過酸化脂質の大部分はPC-OOHといえる。

　血漿PC-OOHの主な分子種は，リノール酸ヒドロペルオキシド(18：2-OOH)を有し，アラキドン酸ヒドロペルオキシド（20：4-OOH）やドコサヘキサエン酸ヒドロペルオキシド（22：6-OOH）を有する分子種は微量である（図16-7）。したがって，過酸化の標的分子は血漿PCの主分子種であるリノール酸含有PCであり，その酸化生成物である18：2-OOH含有PC-OOHは血中で比較的安定と考えられる。これを裏付けるように，血漿PC-OOHに比べ，その分解物や還元物（PC-Ald, PC-Acid, PC-OH）の存在量は少ない（図16-8）。ところで，試験管実験や培養細胞試験では，PC-OOHやPC-OOH分解物の生理作用の解明に向けて，これらをLDLや内皮細胞などに直接加えた実験が行われることが多い。添加される濃度は様々であるが，多い場合では100μM程度の添加量（生体の過酸化脂質濃度の約1000〜10000倍に相当）の場合もある。したがって，こうしたin vitro系で見出された生理活性は，極めて高濃度に加えられた過酸化脂質が示す作用であることに留意しなければならない。

　一方，ヒトの赤血球膜は脂質二重層からなり，その主な構成分はPCとPEである。健常者の赤血球膜には，PC-OOHとともにPE-OOHが検出され，合計平均値は約300nMである[15]。

250　第16章　生体脂質の過酸化と抗酸化

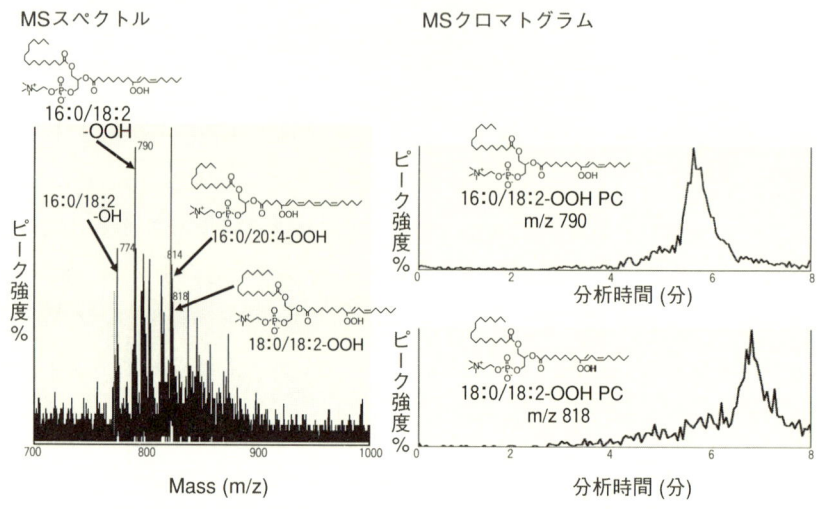

MSスペクトル

16:0/18:2 -OOH
790

16:0/18:2 -OH
774

16:0/20:4-OOH
814

18:0/18:2-OOH
818

Mass (m/z)

MSクロマトグラム

16:0/18:2-OOH PC
m/z 790

分析時間 (分)

18:0/18:2-OOH PC
m/z 818

分析時間 (分)

図16-7　健常者血漿の過酸化リン脂質分子種（LC-MS 法）

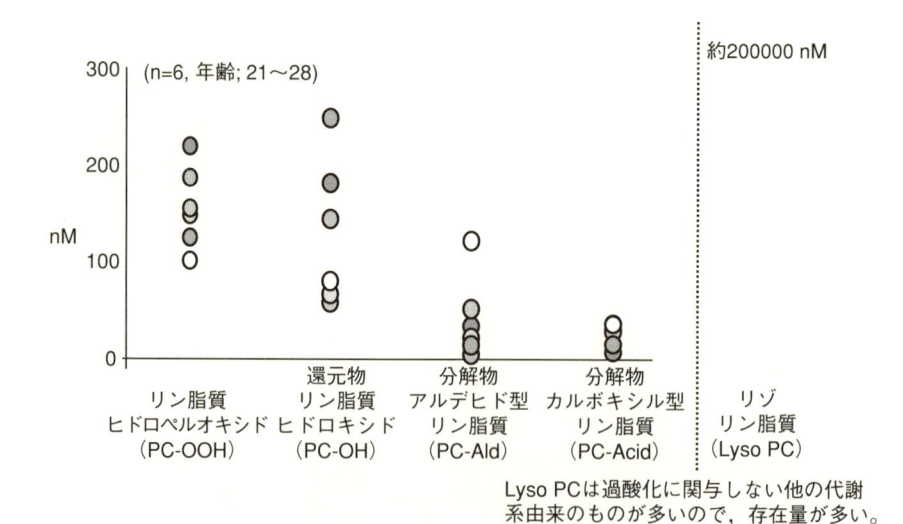

(n=6, 年齢; 21〜28)

約200000 nM

nM

| リン脂質 ヒドロペルオキシド (PC-OOH) | 還元物 リン脂質 ヒドロキシド (PC-OH) | 分解物 アルデヒド型 リン脂質 (PC-Ald) | 分解物 カルボキシル型 リン脂質 (PC-Acid) | リゾ リン脂質 (Lyso PC) |

Lyso PCは過酸化に関与しない他の代謝系由来のものが多いので，存在量が多い。

図16-8　健常者血漿の過酸化リン脂質とその分解・代謝産物

6. 過酸化脂質と疾病

膜脂質過酸化が関与する疾病は，動脈硬化，痴呆，糖尿病，肝癌などであり，中でも動脈硬化と痴呆の研究が多い。

(1) 過酸化脂質と動脈硬化

高脂血症者の血漿 PC-OOH 濃度は100～700nM の広範囲に分布する[16]。その平均値は360nM で健常者の2～2.5倍高く，加齢による増加が著しい（図16-9）。PC-OOH 値は血漿コレステロール濃度と相関せず，高脂血症型（IIa，IIb，IV 型など）にかかわらず高い。高脂血症者では，特に LDL と高密度リポタンパク質2（HDL2）に PC-OOH が多く蓄積している。血漿 PC-OOH 値が500nM 以上の高脂血症者の50％は心筋梗塞を併発した既往歴を有する。したがって，血漿 PC-OOH の増加は動脈硬化の進展に強く関わると言える。

血漿 PC-OOH の増加は，酸化修飾された LDL（酸化 LDL）の増加を意味する。酸化 LDL の PC-OOH は，単球の内皮細胞への接着と内膜への浸潤，白血

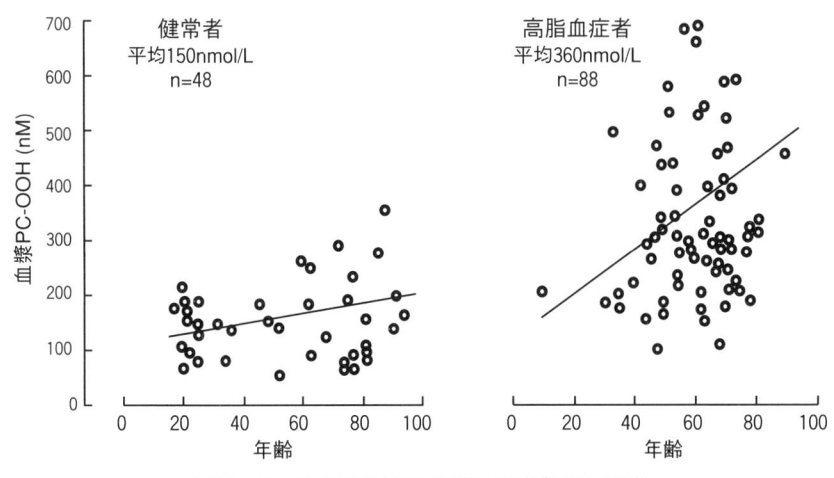

図16-9 高脂血症者の血漿の過酸化リン脂質

球接着分子や平滑筋細胞増殖因子の発現誘導, 内皮細胞の遊走を引き起こす[17-21]。また, シクロオキシゲナーゼ, ホスホリパーゼ, プロテインキナーゼCなど細胞機能に主要な役割を果たす酵素活性を調節する[22-24]。酸化LDLは通常のLDL受容体には認識されず, 特異的な受容体（スカベンジャーレセプター）によって異物として認識され, マクロファージなどの細胞に取り込まれる。現在までに10種類以上のスカベンジャーレセプターが知られ, SR-A（スカベンジャーレセプターA）とCD36は酸化LDLのマクロファージへの取り込みに主要な役割を果たしている。負のフィードバック調節機構をもつLDLレセプターとは異なり, スカベンジャーレセプターは際限なく酸化LDLを取り込み, その結果, マクロファージは, 細胞内にPC-OOHやコレステロールを蓄積し泡沫細胞となる。泡沫細胞は, リンパ球や平滑筋細胞の遊走を引き起こす。また, 泡沫細胞から種々のサイトカインが放出され, 平滑筋細胞の増殖が促進し, 動脈硬化巣が形成されると考えられている。一方, HDLは, 末梢組織からコレステロールとともにPC-OOHを引き抜く機能があり, 抗動脈硬化作用を示すと考えられている。

近年, 酸化LDLを認識するモノクローナル抗体が開発され, ELISA法によりヒト血液の測定が行われている[25]。ヒト血中には酸化LDLが全LDLの約0.01％存在し, 動脈硬化患者では約2〜5倍に上昇するという。しかし, この抗体が酸化LDLのどのような過酸化脂質を認識しているのかは不明な点が多く, 詳細なエピトープ解析が必要である。

（2）過酸化脂質と痴呆

痴呆者の血漿PC-OOH値は健常者と差はないが, 赤血球膜には異常な過酸化リン脂質（PC-OOH＋PE-OOH, 平均970nM）の蓄積が認められる[26]（図16-10）。軽微に過酸化した赤血球が痴呆では多く循環していることになり, 血球検査による痴呆症予測の可能性が示唆される。こうした赤血球は, リン脂質膜に酸素が多く分布する状態にあり, 酸化ヘモグロビンからの酸素解離が阻害され脳組織の慢性的な酸素不足がもたらされると考えられる。脳が低酸素状態になると,

ミトコンドリアのATP合成能が低下すると共に，電子伝達系は還元状態になり種々の活性酸素が生じる[27]。生じた活性酸素は脳細胞膜の多価不飽和脂肪酸を過酸化する。実際に，アルツハイマー痴呆脳（小脳）は，健常脳に比べ，とくにPEの過酸化が特徴的である。痴呆脳のPE構成脂肪酸は，健常脳と比べ，ドコサヘキサエン酸やアラキドン酸が少ないので，これらの脂肪酸が過酸化を受けていると考えられる。

　脳の脂質過酸化と痴呆化の関係は不明な点が多いが，主に培養細胞試験などの知見から，次のように推察されている。すなわち，脳細胞に生じた過酸化脂質はグルタチオンなどの内因性抗酸化物質を減少させる[28]。その結果，酸化ストレスが亢進し，ミトコンドリアの酸化変性を招き，その膜間腔にあるシトクロムCなどが細胞質に放出される[29]。シトクロムCは，カスパーゼなどのアポトーシス実行因子を活性化するとともに，細胞内Ca濃度を上昇させる。また，細胞内Ca濃度の上昇は種々のカルシウム依存性プロテアーゼやリン脂質分解酵素（ホスホリパーゼ）を活性化する。活性化されたホスホリパーゼA_2はリゾリン脂質と遊離脂肪酸を生成し，生体膜障害を引き起こす[30]。これらの機構が総合的に脳細胞死を引き起こし，痴呆化の促進に結びつくと考えられ

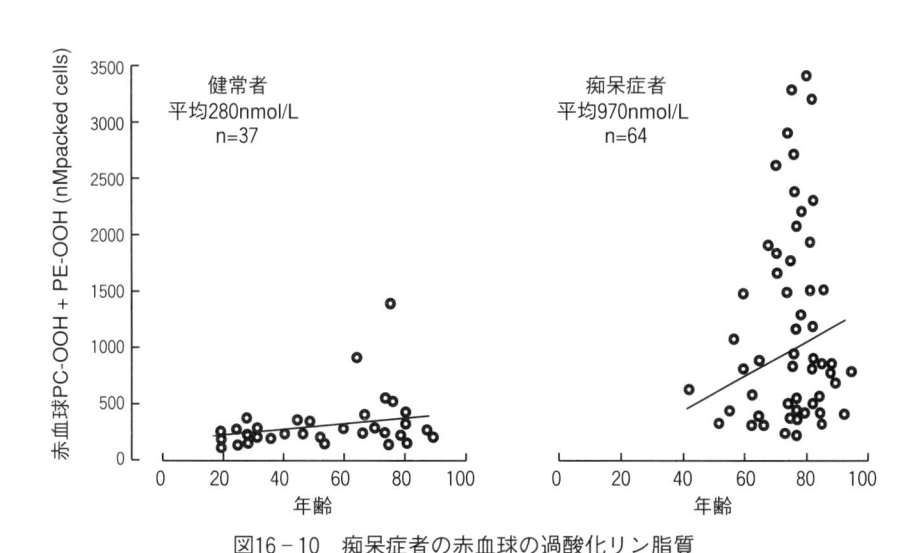

図16-10　痴呆症者の赤血球の過酸化リン脂質

ている。

一方，痴呆者では脳のプラズマローゲン（ビニルエーテル型リン脂質）の減少が知られている[31]。プラズマローゲンは抗酸化性が示唆されてきたが，最近，脳神経細胞の抗アポトーシス因子であることが宮澤らにより発見されている。

7．脂質過酸化と抗酸化

上述したように，健常なヒトの血液には50〜150nM程度の微量な過酸化リン脂質（PC-OOHとPE-OOH）が存在する。健常な体内の過酸化リン脂質の存在は，外的環境からの酸化ストレスに対する抗酸化防御システムの発現維持に必要である。一方，疾病者では血漿や赤血球膜への過酸化リン脂質の異常な蓄積が特徴である。このことは，生体膜リン脂質の過酸化反応の制御能力の低下と，これによる過酸化リン脂質の蓄積が，ヒトの疾病発現の重要因子であることを示す。したがって，膜脂質過酸化を把握していく上で，抗酸化防御システムがどのような機序で作用しているのかの理解は欠かせない。

細胞内の抗酸化酵素は活性酸素やフリーラジカルを不活化し，脂質過酸化を抑制する[32,33]。例えば，スーパーオキシドジスムターゼ（SOD）は，O_2^- を不均化し過酸化水素を生じる（$2O_2^- + 2H^+ \rightarrow O_2 + H_2O_2$）。過酸化水素はカタラーゼにより水に変換される（$2H_2O_2 \rightarrow O_2 + 2H_2O$）。また，グルタチオンペルオキシダーゼは，グルタチオンを基質とし，過酸化水素と脂質ヒドロペルオキシドを2電子還元して無毒化する。これらの抗酸化酵素の発現量や活性は，酸化ストレスの程度に応じて変化する。例えば，C型肝炎トランスジェニックマウスでは，加齢と共に強い酸化ストレスが肝臓に生じ，肝PC-OOHの異常蓄積とDNA傷害を招いて癌化するが，この時，カタラーゼの活性化とグルタチオンの減少が認められる[34]。

一方，PC-OOHを特異的に認識し不活化する酵素的抗酸化機構の研究は少ない。PC-OOHはホスホリパーゼ A_2 の作用で脂肪酸ヒドロペルオキシドとリゾPCに加水分解され，その後，脂肪酸ヒドロペルオキシドはグルタチオンペル

オキシダーゼによりヒドロキシ脂肪酸に還元されるとする仮説がある。しかし，ホスホリパーゼ A_2 が大量な未酸化リン脂質の中から PC-OOH を特異的に認識して加水分解しているのかについては不明な点が多い。また，近年，PC-OOHを直接 PC-OH に還元できるリン脂質ヒドロペルオキシドグルタチオンペルオキシダーゼ，PC-Acid を加水分解する PAF アセチルヒドロラーゼが見出されているが[35]，これらの生体内における詳細な役割に関する研究が必要である。

生体内には，抗酸化酵素と共に，抗酸化的な性質を示す種々の低分子化合物が存在する[36]。こうした内因性の抗酸化物質は，脂溶性のビタミン A（レチノール）と E（トコフェロール），水溶性のビタミン C（アスコルビン酸）である。他にも，カロテノイド，尿酸，ビリルビン，アルブミン，ユビキノールなどは抗酸化的な作用を持つ。抗酸化の機序は，①活性酸素やフリーラジカルの消去，②過酸化物の還元と分解，③過酸化酵素の阻害や抗酸化酵素の活性化，④金属キレート，などである。また，相乗作用もあり，例えば，生体膜脂質過酸化におけるビタミン E とビタミン C の相乗的抗酸化機構に関する研究は多い。内因性の抗酸化物質は，単独で作用するというよりは互いに相互作用して，全体で1つの抗酸化システムとして機能していると考えられる。

8．食品抗酸化成分

近年，抗酸化性を示す種々の食品成分が見出され，その生理効果が注目されている。野菜，果物，豆類のフラボノイドをはじめとするポリフェノール，香辛料中のクルクミノイド，胡麻中のセサミンなどである。その特徴は，少なくとも DPPH 法や SOD 試験などの試験管実験でビタミン E と同等もしくはそれ以上の抗酸化力を示すことである[37]。一方，ヒトの血漿には，ビタミン C が $30 \sim 150 \mu M$，ビタミン E が $15 \sim 40 \mu M$，β-カロテンが $0.3 \sim 0.6 \mu M$ の濃度で存在している。したがって食品由来の抗酸化成分が，μM 程度の濃度で，抗酸化力を維持したままの形で血漿に移行できているのであれば，ヒトの体内でも抗酸化作用を示す可能性が考えられる。例えば，緑茶の主要なフラボノイドであ

るカテキン(エピガロカテキンガレート,EGCG)の場合,カテキン(EGCG)摂取60分後のヒト血漿では,摂取前に比べEGCGの顕著な増加が認められる[38](図16-11)。一方,血漿PC-OOH量はカテキンの摂取により有意に減少し,血漿のPC-OOHとEGCGは逆相関を示す。これらの結果は,ヒトにおいて,茶カテキンは血漿の抗酸化物質として十分に機能できることを示唆する。おそらく,日常的に緑茶を飲む習慣があれば,血漿のカテキン量は,抗酸化力を発揮できる量に維持され,その結果として動脈硬化の原因であるLDLの酸化変性の抑制に役立っていると考えられる。また,動物実験では,β-カロテン,クルクミン,セサミンなどの抗酸化成分に生体膜脂質過酸化の抑制作用が認められている[39-41]。したがって,食品から摂取した抗酸化物質は,体内に備わる抗酸化防御系の能力をさらに高めるのに役立っていると考えることができる。

現在,我が国は高齢化社会となり,健康の維持増進に向けての食品の抗酸化機能の研究が特に盛んである。しかし,食品抗酸化成分の生体内での作用を考えるときは,いくつかの条件を満たす必要があろう。摂取された抗酸化物質が消化・吸収を経て目的とする器官・細胞・膜レベルまで到達できなければなら

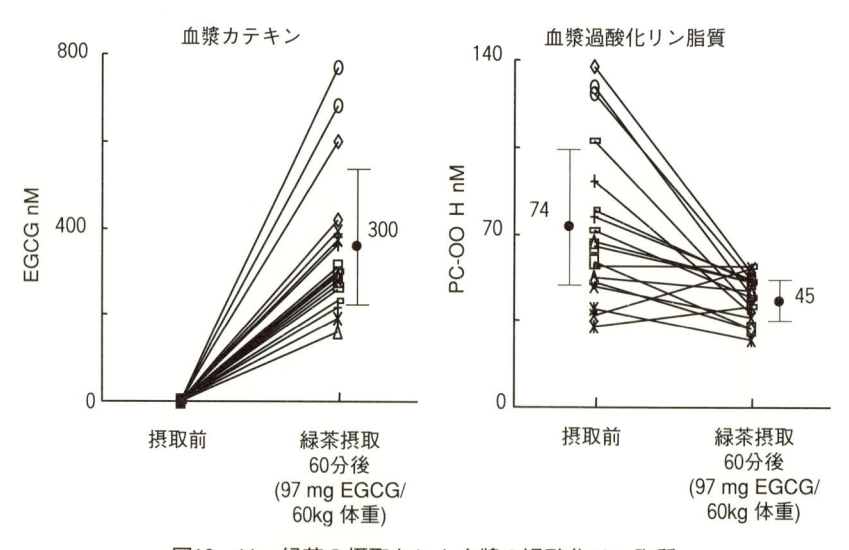

図16-11 緑茶の摂取とヒト血漿の過酸化リン脂質

ない。また，吸収・代謝過程での抗酸化物質の化学構造の修飾による抗酸化力の変化に留意すべきである。抗酸化物質が体内で抗酸化作用を示したときに生じる酸化型の代謝物に関する知見も必要である。酸化型になった代謝物が特定の臓器に蓄積すれば，逆の効果として酸化促進作用を示すことも考えられる。これらの視点からの食品抗酸化成分の研究が今後ますます必要である。

9．おわりに

　膜脂質過酸化が関与する疾病は，ここに述べた以外にも，糖尿病[42]，大腸癌[43]，胃粘膜障害[44]などでも観察できる。過酸化脂質をヒドロペルオキシド基特異的に定量し，その脂質クラスと分子種構造を知ることが，脂質過酸化と酸化傷害の実態をさらに明確にする上で重要と思われる。一方，過酸化反応のキイプロダクトである過酸化リン脂質を生体内脂質過酸化のマーカーにし，過酸化リン脂質の蓄積を効果的に抑制できる食品抗酸化成分を明らかにすれば，その摂取による疾病の予防に役立つ新食材の開発が可能になる。

文　献

1) 金田尚志，植田伸夫：過酸化脂質実験法（増補版）（金田尚志，植田伸夫編著），医歯薬出版，1987.
2) 宮澤陽夫：過酸化脂質の測定法．フリーラジカルとくすり（菊川清見，桜井弘編），廣川書店，1991, p154−176.
3) 五十嵐脩，島崎弘幸：生物化学実験法34 過酸化脂質・フリーラジカル実験法（五十嵐脩，島崎弘幸編著），学会出版センター，1995.
4) 宮澤陽夫，藤野泰朗：脂質・酸化脂質分析法入門（宮澤陽夫，藤野泰朗編著），学会出版センター，2000.
5) 五十嵐脩，宮澤陽夫：食品の機能化学（五十嵐脩，宮澤陽夫編著），弘学出版，2002.
6) Noguchi N., Gotoh N., Niki E.: Dynamics of the oxidation of low density lipoprotein induced by free radicals. Biochim Biophys Acta 1993 ; 1168 ; 348−357.
7) Uchida K.: 4−Hydroxy−2−nonenal: a product and mediator of oxidative stress. Prog Lipid Res 2003 ; 42 ; 318−343.

8) Miyazawa T.: Determination of phospholipid hydroperoxides in human blood plasma by a chemiluminescence-HPLC assay. Free Radic Biol Med 1989; 7; 209-217.
9) 宮澤陽夫:生体過酸化脂質の超微量分析:化学発光検出―高速液体クロマトグラフ法の開発と応用. 油化学 1989; 38; 800-808.
10) Miyazawa T., Suzuki T., Fujimoto K. et al: Chemiluminescent simultaneous determination of phosphatidylcholine hydroperoxide and phosphatidylethanolamine hydroperoxide in the liver and brain of the rat. J Lipid Res 1992; 33; 1051-1059.
11) Miyazawa T., Fujimoto K., Suzuki T. et al: Determination of phospholipid hydroperoxides using luminol chemiluminescence-high performance liquid chromatography. Methods Enzymol 1994; 233; 324-332.
12) 宮澤陽夫:過酸化脂質. 現代医療 1994; 26; 53-58.
13) Polidori M.C., Frei B., Rordorf G. et al: Increased levels of plasma cholesteryl ester hydroperoxides in patients with subarachnoid hemorrhage. Free Radical Biol Med 1997; 23; 762-767.
14) Abuja P.M., Albertini R.: Methods for monitoring oxidative stress, lipid peroxidation and oxidation resistance of lipoproteins. Clinica Chimica Acta 2001; 306; 1-17.
15) Miyazawa T., Suzuki T., Fujimoto K. et al: Age-related change of phosphatidylcholine hydroperoxide and phosphatidylethanolamine hydroperoxide levels in normal human red blood cells. Mech Ageing Dev 1996; 86; 145-150.
16) Kinoshita M., Oikawa S., Ayasaka K. et al: Age-related increases in plasma phosphatidylcholine hydroperoxide concentrations in control subjects and patients with hyperlipidemia. Clin Chem 2000; 46; 822-828.
17) Watson A.D., Navab M., Hama S.Y. et al: Effect of platelet activating factor-acetylhydrolase on the formation and action of minimally oxidized low density lipoprotein. J Clin Invest 1995; 95; 774-782.
18) Subbanagounder G., Watson A.D., Berliner J.A.: Bioactive products of phospholipid oxidation: isolation, identification, measurement and activities. Free Radic Biol Med 2000; 28; 1751-1761.
19) Huber J., Vales A., Mitulovic G. et al: Oxidized membrane vesicles and blebs from apoptotic cells contain biologically active oxidized phospholipids that induce monocyte-endothelial interactions. Arterioscler Thromb Vasc Biol 2002; 22; 101-107.
20) Mackman N.: How do oxidized phospholipids inhibit LPS signaling? Arterioscler

Thromb Vasc Biol 2003；23；1133−1136.
21) Ahmed Z., Babaei S., Maguire G.F. et al： Paraoxonase-1 reduces monocyte chemotaxis and adhesion to endothelial cells due to oxidation of palmitoyl, linoleoyl glycerophosphorylcholine. Cardiovasc Res 2003；57；225−231.
22) Gamache D.A., Fawzy A.A., Franson R.C.： Preferential hydrolysis of peroxidized phospholipid by lysosomal phospholipase C. Biochim Biophys Acta 1998；958；116−124.
23) Kim J.S., Oh J.H., Lee D.W. et al： Effect of ginsenoside Rb1 on lipid peroxidation and neurotoxicity induced by MPTP in liver and brain of mouse. Exp Molec Med 1996；28；199−205.
24) Miyamoto S., Dupas C., Murota K. et al： Phospholipid hydroperoxides are detoxified by phospholipase A2 and GSH peroxidase in rat gastric mucosa. Lipids 2003；38；641−649.
25) Itabe H., Takano T.： Oxidized low density lipoprotein： the occurrence and metabolism in circulation and in foam cells. J Atheroscler Thromb 2000；7；123−131.
26) Miyazawa T.： Membrane phospholipid hydroperoxides as estimated by chemiluminescence： the effect of dietary polyunsaturated fatty acids. In： Essential fatty acids and eicosanoids, Sinclair A. et al(eds), Am Oil Chem Soc, Champaign, 1993, p383−388.
27) Bracci R., Perrone S., Buonocore G.： Red blood cell involvement in fetal/neonatal hypoxia. Biol Neonate 2001；210−212.
28) Jenner P., Olanow C.W.： Oxidative stress and the pathogenesis of Parkinson's disease. Neurology 1996；47；161−170.
29) Skulachev V.P.： Cytochrome c in the apoptotic and antioxidant cascades. FEBS Lett 1998；423；275−280.
30) Kawasaki H., Kawashima S.： Regulation of the calpain-calpastatin system by membranes. Mol Membr Biol 1996；13；217−224.
31) Ginsberg L., Rafique S., Xuereb J.H. et al： Disease and anatomic specificity of ethanolamine plasmalogen deficiency in Alzheimer's disease brain. Brain Res 1995；698；223−226.
32) 福澤健治：活性酸素の消去．活性酸素と栄養（水上茂樹，五十嵐脩編），光生館，1995, p141−157.
33) 真鍋雅信，内海耕慥：オキシダントに対する防御機構．酸素ストレス活性酸素障害と疾病（真鍋雅信，内海耕慥監訳），真興交易医書出版部，1996, p99−199.

34) Moriya K., Nakagawa K., Santa T. et al : Oxidative stress in the absence of inflammation in a mouse model for hepatitis C virus-associated hepatocarcinogenesis. Cancer Res 2001 ; 61 ; 4365−4370.
35) 中川靖一：過酸化脂質と疾病．糖と脂質の生物学（川嵜敏祐，井上圭三編），共立出版，2001, p150−161.
36) 加柴美里，二木鋭雄：天然抗酸化物質の反応様式．活性酸素と医食同源（井上正康編）共立出版，1996, p160−164.
37) 宮澤陽夫，仲川清隆：抗酸化成分の機能評価法．油化学 1998 ; 47 ; 1073−1082.
38) Nakagawa K., Ninomiya M., Okubo T. et al : Tea catechin supplementation increases antioxidant capacity and prevents phospholipid hydroperoxidation in plasma of humans. J Agric Food Chem 1999 ; 47 ; 3967−3973.
39) Nakagawa K., Fujimoto K., Miyazawa T. : β-Carotene as a high-potency antioxidant to prevent the formation of phospholipid hydroperoxides in red blood cells of mice. Biochim Biophys Acta 1996 ; 1299 ; 110−116.
40) Asai A., Nakagawa K., Miyazawa T. : Antioxidative effects of turmeric, rosemary and capsicum extracts on membrane phospholipid peroxidation and liver lipid metabolism in mice. Biosci Biotech Biochem 1999 ; 63 ; 2118−2122.
41) Utsunomiya T., Shimada M., Rikimaru T. et al : Antioxidant and anti-inflammatory effects of a diet supplemented with sesamin on hepatic ischemia-reperfusion injury in rats. Hepatogastroenterology 2003 ; 50 ; 1609−1613.
42) Nagashima T., Oikawa S., Hirayama Y. et al : Increase of serum phosphatidylcholine hydroperoxide dependent on glycemic control in type 2 diabetic patients. Diabetes Res Clin Pract 2002 ; 56 ; 19−25.
43) Matsumoto H., Yamane T., Inagake M. et al : Inhibition of mucosal lipid hyperoxidation by green tea extract in 1,2-dimethylhydrazine induced rat colonic carcinogenesis. Cancer Lett 1996 ; 104 ; 205−209.
44) 宮澤陽夫：脂質過酸化反応と胃粘膜のリン脂質過酸化物の測定．GASTROINTESTINAL RESEARCH（消化管研究）1995 ; 3 ; 54−60.

索 引

<あ>

アクロレイン……………26
揚げ物…………………24
アシル CoA：コレステロール基転移酵素－2
　………………………78
アスコルビン酸…………29
アディポサイトカイン
　………………………203
アディポネクチン …206
アポトーシス …………230
アラキドン酸……23, 44, 150, 153, 227
アルツハイマー型痴呆症 ………………217
アルデヒド………………23
α-エレオステアリン酸
　………………………186
α-リノレン酸
　………………44, 134, 186
アルブミン ……………126
アンジオテンシノーゲン
　………………………212

<い>

異化速度…………………85
イソフムロン …………139
イソフラボン …………137
1 型糖尿病 ……………107
一重項酸素………………27
一価不飽和脂肪酸 …117

<う>

胃リパーゼ………………61
インスリン………………68
インスリン抵抗性
　…………………108, 202
インスリン分泌低下
　………………………108
インフルエンザ感染症
　………………………145

<う>

ウコン …………………138
うつ病 …………………235

<え>

エイコサペンタエン酸
　…………………44, 217
HDL-コレステロール
　……………………8, 11
AOM 試験 ………………36
エストロジェン ……137
n-3系多価不飽和脂肪酸
　……………24, 116, 151, 217
n-6/n-3比………………4, 7
n-6系多価不飽和脂肪酸
　………………………24
APP トランスジェニックマウス …………234
FAT/CD36ノックアウトマウス …………168
LDL-コレステロール 8
LDL 受容体 ……………96

<お>

ob 遺伝子 ……………204
オピオイド μ, δ 受容体
　………………………172
Ω-3脂肪酸 …………135
オリーブオイル
　…………………133, 135
オリーブ油 ……………31
オレイン酸 …10, 22, 133

<か>

海馬歯状回 …………236
カイロミクロン
　…………………62, 125, 130
化学発光検出-高速液体クロマトグラフ 248
過酸化脂質………22, 228
過酸化物価 ………26, 34
過剰摂取 ………145, 151
かため食い ……………200
カタルピン酸 ………186
褐色脂肪細胞 ………194
活性酸素 ………………229
カテキン ………………256
カテキン類……………32
カプサイシン …………138
カルボニル価 ……25, 37
カレンデン酸 ………186
カロテノイド …………32
感染防御能 ……………145
カンペステロール …137

γ-リノレン酸 …44, 186

<き>

記憶・学習 …………218
胸管リンパ……………64
共役エイコサペンタエ
　ン酸………………46
共役型構造 …………181
共役型リノール酸 …180
共役リノール酸……9, 44
共役リノレン酸…46, 186
極性物質量 ……25, 35
魚　油 ………………235
魚油摂取 ……………145
キロミクロン…………78

<く>

グリセリン …………125
グリセロリン脂質 …231
クルクミノイド ……255
クルクミン ……138, 256
グルタミン酸 ………221
クルミ ………………136
クロロフィル…………27

<け>

血液-脳関門 ………234
血清コレステロール
　………………………6, 8
倹約遺伝子 …………200

<こ>

高インスリン血症 …202
高温酸化………………24
抗酸化剤 ………28, 30

抗酸化物質……………29
高脂血症 ……129, 202
合成抗酸化剤…………32
構造脂質 ……………187
Cho 吸収率の測定法…78
Cho 合成………………84
Cho の吸収率…………76
Cho バランス…………85
ゴマ油…………………31
米ぬか油 ……………135
コレステロール
　……………55, 92, 219

<さ>

最早期遺伝子 ………227
細胞性免疫 …………145
酸　価 …………25, 35
酸化安定性評価法……36
酸化臭…………………24
酸化誘導期……………29
参照記憶エラー数 …227
酸敗臭…………………21

<し>

ジアシルグリセロール
　………48, 60, 62, 187
ジグリセリド…………48
脂質エネルギー比……13
脂質過酸化 …………243
脂質構成脂肪酸組成
　……………………143
脂質所要量 …………3, 4
脂質推奨摂取量………3
脂質の種類……………13
自動酸化………………21

シトステロール ……137
シナプス ……………220
シナプス小胞 ………226
シナプスの可塑性 …220
シナプトゾーム膜 …226
脂肪萎縮性糖尿病 …205
脂肪細胞 ……………194
脂肪細胞の分化制御
　……………………195
脂肪酸…………………42
脂肪酸結合タンパク質
　……………………167
脂肪酸を認識するタン
　パク質 ……………169
脂肪毒性 ……………112
脂肪の栄養機能………17
脂肪のおいしさ ……176
重合物…………………25
終末期…………………23
条件付け位置嗜好性試
　験 …………………171
食事摂取基準………6, 18
食事誘発性体熱産生
　……………………190
植物スタノール………9
植物ステロール …9, 136
植物ステロール吸収率
　………………………76
食物繊維 ……110, 118
女性ホルモン ………137
神経細胞 ……………220
神経幹細胞 …………235

<す>

膵酵素分泌の頭相 …164

膵リパーゼ……………61

＜せ＞

生活習慣病 ………3, 201
生体防御能 ……………143
セサミノール……………31
セサモール………………31
舌咽神経咽頭枝 ……166
舌咽神経両側切断 …166
摂食中枢 ……………200
セラミド…………………50
遷移金属…………………33

＜そ＞

相乗剤……………………32
側脳室 ………………236

＜た＞

体脂肪……………………66
体脂肪減少作用 ……128
大豆タンパク ………137
多価不飽和脂肪酸
………………28, 110, 116
胆汁酸ミセル ………125
胆汁酸混合ミセル……61

＜ち・つ＞

チアゾリジン誘導体
………………………197
地中海食 ………133, 140
痴呆 …………………252
中鎖脂肪酸 ……123, 189
中性脂肪 ……………194
中性脂肪増加抑制 …129
中長鎖脂肪酸 ………189

長期増強 ……………221
長期抑制 ……………221
長鎖脂肪酸 …………198
チョウセンアザミ …138
ツルレイシ …………139

＜て＞

TBA法 …………………35
低密度リポタンパク質
レセプター……………83
鉄………………………33
テトラエン酸 ………187

＜と＞

糖脂質……………………53
糖毒性 ………………112
動物脂肪………………15
動脈硬化 ……………251
ドーパミンD1受容体
………………………173
ドコサヘキサエン酸
………………44, 217
トコトリエノール
………………31, 57
トコフェロール …29, 57
トランス酸 ………8, 111
トランスポーター……76
トリアシルグリセロール
ル ………48, 60, 125
トリグリセリド…48, 194
トリグリセリド構成脂
肪酸 ………………187
トリグリセリド転送タ
ンパク質 …………102
トロンボキサン ……152

＜な＞

内臓脂肪…………68, 201
内臓脂肪蓄積 ………202

＜に＞

Niemann-Pick C1-Like1
タンパク質 …………75
2型糖尿病 …………107
二次生成物 ……………25
日本型食生活 ……………6
2−モノアシルグリセロ
ール経路……………62
ニンニク ……………138

＜は＞

白色脂肪細胞 ………194
パリナリン酸 ………187

＜ひ＞

P/S比 ……………………4
PFC比 …………………15
BMI値 ………………199
皮下脂肪 ……………201
光増感剤 ………………27
光増感酸化 ……………26
微絨毛膜………………61
ビスファチン ………212
ビタミンE…29, 154, 255
ビタミンE欠乏 ……155
ビタミンA …………255
ビタミンC …………255
必須脂肪酸 ……………16
ヒドロペルオキシド
………………22, 34, 245

索引

肥満 …………………199
肥満症 ………………199
病原菌感染症 ………143

<ふ>

フェルラ酸 …………139
プニカ酸 ……………186
フライ油 …………24, 34
プラズマローゲン
　………………233, 254
フリーラジカル ……229
プロスタグランジン
　……………………152
プロアントシアニジン
　……………………32

<へ>

米国科学アカデミー …8
β-アミロイドタンパク
　……………………230
β-カロテン …………255
ベータグルカン ……138
β酸化 ……………65, 67
β3アドレナリン受容体
　……………………200
ヘム化合物 …………33
ペンタエン酸 ………187

<ほ>

報酬効果 ……………171
飽和脂肪酸 ……110, 116
Fosタンパク ………227
ホスファチジルエタノ
　ールアミン ………219
ホスファチジルコリン
　……………………231
ホスファチジルコリン
　ヒドロペルオキシド
　……………………246
ホスファチジルセリン
　………………219, 231
ホップ ………………139
母乳 ……………124, 127
ポリフェノール化合物
　……………………32

<ま～め>

膜流動性 ……………223
マラリア感染症 ……154
マルチプルリスクファ
　クター症候群 ……202
満腹中枢 ……………200
ミセル ………………74
味蕾細胞塊の味細胞内
　カルシウム濃度 …165
メタボリックシンドロ
　ーム …………134, 202
メラノイジン ………32
免疫担当細胞 ………143
免疫能 ………………143

<も>

モノアシルグリセロー
　ル ………………48, 125
モノグリセリド ……48
門脈 ……………63, 65

<ゆ>

誘導期 ………………23
遊離脂肪酸 ……25, 213
油脂の口腔内刺激 …164
油脂の口腔内受容 …166

<ら～る>

ラソステロール ……137
リグナンフェノール …31
リコペン ……………137
リゾホスファチジルコ
　リン ………………226
リノール酸 ………22, 44
リノレン酸 …………22
リポキシゲナーゼ
　…………………28, 33
リン脂質 ………51, 219
ルテイン ……………137

<れ・ろ>

レジスチン …………209
レシチン ……………231
レシチン：コレステロ
　ールアシル基転移酵
　素 …………………82
劣化度評価法 ………33
レプチン ……………204
連鎖解析 ……………82
連鎖反応期 …………23
ロイコトリエン
　………………150, 152
ろう …………………49

<わ>

ワックス ……………49

＜A＞

ABCG5/8 ……………76
ALA ……………………136
alpha-linolenic aicd …136
ApoE4 …………………234

＜B＞

BMI ……………………110
Body Mass Index …199

＜C＞

C/EBPs …………………196
CETP……………………212
CL-HPLC ………………248
CLA ……………………180

＜D＞

DAG ……………………187
DHA ……………………151
Diabetes Prevention
　　Program……………111
DPP ……………………111

＜E＞

EBN ……………………115
EGCG …………………256
EPA ……………………151
Evidence Based Nutrition
　　………………………115

＜F＞

Farnesoid X Receptor
　　………………………100
FAT ……………………167

FAT/CD36 ……………167
FXR ……………………100

＜G＞

gastric inhibitory
　　polypeptide ………113
GIP ……………………113
glucose-dependent
　　insulinotropic
　　polypeptide ………113
glucose toxicity ……112
gorging …………………69

＜H・I＞

HB-EGF ………………208
HNF-4 …………………101
ISSFAL …………………7

＜L＞

lipotoxicity …………112
Liver X Receptor……100
long-term depression 221
long-term potentiation
　　………………………221
LTD ……………………221
LTP ……………………221
LXR ……………………100

＜M＞

MIP-1α …………………211
MRP-2 …………………212
MTP ……………………102

＜N＞

nibbling ………………69

NMDA …………………221

＜P＞

PAI-1 …………………208
PC-OOH ………………246
Peroxysome Proliferator-
　　activated Receptor …97
PPAR ……………………97
PPARs …………………196

＜S＞

SHP ……………………101
Small Heterodimer
　　Partner ……………101
SREBP …………………92
Sterol Regulatory
　　Element-binding
　　Protein………………92

＜T＞

TAG ……………………187
TNFα …………………209

<責任編集者>
宮澤　陽夫（みやざわ　てるお）　　東北大学大学院農学研究科
柳田　晃良（やなぎた　てるよし）　佐賀大学農学部応用生物科学科
藤本健四郎（ふじもと　けんしろう） 東北大学名誉教授

<著　者>　執筆順
菅野　道廣（すがの　みちひろ）　　九州大学・熊本県立大学名誉教授
五十嵐　脩（いがらし　おさむ）　　茨城キリスト教大学生活科学部
都築　　毅（つづき　つよし）　　　宮城大学食産業学部
池田　郁男（いけだ　いくお）　　　東北大学大学院農学研究科
今泉　勝己（いまいずみ　かつみ）　九州大学大学院農学研究院
朝比奈　誠（あさひな　まこと）　　九州大学大学院生物資源環境科学府
佐藤隆一郎（さとう　りゅういちろう）東京大学大学院農学生命科学研究科
田中　　清（たなか　きよし）　　　京都女子大学家政学部食物栄養学科
幣　憲一郎（しで　けんいちろう）　京都大学附属病院疾患栄養治療部栄養管理室

近藤　和雄（こんどう　かずお）　　お茶の水女子大学生活環境研究センター
柳沢　千恵（やなぎさわ　ちえ）　　お茶の水女子大学生活環境研究センター
及川　眞一（おいかわ　しんいち）　日本医科大学第三内科
大荒田素子（おおあらだ　もとこ）　千葉大学真菌医学研究センター
伏木　　亨（ふしき　とおる）　　　京都大学大学院農学研究科
森山　達哉（もりやま　たつや）　　京都大学大学院農学研究科
河田　照雄（かわだ　てるお）　　　京都大学大学院農学研究科
橋本　道男（はしもと　みちお）　　島根大学医学部医学科
仲川　清隆（なかがわ　きよたか）　東北大学大学院農学研究科

脂質栄養と健康　　　　　定価（本体3,900円＋税）

2005年（平成17年）5月10日　初版発行

監　修	日 本 栄 養・食 糧 学 会
責任編集者	宮　澤　陽　夫 柳　田　晃　良 藤　本　健四郎
発行者	筑　紫　恒　男
発行所	株式会社 建帛社 KENPAKUSHA

〒112-0011　東京都文京区千石4丁目2番15号
TEL (03) 3944-2611
FAX (03) 3946-4377
http://www.kenpakusha.co.jp/

ISBN4-7679-6108-4　C3047　　　　　亜細亜印刷／関山製本社
Ⓒ宮澤・柳田・藤本ほか, 2005　　　　Printed in Japan

本書の複製権・翻訳権・上映権・公衆送信権等は株式会社建帛社が保有します。
JCLS〈㈱日本著作出版権管理システム委託出版物〉
本書の無断複写は著作権法上での例外を除き禁じられています。複写される場合は，㈱日本著作出版権管理システム (03-3817-5670) の許諾を得て下さい。